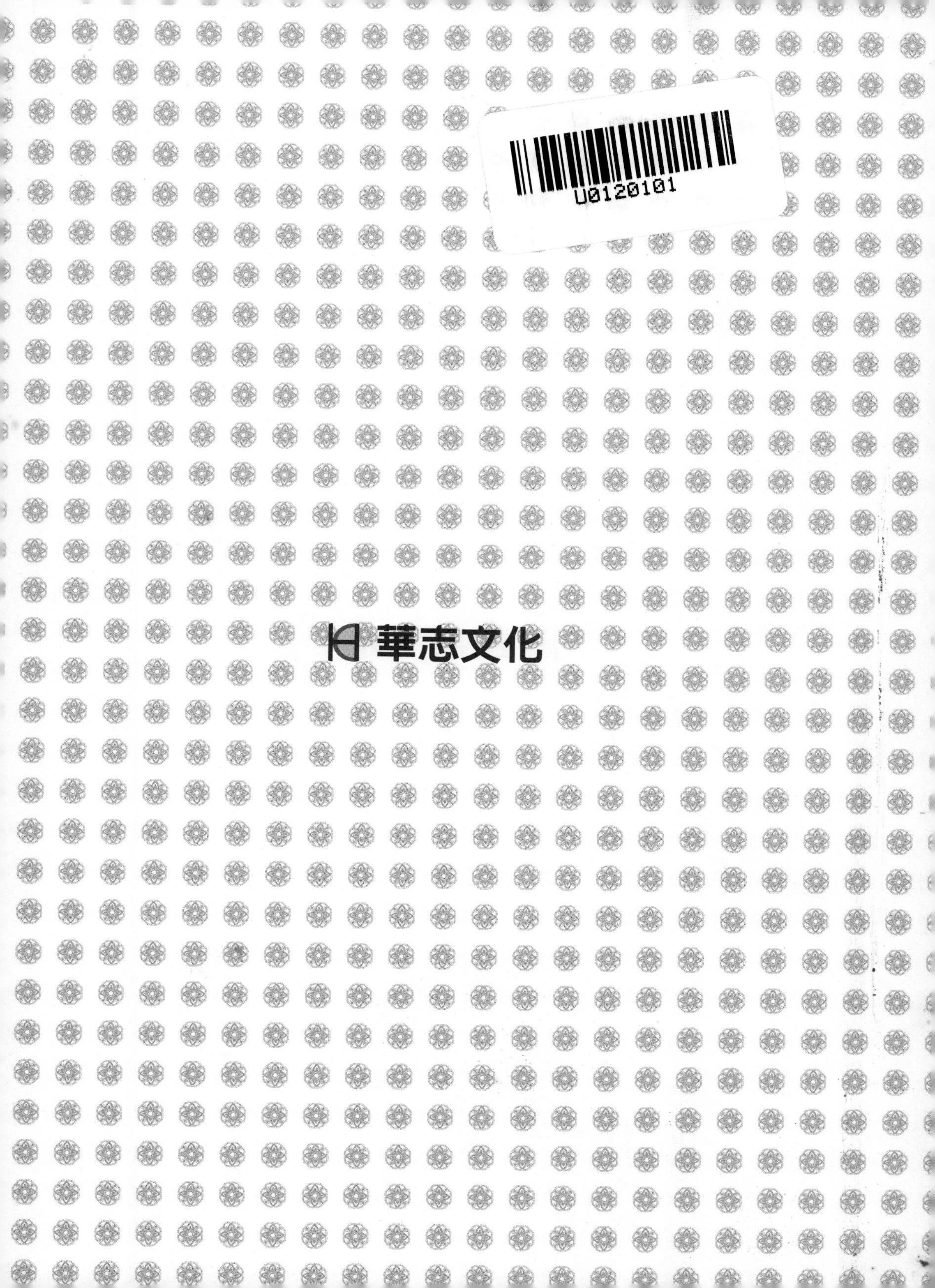
U0120101
華志文化

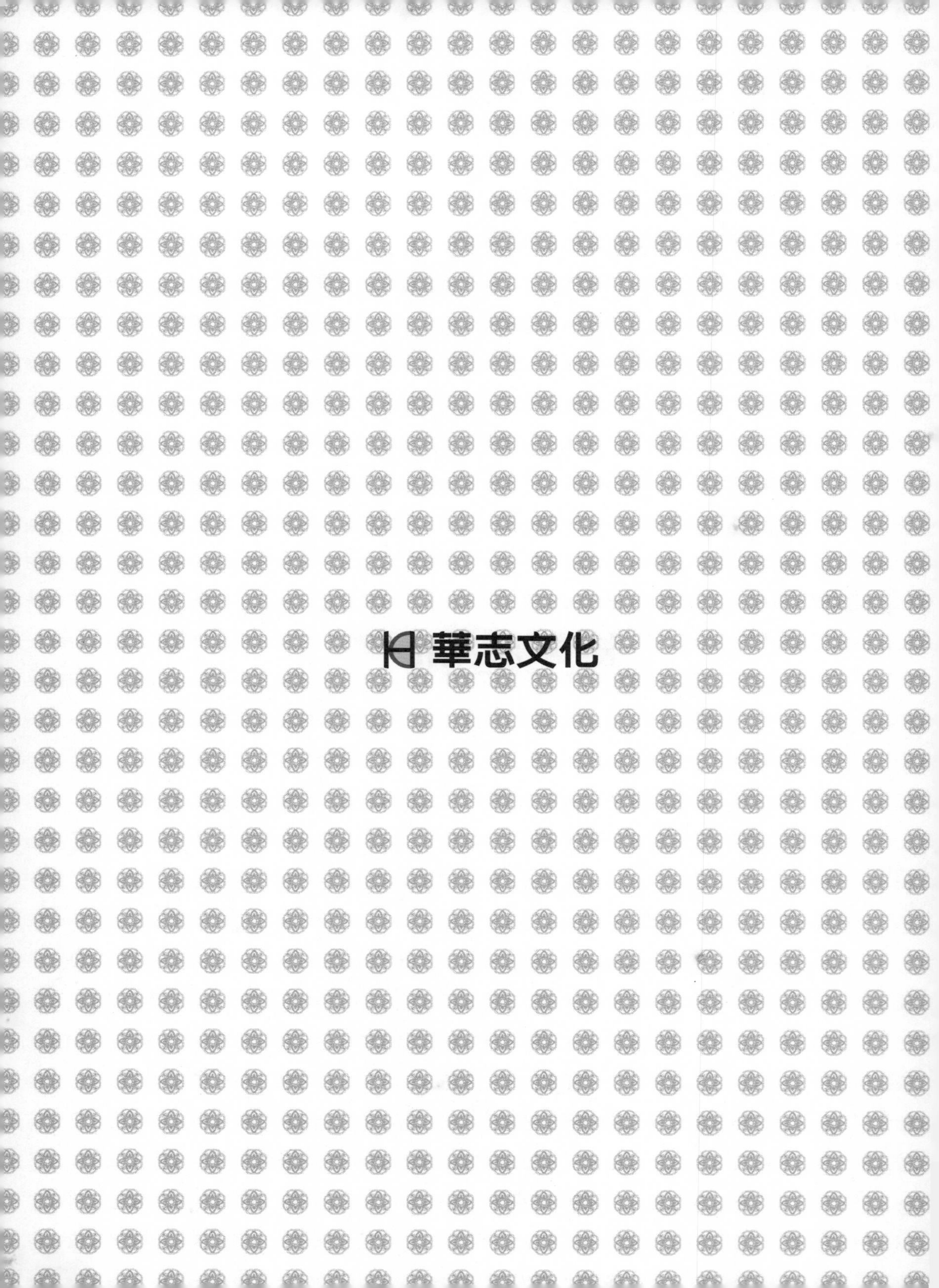
華志文化

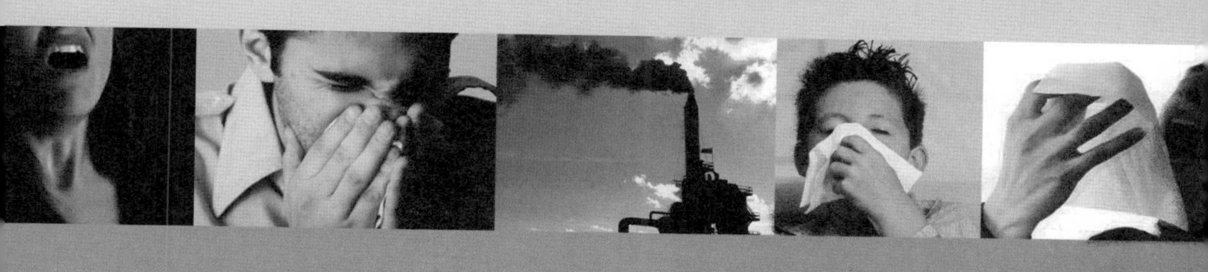

鼻病與咳喘的中醫快速療法

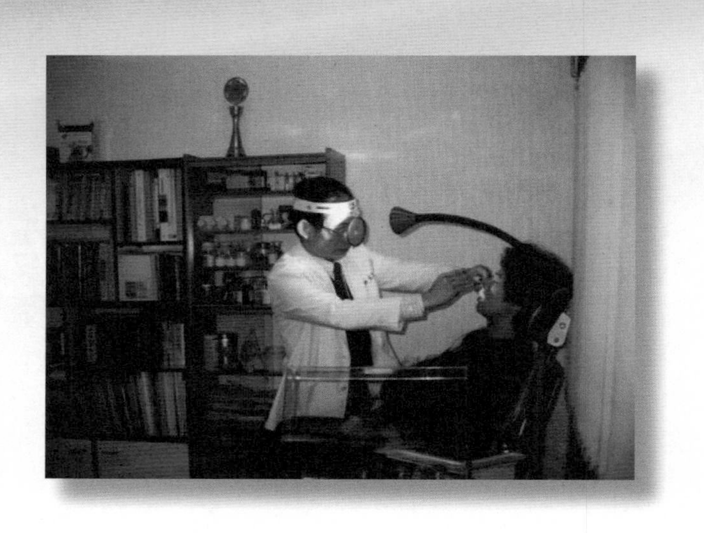

中醫師：宋文靖

學　歷：國立台灣大學畢業、中醫特考及格、國際針灸師

著　作：《中醫常見疾病治驗談》

《宋氏對應針法的酸痛治療驗證》

《酸痛革命——宋氏對應針法》

前言

「鼻病」是國人的通病，只要你有心去留意你身邊周圍的人，或是你有機會乘坐公車、或搭乘捷運時，稍微注意一點，就會發現此起彼落的擤鼻涕聲、鼻涕倒流的倒吸聲、清嗓聲、鼻塞聲。

你可曾想過為什麼有那麼多人患有這些毛病？除了台灣是地處海島型的氣候，及氣候特別潮濕及環境污染之外，國人不喜歡運動或因工作忙碌沒時間運動，喜歡美食，吃了一堆亂七八糟的東西，攝入一堆毒素，使得抵抗力下降也是原因之一，加上夏天喜食冰品，夜臥喜吹冷氣至天亮，得了風寒感冒發燒不循傳統的中醫治療，反而急急忙忙的趕著吃西藥控制，或是西藥控制之後，未及時使用中醫中藥調養，以恢復原本健康的身體，也是得病的主因，結果原本在表的病，卻因長期的治療不當，或拖延不治，最後引發更多的疾病，這是得不償失的，其中最明顯的、最多的就是鼻病。

鼻病多種，其中又以過敏性鼻炎症狀的打噴嚏、流鼻水、鼻塞最多，如果過敏性鼻炎又沒有醫好，最後就深入氣管，引發氣管炎或因而引起氣喘，這是非常有可能的疾病演變的過程，這種情況在中醫來說就是引外邪入內裡（中醫傷寒論所講的傳經病變）的表現，民眾如果沒有具備一點中醫的常識，又何嘗知道引邪入裡的道理？所以不知道一個小小的感冒沒有治好會引來那麼多的疾病？

我現在引用從網路傳閱的資料，題目是由一位西醫師所寫的，題目是：感冒不要一直服藥，摘錄一段如下，你就會更清楚的明白：

「感冒」，大多數是因病毒感染所致，目前西醫對病毒仍然沒有特效藥。幸好人體本身有自我防衛的能力，這些自我防衛就是利用鼻塞、流鼻涕、打噴嚏、咳嗽、甚至發燒等機制來達成。西醫所發明的感冒藥，不但不能對抗感冒病毒，反而都在打擊這些自我防衛：「抗組織胺、假麻黃素」讓鼻塞打開，鼻涕減少、不打噴嚏，「氣管擴張劑、類固醇」讓氣管門戶大開，讓痰的分泌減少，表面上症狀改善了，事實上，卻是「門戶洞開，引狼入室」。在台灣過敏性鼻炎與氣喘的發生率隨著診所的越普及反而越來越高，原因何在？很多人沒想到：基本原因是感冒藥吃太多了，將免疫力給破壞，身體的防線由第一道的鼻腔，退到最後一道的肺泡所致。原來一直吃感冒藥不但不能「治病」，反而會「製病」。

小孩第一次罹患感冒，通常約5～7天抗體產生後，就會自然痊癒（而且也沒有任何西藥可治感冒）。但是父母不放心，媒體又推波助瀾，急著帶去給醫師看，大部分的醫師會開出症狀治療藥（其實是削減免疫力、傷害小孩的藥），父母遵從醫囑，規規矩矩照三餐給小孩灌藥，果然小孩症狀很快消失，但從此也走上不歸路，以後小孩抵抗力越來越差，感冒次數越來越多，感冒症狀越來越嚴重，惡性循環結果，終致演變成過敏性鼻炎、氣喘。

當然，我們也不可否認西醫西藥的長處，在急症時常須依賴它做急救時的處理，不過西藥總歸是化學藥，長期服用對身體總是不好，故對於治病還是中病即止就收。（作者並沒有批評西醫的意思，特此聲明）

過敏性鼻炎又是怎麼一回事，請再看下一段：

鼻子過敏與感冒一樣，都會有打噴嚏、流鼻水、鼻塞……的反應，其實這些反應都是人體保命所必要的。感冒時，入侵的病毒毒力轉強，所以反應比較激烈，會有痠痛、倦怠、頭痛、發燒等症狀。鼻過敏時打噴嚏、流鼻水、鼻塞則是對一些並無傷害的刺激起過度反應。感冒與鼻過敏的本質都是身體「虛」，因為「虛」才容易被感冒病毒侵犯：因為「虛」，所以連無傷害的刺激也需要用激烈的動作來回應，這就是過敏。

感冒時，虛弱的肺都怕被病毒入侵，所以祭出鼻塞、流鼻涕、打噴嚏的方式來防衛，但是所謂的感冒藥卻都在破壞這些防線，讓病毒得以深入，氣管擴張劑讓病毒更易深入到達肺泡，這時終末細支氣管平滑肌全面收縮就演變成氣喘。長期吃感冒藥，演變成氣喘絕對是指日可待。

是不是所有的人長期照如是治法都會變成林醫師所說的呢？當然不全然是，不過，對於體虛及特異體質的人，上述這種情形是很可能會發生的，臨床上這種例子也是屢見不鮮，這種說法跟漢朝張仲景著《傷寒論》所述的誤醫後的傳經差不多意思。

看了以上文章內容敘述，就可以清楚的知道罹患上症的國人為什麼那麼多了，同時，也可清楚的明白感冒、咳嗽、喉嚨痛、鼻病、氣喘之間的關係，是有重要相關性的。也可知道免疫力被西藥打到下降時，身體的防線會由第一道的鼻腔，退到最後一道的肺泡，越退越裡面，這就是中醫所謂的引邪入裡。

我身為一位中醫師，行醫三十年，看過無數的過敏性鼻炎、鼻塞、咳嗽、氣喘……等症狀，非常清楚的知道上述疾病演變的過程，其實很多上述病症之延緩痊癒，有甚多部分是醫療上的錯誤外，其餘大部分是自己不小心造成的多，如不注意保暖、不運動、喜食涼飲、好吹冷氣等，也有很多上症是缺乏醫療知識，自己誤以為是所造成，如發燒、咳嗽、氣喘都認為吃西藥比較快中藥比較慢的觀念所致，這就是認知上的錯誤，結果自以為是的結果常造成事與願違，導致病程拖得更長。

我們應該更確切的說；體質適合的病人，服用西藥幾包就解決了，身體很快就又恢復健康。但對於體質不適合的人或體虛者則越吃越糟糕，表面上看來像是症狀已經改善，但事實上病程卻拖得更長，弄不好的人到最後還形成傳經之變。

像感冒這種病毒的病、過敏性鼻炎、氣喘等，中醫一樣可以處理的很好，可是大部分的老百姓都不相信，而西醫能做急救之便及症狀的控制，這是普遍的病人所熟知的，故要如何善用中西醫的長處，以彌補相互之間的缺點，使疾病的療程縮短，減輕病人的痛苦，這才是重點。不要等到病情嚴重時，才輾轉跑到各個醫療院所去診治，臨床上這些病人還經常可見，因不忍看到這些被誤治的情景重複出現，讓未具基本醫療常識的民眾免受更多的苦，所以有責任將中醫治療此病的經驗利用百忙之餘寫出，公諸於世，目的是讓民眾對這些疾病有更清楚的認知，讓民眾在這些疾病發生的第一時間裡，就能運用基本常識選用中西醫之所長來就醫，那麼不管退燒、治療喉嚨痛、咳嗽、流鼻涕、氣喘等疾病都能在很短的時間裡處理的很好，達到盡快遠離病痛的目的，那才是我們所樂意見到的。西醫西藥有其長處，中醫中藥也有不可抹滅的特長，服用中藥，藥性溫和，少有副作用，同時吃了這些對症的中藥，身體很快就能恢復健康，既不會頭目昏沉，也不會全身無力，亦很少有傷胃的情況發生，療程時間並不漫長。從臨床上仔細觀察，服用中藥好處多多，很容易在病後隨即恢復健康。

因此把診治此等鼻病及時行感冒的經驗寫出，使關心此病的病人能對中西醫的基本知識有所正確的認知，進而做正確的選擇及處理，以減少浪費社會的資源是有必要的。中醫絕非市面上所傳的慢郎中，心中有一把尺後就不再盲目的亂投醫，這就是我要寫本書的目的。

至善中醫診所院長・宋文靖

目　錄

Contents

目錄

Contents

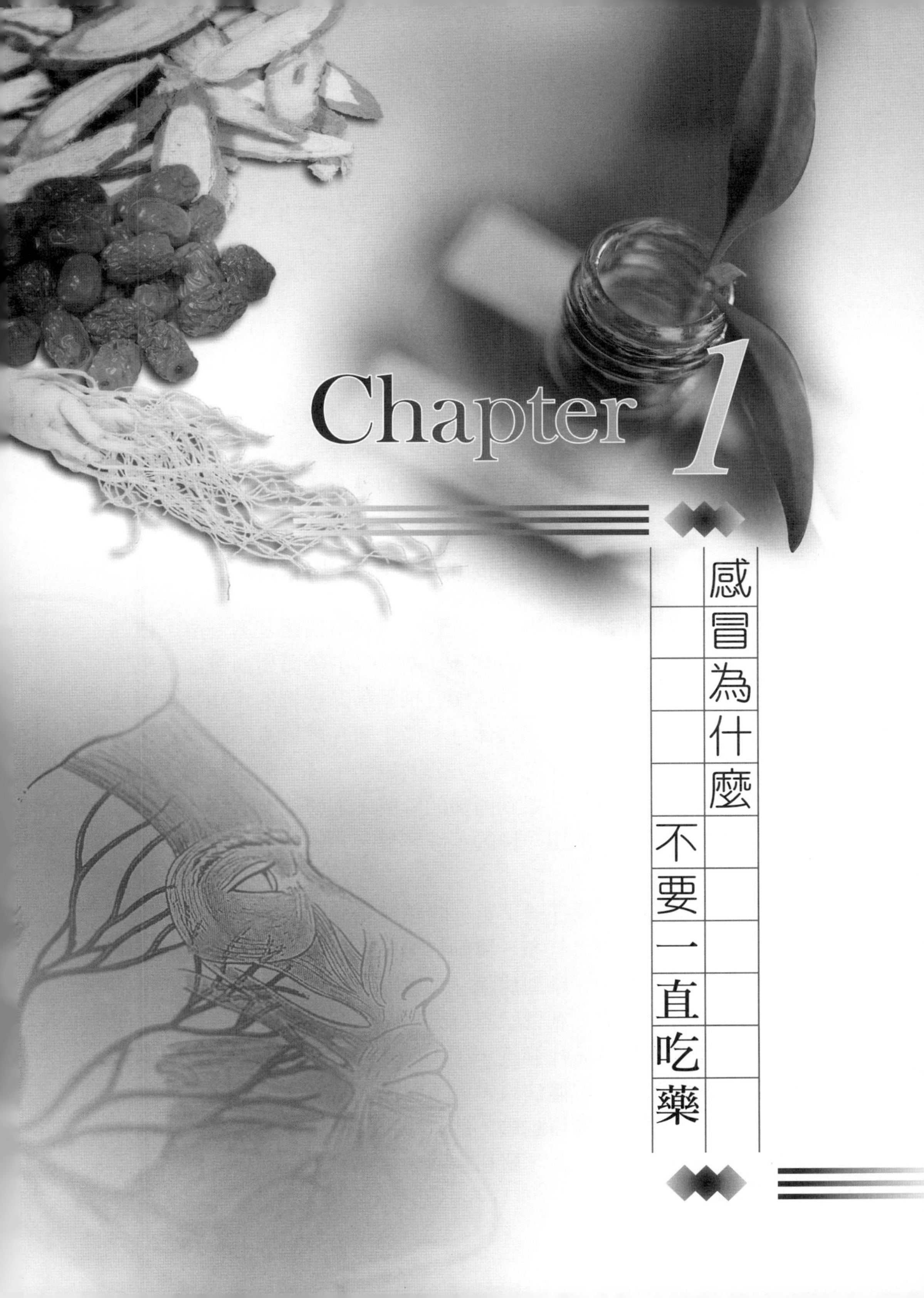

Chapter 1

感冒為什麼不要一直吃藥

第一章 感冒爲什麼不要一直吃藥

讓我們來先看看以下從網路來的文章，是朋友傳給我的，該篇文章是由林醫師所撰寫：

Lily Lee寫於2010年12月31日：

真是一位有良心的醫師，看了才知道為何這麼多醫師說感冒吃西藥只是「把病往裡趕」，消除症狀不表示把病治好，「知」才能保護家人與孩子的健康，目前過敏與氣喘的小孩非常多，值得深思！

一、原來台灣的名醫是這樣形成的……by林燦城醫師

從高雄醫學院醫學系畢業後，我一直從事西醫基層醫療，依健保局統計，民眾就醫以看感冒最多（約70%），而對西醫治療感冒的模式，我一直很懷疑。在歐美所有被診斷為感冒的疾病，醫師幾乎是不開藥的，只會叫你回去休息。衛生署在感冒流行時期也只會呼籲：「請多喝水，多休息，少去公共場所」。從來沒說過要民眾吃藥這一回事。但是，民眾到西醫的診所（或醫院）看病，雖然是感冒，醫師幾乎都會開出一堆的「感冒藥」，吃了之後，病情卻也減輕了。

但是西醫傳到台灣卻變了質，開感冒藥成了醫師最容易賺錢的方式，開得越重，賺得越多。醫師很樂於用很強的感冒藥去掩蓋感冒症狀，民眾以為是「藥到病除」，實際上卻是在削弱自己的免疫力。通常大人會忍耐，感冒了忍幾天不吃藥這種作法還算對），而對小孩的感冒就會急著找醫生，（大部分反而在害小孩），因為台灣大部分的醫生為了拉攏病人，對不該開的感冒，習慣都會開藥來讓症狀或輕，而且藥開得越重，症狀減輕的越多，病人會越信賴，排隊來看診的病人就越多，嚴格來講，這樣醫生所賺到的錢都是「

黑心錢」。

感冒，大多數是因病毒感染所致，目前西醫對病毒仍然沒有特效藥。幸好人體本身有自我防衛的能力，這些自我防衛就是利用鼻塞、流鼻涕、打噴嚏、咳嗽、甚至發燒等機制來達成。西醫所發明的感冒藥，不但不能對抗感冒病毒，反而都在打擊這些自我防衛：「抗組織胺、假麻黃素」讓鼻塞打開，鼻涕減少、不打噴嚏，「氣管擴張劑、類固醇」讓氣管門戶大開，讓痰的分泌減少，表面上症狀改善了，事實上，卻是「門戶洞開，引狼入室」。

在台灣過敏性鼻炎與氣喘的發生率隨著診所的越普及反而越來越高，原因何在？很多人沒想到：基本原因是感冒藥吃太多了，將免疫力給破壞，身體的防線由第一道的鼻腔，退到最後一道的肺泡所致。原來一直吃感冒藥不但不能「治病」，反而會「製病」。

小孩第一次罹患感冒，通常約5～7天抗體產生後，就會自然痊癒（而且也沒有任何西藥可治感冒）。但是父母不放心，媒體又推波助瀾，急著帶去給醫師看，大部分的醫師會開出症狀治療藥（其實是削減免疫力、傷害小孩的藥），父母遵從醫囑，規規矩矩照三餐給小孩灌藥，果然小孩症狀很快消失，但從此也走上不歸路，以後小孩抵抗力越來越差，感冒次數越來越多，感冒症狀越來越嚴重，惡性循環結果，終致演變成過敏性鼻炎、氣喘。

二、美國FDA要求明文禁止「6歲以下幼童」吃感冒藥

美國FDA（相當於台灣的衛生署）的一個委員會作出決議，要求明文禁止「6歲以下幼童」吃感冒藥。

小朋友感冒生病，該怎麼辦？家長：「先來看醫師啊，主要是吃藥為主。」如果告訴你，小朋友吃的感冒藥根本沒用，甚至會傷身，這才讓人頭皮發麻。

美國聯邦食品藥物管理局即呼籲，直接禁止6歲以下小朋友服用咳嗽藥和感冒藥，講白了，就是這些藥根本無效。台安醫師表示：「兩個人都感冒，一樣的症狀一個人有吃，一個人沒有吃（藥），

最後你會發現好的時間就一樣，有的小朋友吃了，反而可能發生一些心臟的問題，心律不整，有的人甚至會引起神經方面的副作用。」

小兒科醫師看法與美國一致，以往開藥，就已經減少非常多的劑量，主要是感冒藥裡，治療鼻塞和過敏的藥物，有抗充血和抗組織胺的成份，有可能衝擊小朋友心臟。美國的調查發現，至少有1500個小朋友，吃藥引發併發症，有123個死亡。「死亡案例一定會發生啦，因為他有（可能）心臟發生心律不整，是可能發生，但比例不是很高，但總是有可能發生（死亡）。」

醫師說，感冒即使不吃藥，三到五天，身體自己也會康復，吃感冒藥沒有效，但還是建議要看醫師做診斷，因為怕就怕會有併發症，或根本不是感冒，都有奪命的危機。

吃感冒藥不但無效而且傷身。醫學院所受的教育裡，病毒性的感冒是：「沒有藥物可治療」，要靠自己的免疫力來對抗。感冒藥會降低身體抵抗病毒的能力，不但對6歲以下的小孩有傷害，對大人的健康也沒有好處（衛生署只建議：「多休息，多喝水」）。只是大人因為要工作，只好吃藥來減輕不舒服感。但是很多家長誤以為要吃感冒藥，感冒才會快點好，這是醫界沒有盡到衛教的責任。

當記者拿這件新聞去問衛生署時，衛生署似乎並沒有要做任何因應，看來民眾的健康得自求多福。禁止感冒藥的販售，當然會衝擊到許多藥廠的利益與利潤，但到底是藥廠的利潤重要呢？還是民眾的生命重要？

美國與台灣國情不同的是：在美國，醫師不會隨便開感冒藥，在台灣則是：找醫師看感冒，大多數都會開感冒藥（而且，某些醫師開的感冒藥還特別有效）。在台灣的開業醫師如果規規矩矩教病患「多休息、多喝水」的幾乎都不容易生存。問題的癥結在於：如果第一個醫師按照教科書教民眾「多休息、多喝水」，病患很快會再找第二個醫師，第二個醫師察顏觀色，立刻開出「特效藥」，感冒症狀很快解除，這時候病患不但不會去懷疑第二個醫師，還會罵第一個醫師「醫術不好」。

就我所知，台東某大醫院的小兒科就有位醫師一直堅持感冒不隨便開藥，發燒也不必急著退，他還常常演講說明感冒隨便退燒的壞處，但是相信他的民眾終究還是少數，多數的家長寧願選擇「開藥，感冒症狀很快解除」的醫師。

感冒藥吃多了，小孩子的抵抗力會越來越差，看病的次數也越來越多。其中的道理在，感冒藥把第一道防線破壞，讓病毒很容易入侵，久而久之，就演變成鼻過敏，再繼續用氣管擴張劑，就演變成氣喘。依據「台灣氣喘衛教學會」的資料，台灣的氣喘盛行率由民國63年的1.3%，到民國91年成長到19%。三十年來增加了15倍，診所越普及，就醫越方便，氣喘盛行率反而越高，這是什麼道理？難道大家都沒有懷疑：「你吃了太多不該吃、也不必吃的藥嗎？」

注：感冒會有痠痛、倦怠、頭痛、發燒等症狀。鼻過敏時打噴嚏、流鼻水、鼻塞則是對一些並無傷害的刺激起過度反應。感冒與鼻過敏的本質都是身體「虛」，因為「虛」才容易被感冒病毒侵犯：因為「虛」，所以連無傷害的刺激也需要用激烈的動作來回應，這就是過敏。鼻子過敏與感冒一樣，都會有打噴嚏、流鼻水、鼻塞……的反應，其實這些反應都是人體保命所必要的。感冒時，入侵的病毒毒性轉強，所以反應比較激烈，

感冒時，虛弱的肺都怕被病毒入侵，所以祭出鼻塞、流鼻涕、打噴嚏的方式來防衛，但是所謂的感冒藥卻都在破壞這些防線，讓病毒得以深入，氣管擴張劑讓病毒更易深入到達肺泡，這時終末細支氣管平滑肌全面收縮就演變成氣喘。長期吃感冒藥，演變成氣喘絕對是指日可待。

三、感冒、氣喘、過敏系列之一：這樣的治療，是在「治病」？還是「製病」？

台灣小朋友的鼻過敏、氣喘越來越多，希望大家努力思考，如果你接受這樣的醫療，到底是在「治病」？還是在「製病」？

治療感冒，衛生署的標準答案只有：「請多休息、多喝水、多洗手，少去公共場所」，但是台灣到處林立的醫療院所，卻習以為常的開出一大堆的「感冒藥」。當了二、三十年醫師，所看到最離譜、最荒謬的醫療，就是台灣的醫生開藥治療感冒的模式。

美國、加拿大的醫師，看感冒從不開藥的，只會叫你回家休息、多喝水，自然產生抵抗力。實在不舒服時，才叫你自行去OTC（開架藥局）買緩解感冒症狀、劑量很輕的成藥。醫界都很清楚：「感冒是由病毒引起，根本無藥物可對抗」。

當感冒病毒在空氣中漂浮，有些抵抗力較差的人，就會被傳染上。這時，人體的第一道防線（非特異性防禦系統）會先來應戰，同時會呼叫第二線的特異防禦系統（抗體）來協助。身體製造抗體約需七天的時間。抗體還未產生前，第一道防線一定要先撐著，用鼻塞來阻擋、用流鼻涕來黏住病毒，用打噴嚏、咳嗽等各種方式來驅趕病毒，這就是第一線非特異性防禦的模式。

鼻塞、流鼻涕這些症狀固然會讓身體不舒服，但是沒有鼻塞、流鼻涕這些防線，病毒就會長驅直入。第一道防線撐個七天，等抗體製造出來，身體就可以反攻了。人類就是用這樣的機制，不斷製造抗體，才能和病毒共存了幾萬年。

現在我們再來看看所謂「感冒藥」，到底是怎麼治感冒的？所謂治感冒的「感冒藥」，不外乎是下列這些成份：

1.止痛退燒藥：身體用發燒來對抗病毒，退燒反而對身體不利。

2.假麻黃素（一種鼻充血解除劑）：用來解除鼻塞。

3.抗組織氨：阻止鼻涕分泌，減少鼻涕。

4.鎮咳祛痰劑：壓制咳嗽，減低痰的黏性。

5.氣管擴張劑：解除氣管平滑肌的收縮，擴張氣管。

6.抗生素：抗生素對病毒無效。

從以上看來，西藥感冒藥的成份，主要是抑制感冒時的症狀，沒有一種成份是針對感冒病毒的。事實上，感冒藥對入侵的病毒是「束手無策」的。感冒藥解除鼻塞、抑制鼻涕、鎮咳、祛痰、擴張氣管、退燒，都只是「治標」，根本無法「治本」。又當我們身體的第一防線被這些藥瓦解後，身體放棄了初步的抵抗力，病毒就輕易進入。表面上感冒不舒服的症狀解除了，以為病好了；事實上，身體的自然防禦系統模式被破壞，抵抗力就愈來愈差，下次被感染的機會就越大，病況就會愈來愈嚴重。

說更清楚些，當身體在鼻腔的第一道防線被「感冒藥」瓦解後，防線只好退守氣管，氣管的防線再被氣管擴張劑瓦解，就再退至細支氣管與肺泡、這時肺泡的微氣管平滑肌全面收縮、關門，呼吸更不順暢，氣喘就是如此發生的。

美國、加拿大的醫師深知此理，所以很少開感冒藥，假如患者感冒的症狀真的不舒服，就建議到OTC買劑量很輕的成藥，這樣身體還能保有部分的防禦能力。但是在台灣，很多醫師開感冒藥是「照三餐吃、吃七天」，開得越重，越受歡迎，生意越好。甚至還有小道消息流傳著：某某醫師的感冒藥特別有效，別人治不好的，一定要找某某醫師才行。對這種流傳，內行的人不禁要合理懷疑：「難不成這是個專用類固醇的醫師？否則，感冒何來特效藥？」

衛生署很清楚「感冒是由病毒引起的，根本沒有藥可對抗。」所以只能呼籲「多喝水、多休息」，從來沒有說過「感冒要吃藥，以免加重病情」。但是很多醫師濫用感冒藥在「製病」，還成為主流；不開藥的醫師，反而不易生存。民眾在這方面卻是不知的。衛生署是不是應該對民眾做更多的衛教、保健常識的宣導及教育？更應該有為全民追求長遠健康的正確措施，而非只是喊喊幾句話而已，不是嗎？

看了以上的文章，其中所敘述的病理及疾病的演變，就會讓人清楚的知道感冒與鼻病的互為轉換的關係，也清楚的瞭解像感冒與鼻病這類的疾病，西醫西藥只能作症狀的控制，並不能治本，體質強壯或體質適合的人暫時作症狀的控制倒是無妨，但對於體質虛的人則西藥吃久了還會門戶洞開引邪入裡，製造出另一種更難纏的疾病，例如氣喘、過敏性鼻炎等疾病，這就是由藥源引起（或說製造）的疾病，有時病人對於病是怎麼得的還不自知，還認為自己怎麼那麼倒楣會莫名其妙的得到過敏，如果家人也有人過敏，還把罪怪到是遺傳的因素，其實這些觀念不見得正確。

一般人的觀念裡都認為西藥快，中藥是慢郎中，就像感冒發燒一樣，第一個想到的是找西醫，（沒有人會在第一的時間裡找中醫）趕快掛急診看西醫打點滴服退燒藥，結果真的很快的就把燒給退了，病人正在稱讚西藥如何如何有效之際，怎麼話還沒說完，過不了多久又開始畏冷發燒了呢？於是又再服退燒藥，燒又如期的退了，怎麼也沒想到第三天又再度發燒，這時才開始警覺到情況不妙，於是只好再找別家診所，其實這些一再發燒的現象就是只作症狀的控制並沒有把真正的病因排除，導致引邪入裡，身體一再的抵抗，換句話說，當病人好不容易正氣養足想要再發燒把汗排出去時，又自作孽的再服退燒藥自己把自己給打昏，結果是病人越吃越沒力氣，病越治病情拖越久，這就是國人普遍皆有的不正確的觀念所害。

臨床上確實見到很多這種病例，林醫師把醫生及國人所患的現象一再用文字提醒，就是要讓不知情的國人有一些正確的醫療常識，不要誤蹈陷阱，把觀念改正過來，實在是用心良苦，像林醫師這樣護衛國人健康的精神，一定承受不少同行的壓力，他帶給病人健康的治病觀念，病人實在也應該要為他加油打氣，讓他有龐大的精神後盾支持來傳導理念，不是嗎？當然，西醫也有其不可否認的長處，如鼻塞時的噴霧劑、氣喘發作時的類固醇吸入劑、鼻中隔及鼻瘜肉的手術、鼻中異物侵入之取出等，病人都不能沒有它。如果中西醫長處能夠結合，各盡其長，那才是最完美的醫療。

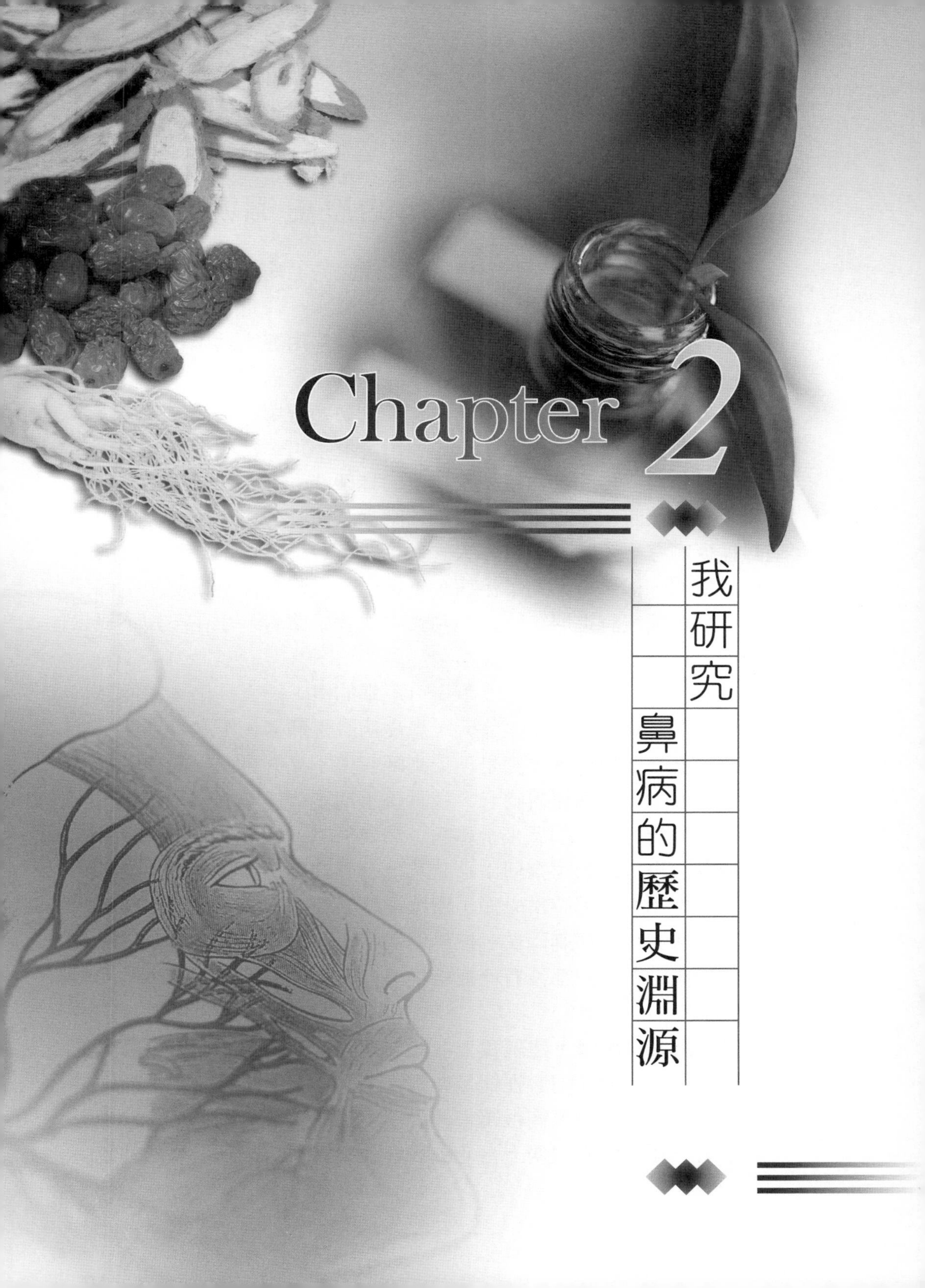

Chapter 2

我研究鼻病的歷史淵源

第二章　我研究鼻病的歷史淵源

我小學時代即得天獨厚的患了耳朵流膿的毛病，也就是現在所稱的「中耳炎」，雖不太會痛，但整天流膿水，肯定是不太好受，每當媽媽喊我時，有時會有輕微的重聽，她常用客家話說我是「臭耳聾」。那個時候醫藥沒有現在發達，同時家裡經濟也不太好，我住的地方又是介於花蓮與台東兩縣交界的窮鄉僻壤，要治療這種耳疾還非得花數個小時乘坐火車上花蓮市治療不可，每次去花蓮，那位醫師總是用同樣的動作用藥水把我的耳朵洗一洗，然後開個藥就結束了，我那時還小，乖乖聽醫師的話拿了藥就回去了，這樣早出晚歸往返剛好一天，一個禮拜去一次，費時費事，去了一整年流膿的症狀依然一樣，可是為了治病，不這樣做又沒有什麼辦法？這個病治了很久都沒有進展，一直拖到國中快要畢業時，才在不知不覺中好了，我也不知道為什麼？

我以為中耳炎解脫了便沒事，可不幸的很，一上高中，卻換鼻子作怪，真是晴天剛過又來陰天，患鼻病真是痛苦，不是鼻塞氣吸不進來，就是頭目昏沉，總是一天到晚有擤不完的鼻涕，鼻涕又是黃綠的，看了自己都覺得噁心，我真搞不清楚這病是怎麼發生的，每一想起耳病方好，卻又來了鼻病（鼻竇炎），當然「心裡有氣」，事情既已發生也無可奈何！那時花蓮有名的耳鼻喉科醫師姓陳，另一位則姓賴，我都時常光顧，據檢查結果為鼻竇炎，說要作穿刺術，我一個禮拜去穿刺兩次，把鼻濃涕引出，記得去了一整年，穿刺也作過無數次，但都沒有什麼結果，自己穿刺怕了，可是鼻濃涕還是流不完！

我的姐夫是西醫，建議我上台北榮總開刀，說開完刀就可一勞永逸。但是一提起開刀心裡總是非常害怕，臨去前又打聽出台北中國醫藥學院李教授治鼻病很厲害，說用中藥的方法可以把鼻疾治癒，我懷著一顆新的希望便上台北去找李教授，當時十七、八歲的我，從未出過遠門，就逕自坐往台北的直達金馬號汽車上台北了，從早上七點出發直到晚上五點多才到達目的地，當時的汽車舊，蘇花公路也不平，九彎十八拐的，非常的搖晃，還記得半路上嘔吐（暈車）不止，想起來真是受罪。我去治了幾次，把藥拿回來吃，都沒有好轉，加上交通不便，藥費又昂貴的緣故，最重要的是病根本沒有進展，所以決定不再去了。

高中畢業以後，家裡開了一間小型鋸木工廠，父親要我回家幫忙，並順便學點謀生技能，我出生在鄉下，生性孝順，聽父親的話便回家幫忙，沒有再補習參加聯考。那時，聽母親說，東竹村有個老國醫對鼻子的疾病相當在行，老國醫替我把把脈開了方，我帶回藥去煎，煎的工具是用罐頭做的，母親很耐心的幫我煎，這樣也去了不少趟，服藥後也沒什麼進展，把老國醫弄得一頭霧水，他說為了我的病又重新特地把書再翻了好幾遍，我當時並不知道他看的什麼書，不過以我現在當中醫師的經驗回憶，他當時看的書是屬於線裝的《醫宗金鑑》應該沒錯。

當兵以後，可能是嚴格的訓練有關吧！整天出操曬太陽，身體健壯起來，流鼻涕的情況不自覺間減少了許多，甚至沒什麼異樣的感覺，可算是最舒服最健康的時期了。（所以運動、曬太陽對於治療鼻疾很重要，患有鼻疾的人要注意了。）

退伍以後考上了台大夜間部，大三開始，白天要兼差郵局的工作，商學系的功課壓力很大，整天忙於功課，運動及曬太陽的時間減少了，身體於是漸漸的不如以前，流黃鼻涕的症狀又慢慢的出現，有時在吃飯吃到一半或考試考到一半時就黃泉滾滾而下，非擤不可，不然不能呼吸，甚是惱人討厭，一擤就是一大串，口袋裡頭，別的沒有，衛生紙倒是塞滿了一大堆。

記得大一放寒假時跟同學到合歡山去玩，他玩得很快樂，而我卻被鼻子害慘了，合歡山下雪天氣相當寒冷，晚上睡不暖，出去到室外活動則冷的要命，我總每幾小時就要用噴鼻藥噴一次，否則就不能呼吸，很是難過，算是我人生最難忘的回憶。

民國71年我考上中醫師，立志要把這個病魔克服，於是開始蒐集治療鼻病的方案，當時方藥是收集了不少，卻不知那一方是最適合我的，由於缺乏經驗的緣故，雖然試吃了不少中藥，效果卻總是不見，非常失望，演變到後來，發現自己的鼻子怎麼輪流塞來塞去的，晚上不容易睡覺，後來才知道這叫做交替性鼻塞，是屬於慢性鼻炎的一種症狀。

一直到民國77年初，在中國醫藥學院唸短期進修班時，得知針灸班同學在景美某中醫鼻科服務，方請他的老闆江醫師幫我點鼻治療，說也奇怪，自點鼻治療後，病便霍然痊癒，鼻塞沒了，黃鼻涕也不見了，我真的覺得很神奇，這個方法非常有效，十數年的病就這樣好了，我當然想學，於是我常去那裡坐坐，希望他能傳授給我（當然不是沒有代價），但這是他吃飯的傢伙，所以總是被婉拒，於是只好自己研究自己去摸索了。

民國78年我應徵進入了聖佑堂中醫院，因勞保的患者很多患有鼻病，面對這麼多的鼻病患者無法治癒，心裡總覺得有些歉疚，好像有失職責似的不安，因此內心發誓非要研究出一套治癒鼻病的方法出來不可。

我耐心的一面試一面研究，也一面去尋找治療的方法，皇天不負苦心人，得黃醫師的從中指導，提到上海中醫雜誌有一方外治方可以試試，我拿來試用，效果不錯，經驗累積久了之後終於創出一套治癒鼻病的方法，兩年多來的辛苦研究及嚐試，克服了不少困難，領悟出一些難治的鼻病治療法，成功的治癒數千名的鼻病患者，總算有點成績，也從臨床上得知，鼻病嚴重時，光靠內服藥是很難奏效的，還須依賴外治法才能竟其全功。而且也從鼻病中領悟出鼻涕倒流、咳嗽、氣喘及旁及其他副病的治法，可謂收獲不少。

「天下無難事，只怕有心人」，從研究鼻病的歷程就可知這句話的真正含意，的確是這樣的，「天下也沒有不勞而獲的事。」

得了鼻病是非常痛苦的，沒有人願意患鼻子的毛病，我身為醫生，卻深受鼻病的痛苦，「如人飲水，冷暖自知」，當然最清楚鼻病的症狀及病的來龍去脈了，如何解決患者的痛苦是醫師身負的使命，也是最神聖的職責，救人一命勝造七級浮屠，何況處在工業時代的現代，空氣污染嚴重，患鼻病的人那麼多，能替他們解除鼻病也是最快樂的事，善事做得越多越好，我突然覺得我有背負此神聖的使命的義務，善盡職責，去救更多的鼻病病人，阿彌陀佛，善哉！善哉！

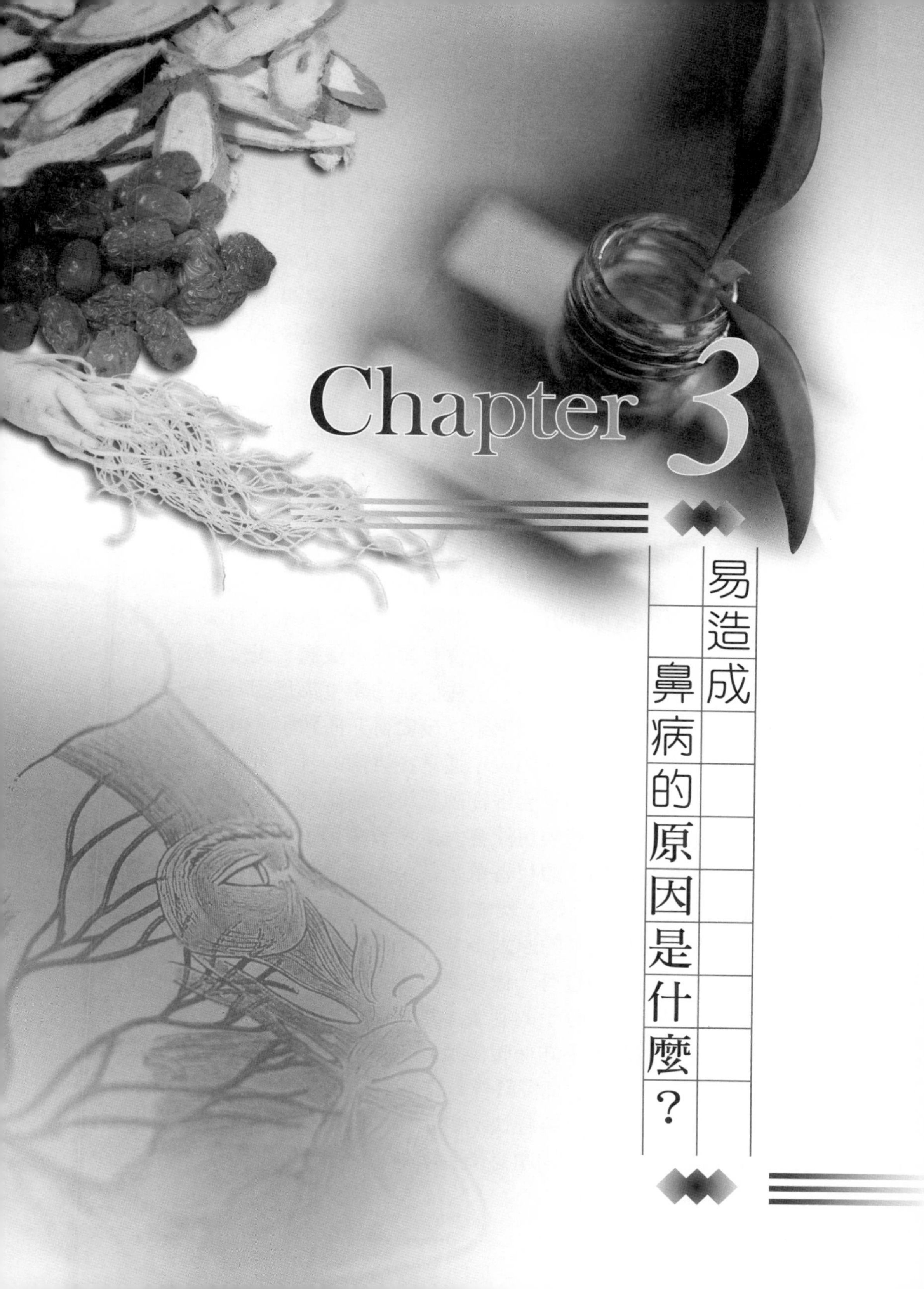

Chapter 3

易造成鼻病的原因是什麼？

第三章　易造成鼻病的原因是什麼？

台灣地處亞熱帶海洋型氣候，溫度高又潮濕，而且一日數變，這種潮濕多變的海島型氣候，最首當其衝的就是鼻子，因它來不及發揮調節溫度、濕度、滅菌、及濾塵的功能，就被風寒、濕熱、暑氣侵襲了，所以最容易引起鼻病。

鼻病的病變通常是由鼻腔先開始，而鼻腔的病變和感冒、及風寒、風熱等侵襲有很大的關係。肺開竅於鼻，肺又主皮毛，假若肺氣虛，或肺氣不固（皮毛不固），外邪很容易侵襲鼻腔而引起一系列的鼻病。

感冒是屬於上呼吸道感染的疾病，其病因絕大部分是由濾過性病毒所引起，外感風寒雖不完全是病毒，但病人一旦受寒，所表現的症狀幾乎是：全身無力、筋骨酸痛、鼻癢、鼻塞、打噴嚏、流鼻水不止，若只是病毒的感染症狀會有發熱身重痛，光受風寒（受涼）的症狀則無發燒、身重痛，這些症狀的產生都是因為鼻腔的黏膜無法適時的發揮功能，受到感染以後變得充血腫脹，同時分泌物增加所造成。對於抵抗力好的人，通常在發病的三、五天內症狀即自動慢慢消失，但是，如果合併細菌感染，症狀就會變得比較明顯，而且越來越嚴重，這時候可能會大量流黃鼻涕，鼻塞，有時伴有兩頰脹痛，或鼻梁酸痛，頭目昏重，甚至忽冷忽熱，這就是急性鼻炎的現象，急性鼻炎沒治好，就會變成慢性鼻炎了。

造成鼻病（鼻炎）的原因很多，而感冒併發細菌感染的主因最為主要，其他的原因也有，像拔牙，上齒槽炎，在不乾淨的水裡游泳，空氣污染，化學分子的刺激，常食冰涼冷飲，在寒風凜冽的天氣裡經常迎風侵襲，不知保暖，及經年累月的生活在潮溼陰冷的環境中或工作……等，一直侵襲著鼻腔，都是造成諸多鼻病的因素。

倘若不幸罹患鼻炎要趕快治療，所謂的趕快治療不是只有西醫西藥（除非是機械性的問題必須手術外），在前面段章裡面已經暗示過，中醫不是慢郎中，中醫一樣可以處理大症，像這種急性期的感冒、發燒、鼻炎……等，中醫一樣可以處理的很好，不然中醫在西洋醫學未傳入中國之前，中醫是怎麼治病的？炎黃子孫是如何綿延下來的？若在急性期的兩、三個星期內得不到有效的緩解，或在一個月內無法治癒，便會很快的演變成更難纏的過敏性鼻炎、慢性鼻炎、或鼻竇炎……等，鼻塞、打噴嚏、流鼻水、眼睛癢、流黃濃涕、鼻涕倒流、鼻不聞香臭、打鼾、易感冒、常頭痛、頭暈……等也很快的跟著到來。

鼻病看起來好像不是什麼大病，所以常被一般人所忽略，事實上一個鼻病常能引發很多其他病，像上述所列出來的皆是，如果每天都為這些症狀所纏，常令人不勝其煩，進而大大的影響生活品質、工作情緒，這樣對病人的身心靈健康會很不利，對事業的發展也會形成很大的阻力。

在我們要了解鼻病會易得的原因之前，實在應該知道鼻子在人體上所扮演的角色，這樣你才能重視鼻子的重要性。

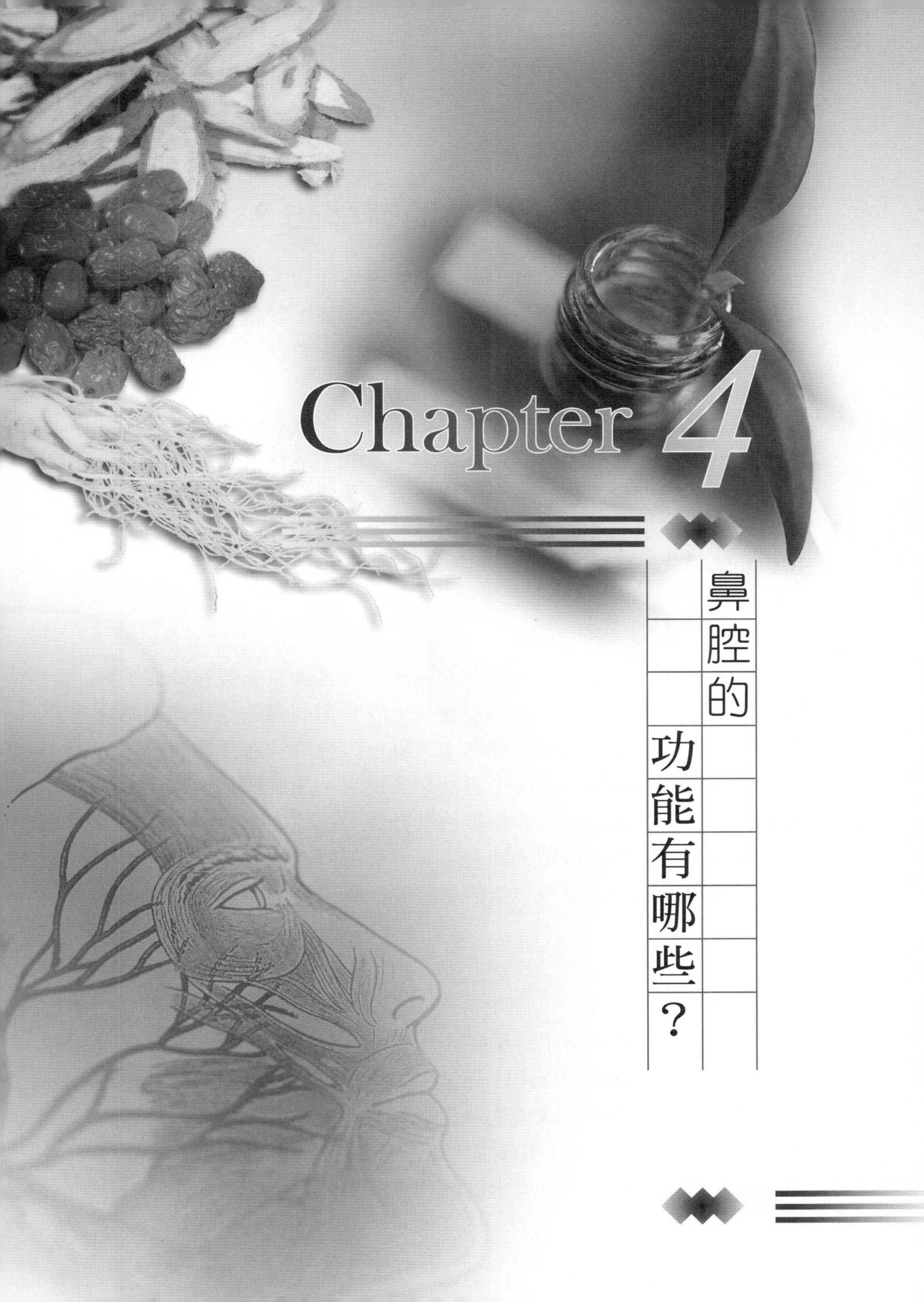

Chapter 4

鼻腔的功能有哪些？

第四章 鼻腔的功能有那些？

人們一旦感冒或著涼時，鼻子最先出現症狀，尤其鼻腔內所出現的變化更是明顯，先是一陣畏寒起雞皮疙瘩，緊接著鼻子癢、打噴嚏、流鼻水，到底鼻腔扮演著什麼角色，它有什麼功能，這都是我們所必須瞭解的。

鼻子具有呼吸、構音、嗅覺及濾塵的功能。鼻腔是空氣進出呼吸道的門戶，當空氣由鼻子進入經過咽、喉、氣管、支氣管而到達肺部時，都需經過鼻腔的加溫、提高濕度及濾過空氣中的灰塵，再進入肺泡交換空氣，這些任務都在鼻腔與鼻竇中完成，這就是中醫所講的肺開竅於鼻。

一、加溫作用

鼻子與鼻竇相通而互相依存，就鼻竇而言，左右各有蝶竇、額竇、篩竇及上顎竇，各個竇內都有與上呼吸道同樣的柱狀纖維細胞構成的黏膜層，冷空氣由外界進來，就可以分流到各個鼻竇內，依著一定的氣流方向轉了一圈，再回到氣道來。由於與黏膜有廣大的接觸面，所以空氣的溫度能夠很快地升高，如此才不致於刺激肺，否則，太冷的空氣直接吸入肺內，容易引起刺激而形成咳嗽或打噴嚏，這些現象就是這種冷空氣的直接刺激所引發的反射性生理機能。

二、加濕作用

鼻黏膜的作用是為了給予吸入的乾燥空氣、太冷的空氣，以及暖而濕度高的空氣潤濕作用，每天由鼻黏膜供給吸氣的水分則會大量增加，大約有好幾百CC左右，因此鼻黏膜上富有水分的黏液層就像地毯般的覆蓋著，隨時由黏膜組織補給水分，這種加濕作用，就是在保護鼻黏膜讓肺部不受過度的刺激，我們只要想想在感冒發生鼻塞時，便會自然的改口呼吸，吾人的口另有其他多種功能，用口呼吸只是暫行代替鼻子呼吸的功能，不能長期使用，故當鼻塞時使用張口呼吸的關係，半夜或清晨時會感到口特別的乾燥，喉嚨非常的不舒服，此時便可體會鼻子正常的重要性。

三、共鳴作用

鼻腔有一耳咽管與中耳腔相連，亦稱歐氏管，其作用在維持內外兩邊壓力平衡；鼻腔與四周的鼻竇相鄰並相通，其所形成的空間，對於說話時能產生共鳴的動作相當重要，不幸患有鼻竇炎的人，固鼻竇內充滿分泌物的關係，聲音起不了共鳴作用，說話常讓人覺得鼻音很重，讓人聽起來很難過。有過感冒鼻塞經驗的人都知道，鼻塞的當時，不是常常伴有耳鳴、耳痛、就是說話鼻音重。

四、濾塵除菌作用

鼻子的濾塵除菌作用，主要是由「黏膜」和「纖毛」來負責，當空氣吸入鼻腔後，大的灰塵會被鼻毛擋住，小的灰塵也會被鼻黏膜的黏液層黏著，再經過鼻黏膜層的纖毛運動，它快速的流動可以把呼吸道的分泌物及灰塵帶往反方向，經喉部而咳出，鼻分泌物也都可以經由這些纖毛運動而送離器官外，鼻子如果濾塵除菌的功能喪失，喉嚨容易感染發炎，肺部也易受到侵襲而感染發生毛病。

五、嗅覺作用

腦神經有十二對，第一對就是嗅神經，嗅神經的末梢會延伸到鼻黏膜，腦神經末梢在鼻黏膜的分佈不只是嗅神經，還包括三叉神經、舌咽神經及迷走神經，不過，最重要的是主司嗅覺的嗅神經，嗅神經在離開腦部之後就直達到它的末梢部位的嗅裂，其嗅覺主司區域，即在鼻腔的三角頂，這裡的黏膜層內有將近一千萬個「嗅覺感受細胞」。這些感受細胞把得到的嗅覺經嗅神經，再傳給大腦。

鼻子正常時，因嗅覺未有異樣，故不曾感到嗅覺的存在，但一且原先有嗅覺的人忽然因鼻子的毛病而喪失嗅覺，不聞香臭、食不知味時就知道是何等的痛苦，這種後天性的嗅覺失靈，幾乎與鼻子的毛病，特別是長期鼻塞有關，故一發現嗅覺失靈時，要趕快把鼻子的疾病治療好。

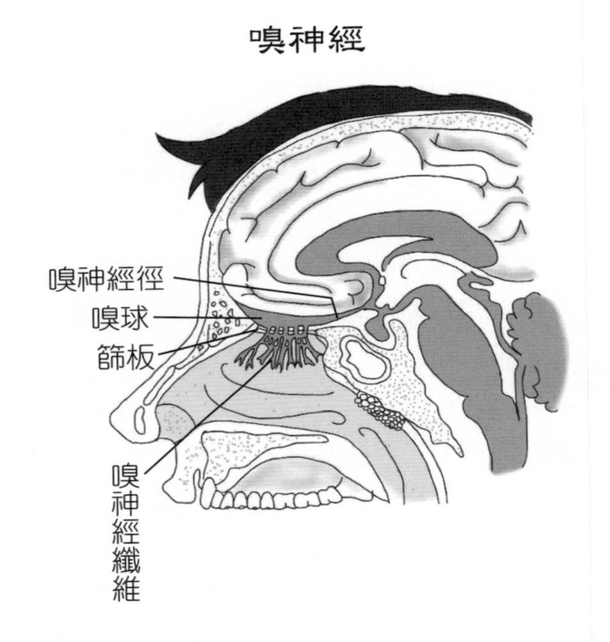

瞭解了鼻腔的功能，有助於疾病的認知，如果對於鼻子的構造稍微知道，就更能清楚的知道自己所患病的部位，下面讓我們大約描述鼻子的簡單構造。

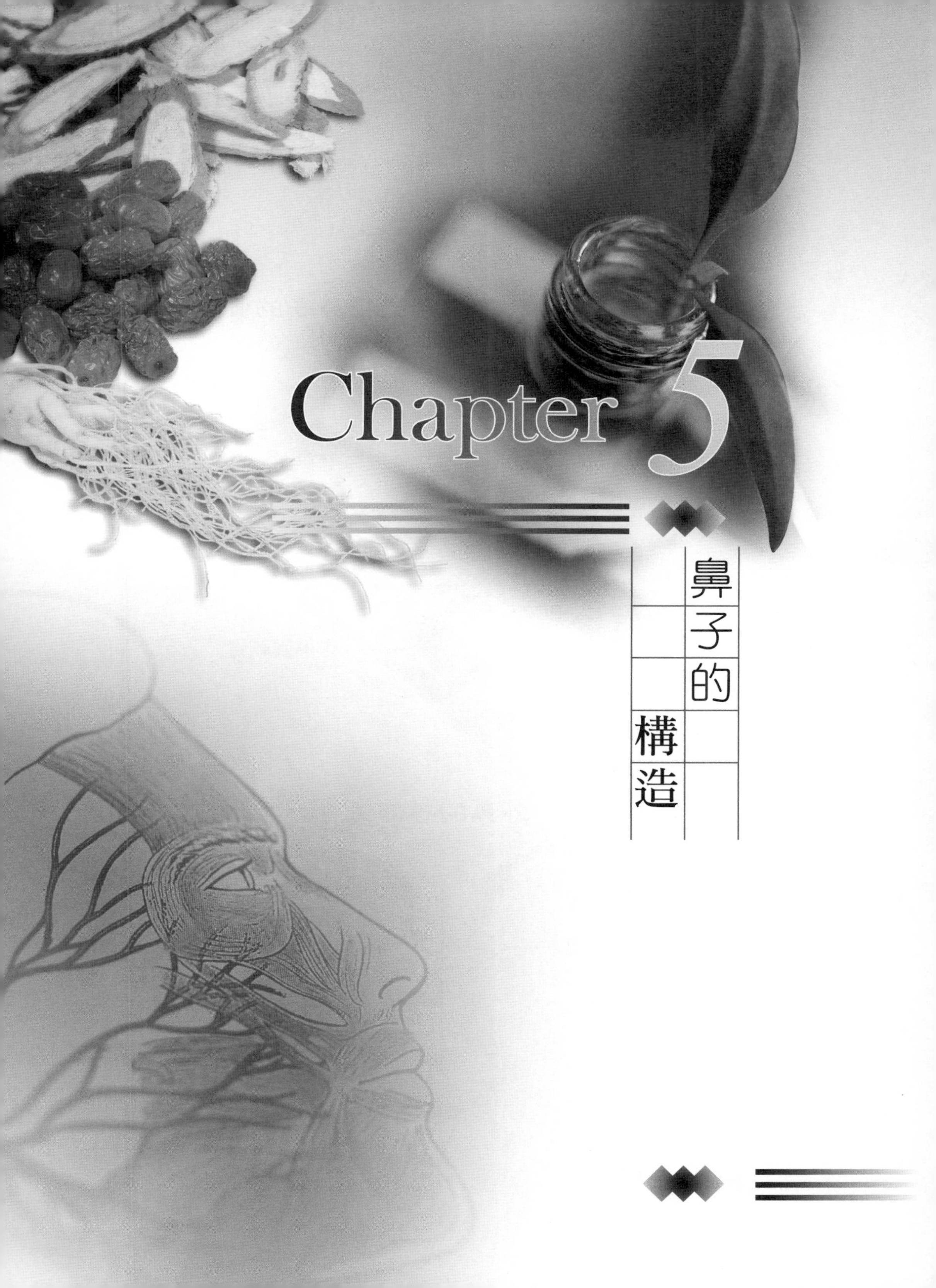

Chapter 5

鼻子的構造

第五章　鼻子的構造

鼻子各部位的名稱與支持鼻子的骨骼

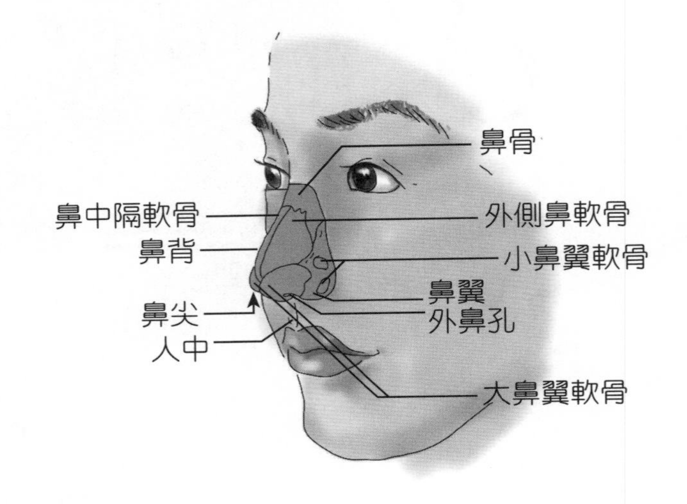

外鼻的各部位

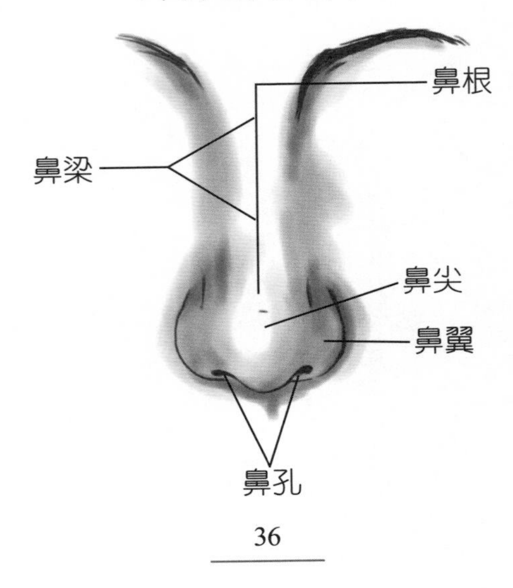

鼻子是呼吸器官的開端，也是空氣的主要通道，鼻子是由外鼻、鼻腔和副鼻腔三大部分所構成。

一、外鼻

我們日常口中所稱呼的「鼻子」，乃是指臉上正面所看到的鼻子部分，在醫學上，應稱為「外鼻」，中醫則稱「明堂」。而所謂外鼻是指兩眼間眉心處之鼻梁根部開始，往下經鼻梁沿高聳處之鼻背至鼻尖部分，由骨與軟骨構成支架，在鼻尖下有一對由鼻中隔分開為左右的兩鼻孔，其兩側隆起之部分稱為鼻翼。鼻根和鼻背部皮膚較薄，但鼻尖和鼻翼部皮膚較厚，與軟骨黏連甚緊，並有大量皮脂腺，故鼻子也會出汗。

二、鼻腔

鼻腔的構造

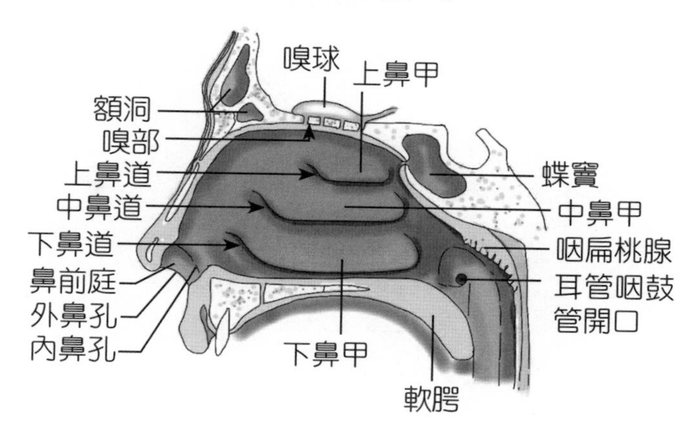

鼻腔起於前鼻孔，後止於後鼻孔，下通鼻咽部，由鼻中隔分成兩個腔室。鼻腔嚴格的說，應分為鼻前庭和固有鼻腔兩部。鼻前庭是指前鼻孔內覆蓋皮膚的部分，而固有鼻腔係由鼻腔黏膜所覆蓋。

鼻腔略呈垂直三角形，內側壁是鼻中隔，外側壁有三個貝殼狀突起，由上而下，順次稱上、中、下鼻甲，亦因為鼻甲的緣故，使鼻腔內空氣的通道分為上、中、下鼻道，而此鼻道即為通氣與排出分泌物的重要部位，因與淚囊相連，故眼淚亦可由此排出。

三、副鼻腔

副鼻竇的種類與位置

1.由前方所見到的副鼻腔

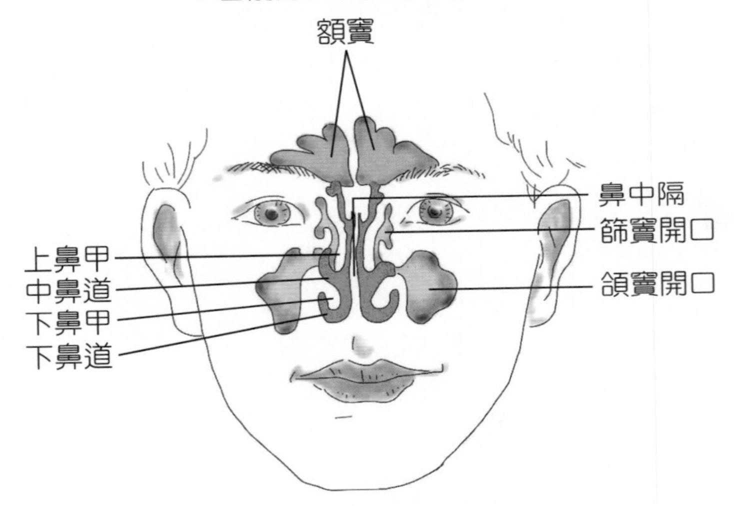

2.由側方所見到的副鼻腔

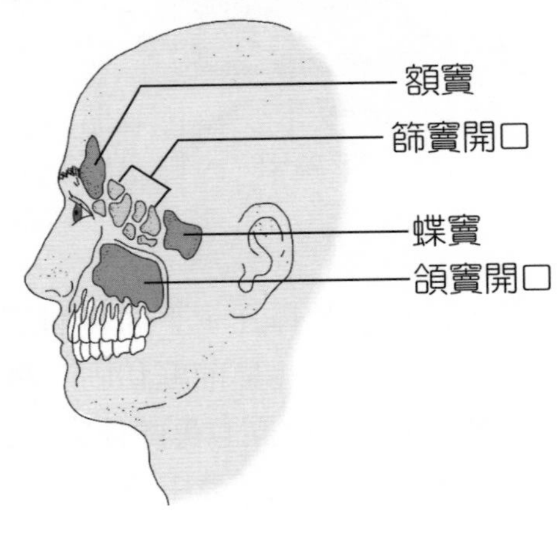

3.由上方所見到的副鼻腔

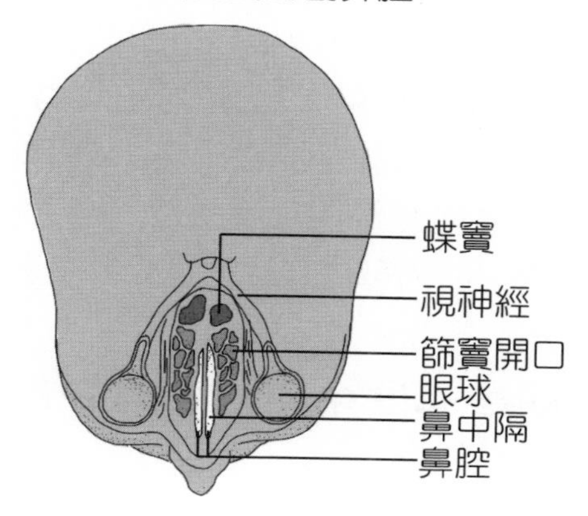

4.由側面所見的嗅神經圖

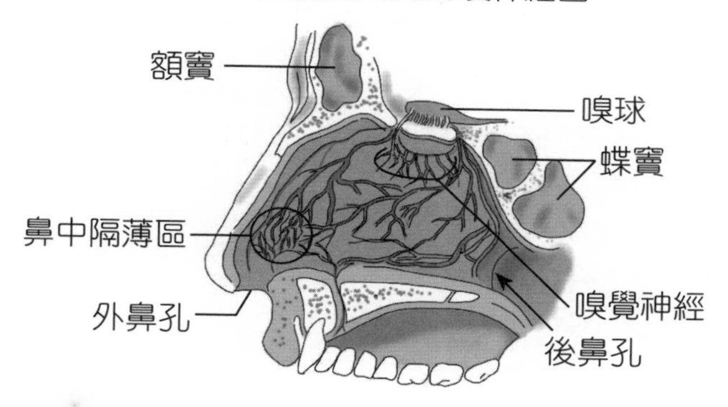

鼻竇即為副鼻腔，是鼻腔周圍顱骨的含氣空腔，左右兩側共有四對，因為鼻腔與每個鼻竇相連，所以鼻竇黏膜是鼻腔黏膜的延續，鼻竇有產生共鳴的特性。

鼻子在整個面的中央，在診斷疾病時佔有非常重要的地位，四診心法中描述，「天庭面首，闕上候咽，闕中印堂，候肺之原，山根候心，年壽候肝，兩傍候膽，脾胃鼻端……」意思是說：肺開竅於鼻，而印堂是中部最高者可以診斷肺的疾病。山根在兩目之間，即下極也，在肺下之部，可候心之疾。年壽者：下極之下，即鼻柱也，在心下之部，故可候肝之疾。面傍者：年壽之左右，膽附於肝，可候膽之疾。鼻端者：年壽之下，謂之面王，即準頭鼻孔也，在肝下之部，應候脾之疾。鼻孔者：即方上也，脾胃相連，故應候胃之疾也。又說：「以鼻候脾者，以土位居中故也」。鼻在五行中屬土，土能生金，金代表肺，肺又開竅於鼻，鼻子的毛病治療時需要靠脾土氣旺的推力，才能好得快，這就是土能生金的道理，鼻病常跟脾胃不佳連帶一起，故治鼻病時脾胃是要考慮進去的。

四診心法中所稱的鼻各部

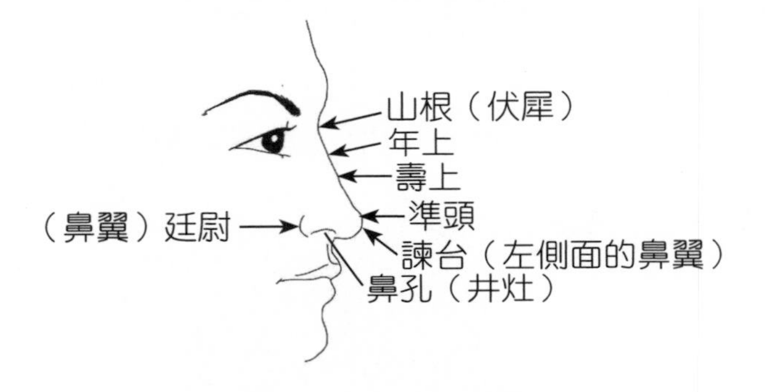

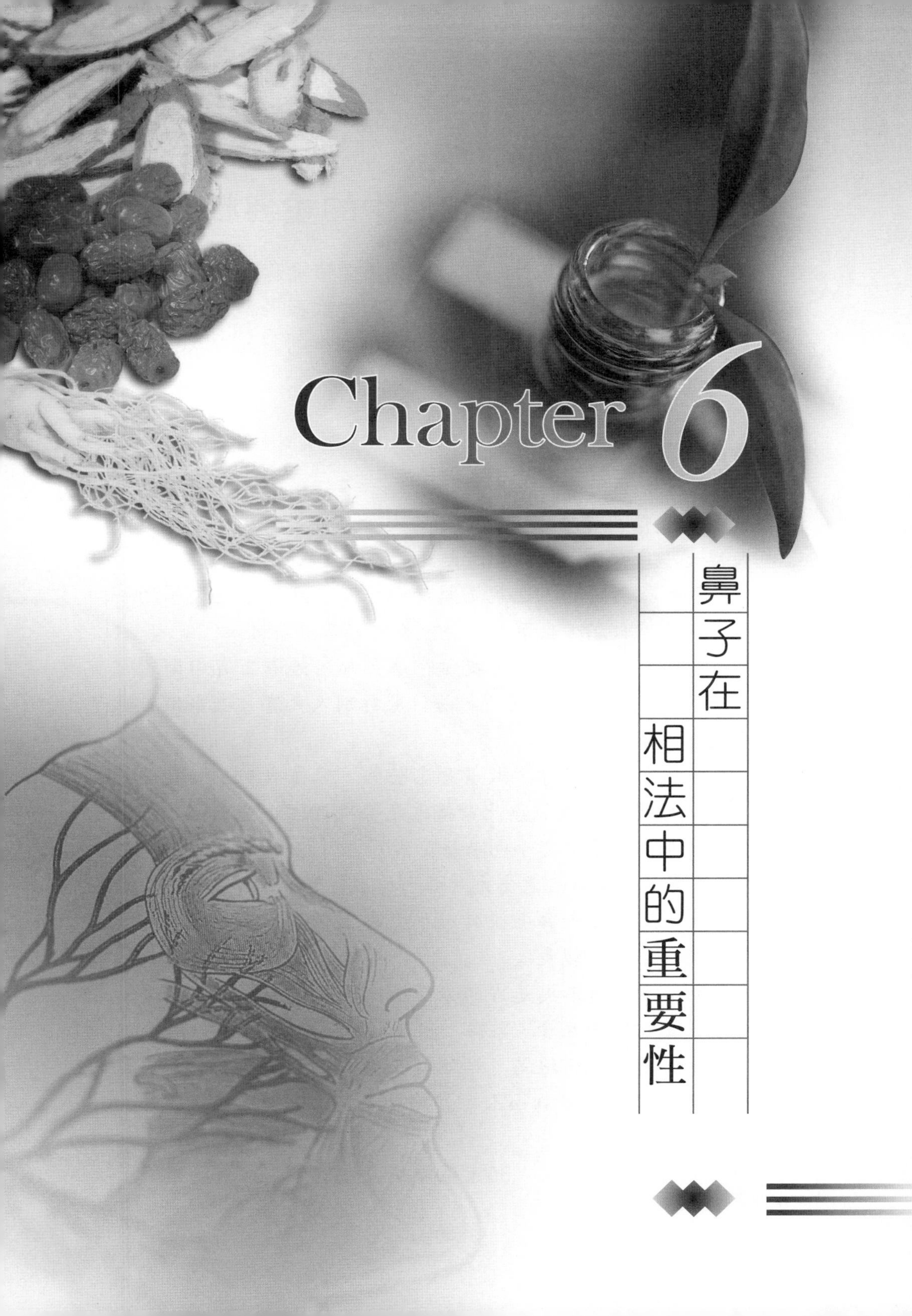

Chapter 6

鼻子在相法中的重要性

第六章 鼻子在相法中的重要性

鼻子主鬥志和財運，所以從鼻梁到鼻翼豐隆有肉，挺直而無傷痕或斑點的人，能掌握權力和財力，同時也代表長壽之相。但若是本人鼻相很好，配偶鼻相不好時，吉相也會被削弱，所以財運也會被減弱。

◆鼻子看財富

1.觀鼻必須配合面形整體來看，不能獨看，鼻子在外觀宜如截筒，豐隆潤澤，準頭圓大，不仰不露，蘭台廷尉長得大小適當相輔相應貫通大氣，則是最為上乘的鼻。

2.有鼻無蘭廷，也就是蘭廷過於窄小且法令也欠明的人，塗白空自滿，世事莫亂評，否則容易出差錯。

3.鼻上一笑有花紋，提示糊塗無知，若鼻上有肉則還算吉，若無肉且露骨則凶，易行欺詐別人之實，壞事做多命運當然不順。

4.鼻直而不露骨，做事意志堅強，容易成功，鼻直而肉薄，雖意志堅強但無此命格也是勞碌奔波，毫無福氣可言，且刑剋妻子，妻子也跟著受累。

5.鼻軟心亦軟，意志力薄弱，作事自然少成。

6.年上候心，壽上候肝，年上壽上光潤豐隆的人，身體健康，不貴亦能長壽。

7.準頭肥圓不尖是吉的象徵，財運亨通，若肥圓而隆起者，不但富而且貴，難得之相。

8.如蘭台廷尉飽滿，準頭豐而尖，但不是如鉤，此人外貌看似君子，實為小人，常詭計多端，陷害別人，遠離為宜，以防上當。

9.凡鼻歪斜的人，35至40歲間身體宜特別注意，不是經常生病，就是有橫禍，或有財源不濟的情形。

10.有鼻無梁骨的人，說話言語多唐突，是短命的象徵，若是穴鼻虛肉軟表示無主權可言，而且是短壽之象，個性不屈，性子也很直。

11.鼻有二、三曲折的人，本命也跟著曲折，做事勞碌無功，且時常有災疾上身，中年大凶，應多注意身體為要。

12.鼻毛忌出，拔後又長，必是破財災病黏連不斷。

13.鼻梁起結的人，心事打不開，難與人溝通，故容易有離婚之變，雖再娶或再嫁，本命還是勞碌無成，江山易改，性格古怪依舊，故難與人為友。

14.鼻子的好壞可以看心術的良莠，故凡鼻不正，心術亦不會太好，縱不害人亦必自私，薄情寡義，只顧自己，若是歪斜明顯，雖然其他部位尚好，可以有富貴的機會，但終究還是敗落的下場。

15.鼻瘦而長的人，孤貧無子，難免終身坎坷，孤苦無依。

16.年壽部位若有橫斜紋理或其他缺陷，如痣、瘢、痕，一生之中恐遭一次凶險，尤其在車禍方面尤須堤防，在女性則多為難產，若紋理為直的，主子息，需他人之子以繼香火。

17.山根有橫紋的人，體弱多病，事業成敗也跟著一起同斷，橫紋三條以上的人為有暗病（如慢性病等）很難醫的好。

18.鼻孔仰露的人，一生難聚財，或財雖聚也易散，若仰露而見梁，因財散盡只好貧困他鄉。

19.鼻孔以圓潤、不大不小、不仰不露為最佳，鼻小而孔大的人，雖圓亦不能算為福，有此鼻形之人，沒有橫財運，必多破財，逢賭必輸。

20.鼻低小的人，膽量就小，意志力薄弱，但較有人情味。

21.印失山根斷的人，每日徒然忙碌奔波，得不到應有的收穫，就算是有祖業可靠，也難靠住，最後還是把祖業敗光。

22.山根斷的人其命虛花，若加上印失則更加拖磨，必定迫離他鄉，財子亦緩得，只有積德才能改變命運。

23.鼻梁如接兩眉的人，從青年起就有大福氣，如再有美顴相助，聲音夠嘹，必定是富貴且多壽之人。

24.鼻子看志氣，鼻平的人志也平，但如尖鼻則象徵吝嗇，鼻高峰獨聳的人則責任心重，但卻勞心思慮空想一場，也是離不開破財的命運。

25.相書上言，鼻形如懸膽的人，一生多富貴，男做官則女夫顯（丈夫位居顯要之意）兒孫滿堂，享受幸福。

26.看準頭須鑑定肉是否堅定，如為堅定，營謀創業較易成功，但須注意鼻旁倉庫應關鎖為宜，肉薄意志則不堅定，財必傾蕩。

27.鼻邊最忌紅，言語時鼻忌常振動，若有此相，不是有慢性病纏身便是敗家之人。

28.鼻歪的人心便跟著邪，鼻凹的人常怨無骨肉福分，鼻梁無骨的人則短壽，須明辨清楚。

29.看梁，須知鼻梁彎曲度若何，中年看鼻，鼻梁在此時歪，必定多損福，鼻梁不全則壽難長，做事刻薄，也寡情薄義。

30.腎主黑色，心主赤色，鼻色黑赤的人，代表災病（心腎病）官司事非多，腎主水，水主財，腎水不足財即破，家庭瑣事紛擾不斷。

31.鼻頭整齊，準頭豐隆，而山根又貫印堂，耳垂珠朝拱的人，不僅代表財及子皆富貴，且聲譽良好，長壽又健康。

32.鼻孔大的人，個性好奢侈，不管是男是女手頭都十分大方，雖貧窮亦是難改其打腫臉充胖子的個性，自找罪受而已。

33.年壽有斑點的人，較易犯肛門病，如痔瘡等疾。

34.肺開竅於鼻，鼻頭紅的人，肺受外邪攻襲，個性閒不住，無事也要找事做，但碰到家庭有事卻沒有主張。

35.準頭尖薄的人，一生孤貧無依，準頭若尖又斜，心思惡毒，要謹慎堤防

◆鼻子除了生理上有其重要性之外，也可藉由鼻子長的好壞判斷其個性、命格、財運，對診病是有幫助的。自古以來山、卜、命、相、醫是分不開的，如果鼻子長的秀氣，可是終日過敏鼻塞，對鼻子的秀氣是會大打折扣的，所以鼻子長的好，鼻子也不能有病，另外，鼻子患有什麼情況的鼻病，有時也可從鼻子的外型看出一些端倪，所以也把鼻子的診法、相法簡單列出，可作為參考之用。

◆蕭湘居士相法云：「鼻子除觀看其心性之邪正外，更重要的相理意義是鼻為吾人一生健康的縮影。鼻子與吾人體內除腦以外所有五臟六腑均有經絡聯屬關係。試觀一個健康長壽的人，無不具有一管好鼻，反之，一個健康不良或夭壽的人，他的鼻子一定氣勢不足，並在相理上有嚴重瑕疵。」

◆聚財之多寡要看鼻子相理之優劣，凡鼻子相理不佳之人，雖賺到了大錢，也因缺理財方法而難積聚財富。古人將鼻準稱為「財星」，但財庫則在兩鼻翼又名「諫台」「廷尉」二部位，凡守財有方偏財橫財機會多的人，「諫台」「廷尉」二部位有收，不仰不露。

◆鼻為肺之開口，鼻之通塞可知肺之虛實，故鼻在五官中稱為「審辨官」。鼻之準頭與脾臟相聯屬，脾在五行中屬土，故鼻在五星中稱為「土星」。又鼻居於面龐之中點，象徵五嶽中之中嶽，故鼻稱「中嶽」，也因準頭為面之最高點，故亦稱面王。

◆鼻準與鼻翼又與消化系統相關，鼻準屬脾，鼻翼為胃，亦與腎水生殖系統相聯屬，因腎與膀胱經相表裡，膀胱經與胃經在鼻旁八分相纏繞。如鼻準扁平者，主其人脾臟及生殖系統先天發育不良，以五行來說，乃土不藏水之相格，主其人欠缺生財之道，亦少理財之方。鼻翼過小或有痣或鼻孔仰露者，主其人先天之腸胃系統，及男性睪丸、膀胱發育不良，或後天上述內臟發生病變。

◆鼻相看事業成敗及攻守時機，鼻相看家族關係及婚姻子女，鼻相看健康智慧及個性品德。

各種鼻子的形狀圖

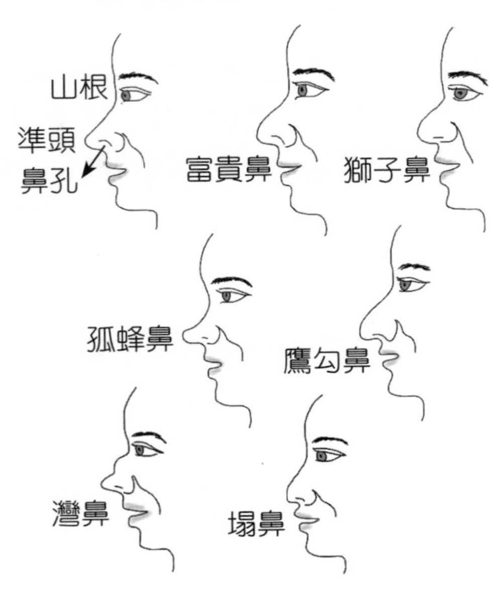

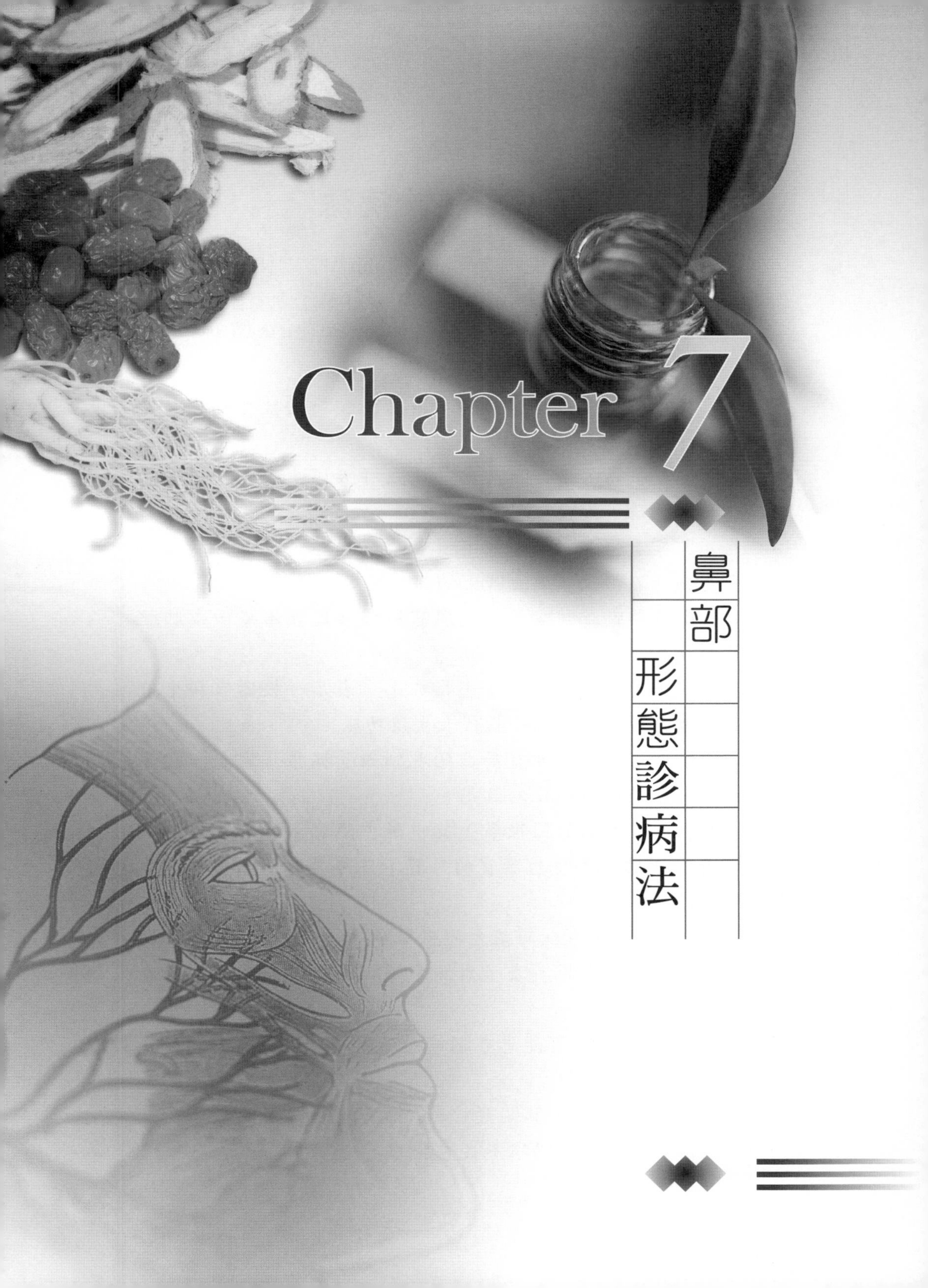

Chapter 7 鼻部形態診病法

第七章 鼻部形態診病法

鼻子位於面部的中央，是面部最高的部位。中醫稱鼻為明堂又為面王，與臟腑關係密切，許多疾病可以從鼻子上看出來。

《輕鬆觀相過生活》（陳風城醫師著）一書中曾經提及：

1.鼻子上長出黑頭面皰，表示乳類和油性食物吃太多所致，急須更正飲食習慣。

2.鼻子高，但肉薄者，易患上呼吸道疾病或腳踝毛病，多數內踝有壓痛。

3.鼻子腫大，可能患有鼻炎或瘜肉腫，也有可能心臟肥厚或正在擴大，要看腫大的部位而定。

4.鼻黏膜紅腫者，多為風寒所侵又延誤治療，或肺經火盛所致。

5.鼻尖小而薄者，手小指亦小，表示呼吸器官和生殖系統功能不佳，因手小指代表生殖功能。

6.鼻頭鈍而圓並有局部的毛細血管擴張暴露者，類似紅頭鼻，恐有肝硬化的徵兆。

7.鼻子歪的原因很多，其中鼻中隔彎曲者占多數。由於身體下肢及外生殖器官的位置不正或素有鼻病引起者亦有。

8.鼻子向左歪，可能左側腳踝或手腕有問題。

9.鼻子向右歪，表示右側手腕、腳踝關節有毛病或酸痛等症。

10.歪鼻者，可能患有腦神經衰弱、自律神經失調或失眠症。

11.肺主治節，肺開竅於鼻。故患有慢性鼻病者，多數有靜脈曲張，血液循環不良等症。

12.正常的氣色，即健康人的鼻部色澤多為黃中帶紅，隱隱發光，面部微紅潤。

13.鼻部色紅，若位置在山根處，因山根候心之疾，多為心臟功能不好和血液循環不良，肺主皮毛，鼻部的皮膚病變與肺有關，如酒糟鼻、凍傷等。

14.鼻尖紅也可能是飲酒或喜吃辛辣刺激性食物所致，不一定代表就有疾病。

15.鼻部色紅也可能是急慢性鼻炎的因素。

16.婦女鼻頭發紅，可能患有婦科疾病，如赤白帶下或子宮肌瘤。孕婦鼻子紅應注意難產，鼻旁發紅可能跟子宮內膜肥厚有關。

17.鼻準頭色微黃而明潤者，是正常的氣色，主五臟六腑調和健康。

18.從望診上得知，鼻子色黃乾枯者，則表示脾胃功能不好，因鼻與脾胃相聯屬，色黃乾枯亦可提示裡有濕熱，胃及十二指腸潰瘍等。

19.面目俱黃，鼻子也發黃，小便色黃者多為肝膽有病。

20.鼻尖色黃帶有青色者，脾土欠佳，偏寒之象，有患淋病的可能。

21.鼻色蒼白，是氣血不足、低血壓或貧血的象徵。

22.鼻子色白如膩粉者，多為外感侵入肺部，氣泡收縮不良而患氣喘之病。

23.鼻子與腎生殖系統相聯屬，鼻子色青嚴重者，可能腎虧，男子常有腰酸背痛、遺精、失眠，女子多患有帶下、子宮虛寒等症。

24.鼻尖呈紫藍色者，是靜脈的血液回流不良，可能患有心臟病的象徵。

25.鼻子出現黑色，可能腎臟功能不好，因鼻與腎相聯屬，準頭屬脾，鼻孔代表胃，故鼻頭色黑提示有患胃病的可能。

26.鼻子色黑而枯燥者，為酒色過度或虛勞傷腎所致，因腎色為黑。

27.肺開竅於鼻，肺有治水之功能，鼻孔乾燥是津液已虧，肺胃鬱熱，容易發生鼻黏膜血管破裂而出血。

28.熱毒已深，津液枯竭的徵象常見鼻孔乾燥而色黑如煙煤，常會發展為神昏譫語的壞病。

29.產婦鼻孔見黑色，多為惡露不盡而上沖的危症，急須治療。

30.風寒感冒常見鼻孔流清涕，流黃稠涕為風熱感冒或風寒感冒久治不癒演變成慢性鼻竇炎。

31.鼻孔內緣紅、鼻中隔潰瘍，是可能患有梅毒的徵兆，若鼻孔紅，可能房事剛過。

32.鼻孔開合扇動，伴有呼吸急促者，多為肺炎、支氣管哮喘或心臟性氣喘的表現症狀。

33.鼻子忽然長出一根長毛，粗硬，觸之疼痛，拔掉後在短期內又長出來，為肺中血有瘀熱，如不治療的話，可能生肺癰、肺癌或背部長疽毒，急須吃藥及背部拔罐。

34.鼻子有十分明顯的橫紋、傷疤或較明顯的黑痣，大都患有胃痛、消化不良、食欲不佳，而不論男女，可能均有性冷感或性器官發育不良，為確診起見，還須與其它四診相參。

35.因鼻與脾胃相聯屬，五歲以下兒童，鼻中央如出現有「一」字型的橫紋，大多數患有消化系統疾病，如食少或飲食積滯、消化不良或嘔吐、泄瀉、煩躁不安、夜啼等脾胃疾患。

36.肺開竅於鼻，小兒鼻中央（山根）處，出現「｜」型直紋者，易患呼吸系統疾病，如慢性支氣管炎、咳嗽、氣喘，在個性上則性情乖僻、煩躁、夜臥不安等心肺證候。

37.青者，主風、主寒、主痛，故小兒鼻子中央處出現色青者，主風、主寒、主痛。

38.鼻子出現蟹爪或蜘蛛痣斑黑紋者，可見於肝硬化患者，應及早求醫診斷、治療。

鼻子不管在功能上、生理解剖上、相學上、鼻病望診上都有重要的意義，所以在治療時是非常重要的參考，故亦在此一提。

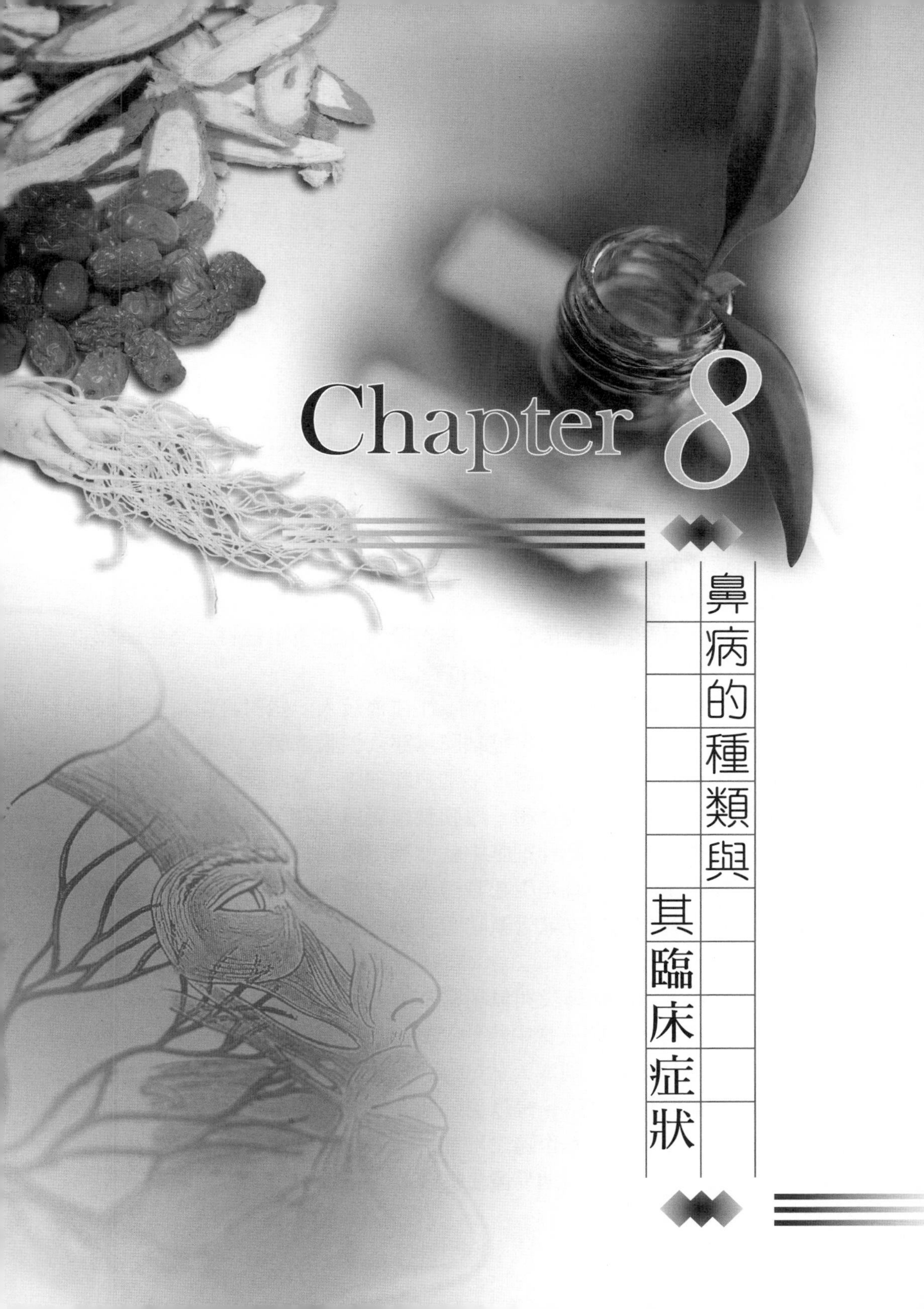

Chapter 8 鼻病的種類與其臨床症狀

第八章 鼻病的種類與其臨床症狀

第一節　過敏性鼻炎的病因及症狀

「過敏性鼻炎」的另一個名稱是「鼻過敏」，中醫古稱「鼻鼽」，也有說是「迎風落淚」者。近年來有急速增加的趨勢，大陸沿海醫生一致認為，每四人即有一個患有鼻炎，故吾人不可不多加注意。

照現代醫學學理的看法，認為過敏性鼻炎是由於肥胖細胞受到侵襲所造成的。而要知道過敏性鼻炎引起的原因，首先必須瞭解什麼是「抗原抗體反應」。

當身體有了抗體，儘管抗原進入體內，抗體也會將之完全殲滅，這種作用，我們稱之為「抗原抗體反應」。

鼻腔在正常呼吸空氣的時候，往往會吸入一些對身體有害的混雜物質（抗原），附著於鼻腔黏膜，穿入黏膜下層，身體就會漸漸的產生一種與之對抗的抗體。平常肥胖細胞是為厚膜所包，但是一旦接觸到抗原抗體的複合體，厚膜就會變薄，甚至為抗原抗體的複合體所迫害，於是從肥胖細胞中就會流出組織胺等三種刺激物質。而這三種刺激物質，就是引起身體發炎的主要原因。如果在支氣管引起反應，就會引起支氣管氣喘；在鼻腔黏膜刺激，則成為過敏性鼻炎。

事實上，過敏性鼻炎與氣喘常常兩者一起併發。因過敏性鼻炎而併發氣喘者，在成人當中約佔25%，在兒童約佔60%。因氣喘而併發過敏性鼻炎者，則成人佔60%，兒童則佔70%的更高比率。若兩者均在幼兒時期發生，是以男性為多。過敏性鼻炎從四歲以後隨著年齡的增加，發病率也隨之增加。此外，過敏性鼻炎最易發生的時間是在早上，而氣喘則易發生於夜晚，這跟中醫的經絡時辰有密切關係。

一、病因

造成過敏根源的物質，稱為「過敏原」。尤以空氣中的黴菌、室內的塵埃發生頻率最高，以小孩最為多見。其次就是花粉，例如杉、檜、松、豬籠草、水稻、芭芳、艾等等樹草之花粉。其他如貓毛、狗毛、羊毛、絹、油墨等也是過敏的一般因素。而有些食餌中的動物肉、蛋、牛乳、菸、酒等亦都會引起過敏性鼻炎。因此有過敏性鼻炎的人盡量不要養寵物、抽菸為宜。

除此之外，工廠和汽車的廢氣、空氣的汙染、氣溫和濕度的變化、藥品、瓦斯的刺激，都是誘發過敏性鼻炎症狀的原因。以上是現代醫學的看法，但臨床上的觀察，鼻過敏的原因還不止這些。

試想，同樣在相同環境下生活的人，為什麼還是有很多人不會得鼻子過敏呢？這是非常值得思考的問題，一定還有許多原因是我們所尚未發現的，並不完全如現代醫學所稱過敏皆是以上那些所述的因素，如果是，那我們身邊這些過敏因素無處不在，又要如何躲過它，又為什麼嚴重過敏的病人服用中藥或接受鼻病外治法或身體經過一番鍛鍊後過敏就會遠離呢？

二、症狀

當刺激性的氣體被吸入鼻腔內時，就可觸發「過敏反應」，過敏原會附著於黏膜，把抗原性物質游離於黏液層，進入上皮之下，和肥胖細胞表面的抗體結合，細胞內的化學媒介物會刺激黏膜的三叉神經而誘發打噴嚏，鼻腔內因腺體及血管的透發性分泌亢進，於是也會發生流鼻水、黏膜浮腫、鼻塞等現象。

突然發作性的連續打噴嚏，接著流鼻水、鼻塞，這就是過敏性鼻炎三個主要典型症狀。有時鼻內亦會有搔癢感、眼睛酸癢、怕光且流淚不止，或輕微的前額痛症狀發生。這是學理上所述。

因其症狀與感冒的初期非常類似，故很多人常懷疑自己為什麼經常罹患傷風感冒，其實他們並不知道自己正是過敏性鼻炎的被害者。感冒與鼻過敏的本質都是身體「虛」，因為「虛」才容易被感冒病毒侵犯；因為「虛」，所以連無傷害的刺激也需要用激烈的動作來回應，這就是過敏。鼻子過敏與感冒一樣，都會有打噴嚏、流鼻水、鼻塞……等反應，其實這些反應都是人體保命所必要的。感冒時，入侵的病毒毒性轉強，所以反應比較激烈，所以過敏性鼻炎的患者一有風吹草動就跟著別人在流行就是這個原因，要避免跟著別人流行，只有趕快把鼻過敏治好，再做好保養的動作才不容易罹患感冒。鼻過敏在有經驗的醫師治療之下是不困難的，而且效果出奇的好，根本不會有抗原的問題。

過敏性鼻炎患者於早晨起床，掀開棉被後，不禁的要打上十幾個噴嚏，接著流鼻水不止，要到十點鐘左右才覺得舒服一點。而且一天要發作好幾次，每次發作打起噴嚏來，最少也有三、四次以上，而且即使好了也容易再復發，若長期不斷的發作會引起鼻黏膜腫脹肥厚，造成永久性的鼻塞，到永久性鼻塞時，不用鼻病外治法難有成效。

三、預後與治療

患過敏性鼻炎的病人最好禁吃冰冷食品，而且不要太過於緊張勞累，盡量接觸陽光，多運動。季節性的過敏性鼻炎較容易找出原因，常年性者則很難找到「過敏原」。若能找出引起過敏性鼻炎的抗原，患者必須避免接近該抗原，此為治療本病的第一原則，這是西醫的看法。但是要找到過敏原不是那麼容易，縱使給你找到過敏原，你也很難避免，因為在你的周圍無處不是充斥著過敏原。

對於過敏原西醫採用「脫敏感療法」。此法是將抗原引入體內的治療法，開給患者稀釋的抗原，每個禮拜注射一次在體內，等到身體能逐漸適應，再增加抗原的分量，以加強身體的抵抗力。但這些方法，需耗時耗日，也不一定會使疾病痊癒，復發的機率也很大，所以不太為一般人所接受。

如果是西醫的藥物療法，是口服抗組織胺、副腎皮質荷爾蒙、類固醇劑，其效果甚速，但無持續性，僅是對症治療，無法根治，吃久了又會引起副作用，把外邪更向內裡引入，引起各種潛在疾病，所謂「風為百病之長，萬病之原皆起於風」，這種控制療法只會讓抵抗力越來越差。大家有沒有想過，我們人打從出生開始鼻子都是好好的，並沒有什麼鼻過敏的發生，但是小孩在成長之中，常在夜臥時踢被踢到天亮，上安親班學校又放很強的冷氣，小孩是稚陽之體，一般都是活動力強，容易流汗，所以晚上睡覺大都會踢被，踢被最容易受涼而感冒，大人天寒時，一個小時沒蓋被都受不了而感冒，何況小孩踢被踢十幾次一直到天亮，不感冒才怪！做為醫師就應該注意這個問題。再說，小孩一受涼或感冒，他們的父母親便急急忙忙的趕去看西醫拿西藥，每次都如此治療的話。就如前面林醫師所說的只是暫時性的症狀控制，表面上看起來好像是好了，可是卻把外邪引入內裡而不自知，當抵抗力越變越差時，細菌、微生物寄生鼻黏膜，過敏性鼻炎於是慢慢的發生，這其實是藥源性引起的鼻過敏，我的病人當中有太多人是這樣引起的，但他們並不自知。過敏性鼻炎當然跟氣候、自己不注意生活起居、不隨時保暖、晚上踢被、少運動、吃一些垃圾食品都有絕對的關係。

中醫治療過敏性鼻炎仍依「八綱辨證」來治療，把風邪藉藥物趕走，病怎麼來就要讓它怎麼去，這是最重要的，風邪趕走之後再加以培補元氣，像補中益氣湯、十全大補湯、玉屏風散、小青龍湯……等都是很好的選擇，來改善體質，以強化鼻黏膜機能為原則，療效就會更好，但過敏性鼻炎已引起常期鼻塞者則須配合點藥外治，再耐心服用中藥一段時間，才能達到根治的目的，否則光想用內服藥物就要把嚴重的過敏治好是事倍功半，或根本是徒勞無功而白忙一場的事。

第二節　急慢性鼻炎的病因與症狀

所謂急性鼻炎是鼻黏膜之急性發炎，多數來自受涼、感冒，故過去的中醫學者認為急性鼻炎係外感風邪的一個分症，並不另立病名，而以俗稱的「感冒」稱之。而事實上感冒是病毒所感染，會有嘔心、嘔吐、發燒、身重痛、身倦的症狀，與單純的受風寒、著涼的症狀有些不同，它不會發燒、身重痛。

感冒是一種傳染性及流行性的疾病，它可以不分時間、空間、季節地在全世界各地流行。鼻子不好的人更易罹患。

一、病因

急性鼻炎的病因與感冒類似，大多由濾過性病毒藉著飛沫、灰塵、及接觸等傳染途徑而發病，例如流行性感冒便是濾過性病毒所引起，像葛根湯、川芎茶調散、麻黃附子細辛湯、小青龍湯等都是很好的選擇。急性鼻炎與感冒一樣會因在人多的公共場所，經傳染而帶回濾過性病毒，使全家大小均受傳染。

感冒中，亦有少數病毒感染後續發細菌感染。另外，發病的原因尚有外感風邪，寒氣傷衛，衛氣失調而引發急性鼻炎之症。

二、症狀

第一期症狀：全身不舒服、頭痛、鼻內乾燥感，偶而會發燒，鼻黏膜發紅而乾燥。可用銀翹散或清上解表湯。

第二期症狀：鼻塞、大量的水樣鼻液，鼻黏膜發紅腫脹。可用川芎茶調散合麻黃附子細辛湯加生薑，會有不錯的效果。

第三期症狀：黏液膿性或膿性鼻涕，到了此期，要用川芎茶調散合蒼耳散加黃芩，或蒼耳散加魚腥草，嚴重到涕膿時才用龍膽瀉肝湯。

由於鼻黏膜對細菌或濾過性病毒的抵抗力極弱，所以容易引起發炎，發作時可見黏膜發紅、腫脹、鼻液過多、鼻塞等症狀，小青龍湯合辛夷散加減對此症會有治療並減緩的作用。也由於鼻呼吸障礙的緣故，若阻塞了歐氏管的通暢，鼻液積多無法引流時極易併發成為中耳炎，這也是易成為鼻竇炎的原因。

三、預後與治療

西醫對於急性鼻炎仍以對症治療為主，有什麼症則用什麼藥來控制，並無特效藥，或特殊之治療。中醫則認為急性鼻炎就跟感受風寒一樣，治法同感冒一般，以解表散風寒為主，治療的方劑很多，須辨證論治而定，常用的有川芎茶調散、三拗湯、小青龍湯、九味羌活湯……等，不管是服用中藥還是西藥，都要多喝開水以補充電解質，因為要解表之故，還要多休息，保持身體抵抗力，讓病情趕快恢復，以免使病情更惡化，日常生活上須多攝取高蛋白食物，絕不可偏食。為了預防細菌再感染，可服清熱解毒劑，若因外感風寒者，宜用辛溫發汗法；外感風熱者，則宜用辛涼發汗法。

第三節　慢性鼻炎的病因與症狀

急性鼻炎未即時醫好時，常會演變成慢性鼻炎。慢性鼻炎有單純性鼻炎和肥厚性鼻炎兩種。所謂「單純性鼻炎」是指鼻腔黏膜慢性炎症而言。而鼻腔黏膜有了炎症，血管會擴張，組織內也會因貯積水分而腫脹，但只要血行良好，噴灑血管收縮劑、點鼻藥等，腫脹就會收縮，鼻塞也會改善，但當腫脹長期持續都未能改善時，組織內會有纖維形成，纖維形成以後縱然再使用點鼻藥，也效果不佳，這種狀態就稱為「肥厚性鼻炎」。

慢性鼻炎若根據病因、病理、臨床表現的不同，尚包括過敏性鼻炎和萎縮性鼻炎兩種。而通常我們所稱的慢性鼻炎，即為「慢性單純性鼻炎」。

一、病因

（一）急性鼻炎的反覆：由於急性鼻炎發作時未能即時的根治，經多次的反覆發作而轉變成慢性鼻炎。

（二）鼻中隔彎曲症：彎曲對側的下鼻甲會發生代償性的肥大，彎曲側膿液的排泄極差，所以炎症容易慢性化，同時彎曲側的鼻中隔若與下鼻甲緊密接觸，則又易產生鼻過敏。

（三）腺樣體增殖症：有現腺病體質者，因常分泌多量的黏液性或膿性分泌物，卻未能在短時間內治療，拖延日久而引起慢性鼻炎。

（四）空氣污染：因環境的不良，會有空氣污染的問題，有時會呼吸到化學性的有害物質，及空氣中的細菌、病毒、塵埃等，使鼻黏膜受到侵襲而引起慢性鼻炎。

二、症狀

（一）鼻塞：慢性鼻炎因鼻瘀血而腫脹，當病人側睡時，在下方的鼻腔因血液流動力學的關係易生閉塞；若翻身向另一側睡時，則另一下方的鼻腔也照樣發生閉塞，這就是交替性鼻塞的原由。但若為肥厚性鼻炎時，則閉塞側永遠是一定的。

（二）鼻漏：患者鼻腔會分泌黏性和膿性之鼻涕，而且附著於整個鼻腔黏膜（若是慢性鼻竇炎時，則在中鼻道可見膿性分泌物）。

慢性鼻炎患者因鼻腔黏膜腫脹，空氣不能順利進入嗅覺區，引起嗅覺減退，甚至完全不聞香臭，同時患者亦常有膿痰倒流入咽的現象，還伴有閉塞性鼻音、頭重悶痛、注意力不能集中、容易健忘、甚至引起耳鳴等。

三、預後與治療

慢性鼻炎若使用腎上腺素或其他藥物治療，其效果是暫時性的，藥停後症狀又一樣。若經常使用點鼻藥水，又會產生抗藥性，其結果只是讓鼻甲加速肥大，最終引起肥厚性鼻炎。若到此地步只能配合西醫的鼻甲切除術，或用電燒，中醫則採用鼻病外治法這樣才能產生療效，倘若術後又能用中藥調理，則其效果是不錯的。

若使用中醫的方法治療此病時，除了內服藥調節體質外，還須配合體能的自我鍛鍊，飲食上盡量避免攝食過於刺激物品或過於辛辣料理及冰冷食物，以加強改善其體質，增加身體抵抗力，根治是可以期待的。

第四節　急性鼻竇炎的病因與症狀

鼻竇黏膜急性發炎的症狀稱為「鼻竇炎」，是一種經常可已見到的疾病。在臨床上，急性鼻竇炎未能妥善處理時往往發展成慢性鼻竇炎。急性鼻竇炎可單獨發於一個鼻竇；而慢性鼻竇炎，則往往是多發性的。因流濁涕不止，故中醫稱之為「鼻淵」。又因膿涕蓄於鼻竇間，故民間有時亦稱呼為「鼻蓄膿」。

一、病因

（一）病毒性感染或過敏：

急性鼻竇炎之發生，往往係由病毒性感染，或過敏所引發；此時鼻竇內有漿液性分泌物，同時因鼻竇黏膜之腫脹及充血，使鼻竇開口阻塞，影響鼻竇內漿液性分泌物的引流，而該漿液性分泌物即成為細菌在鼻竇內生長的培養基。

（二）細菌感染：

常見的肺炎雙球菌、流行性感冒嗜血桿菌、鏈球菌及葡萄球菌等，為續發性感染，因為鼻竇開口阻塞，不但會影響鼻竇內漿液性分泌物的引流，同時會使鼻竇內的含氧量降低，雖然在缺氧狀態下多形核白血球仍可進行吞噬作用，但因H_2O_2無法產生，故其殺菌力大為減退，因而提高了細菌的繁殖能力。

（三）游泳：

在游泳、或潛水時，使細菌污染的水進入額竇導管侵犯額竇，會引起泳者鼻竇炎，所以在不乾淨的游泳池內游泳也是該病感染的媒介。

（四）齲齒：

由齲齒感染，或拔牙根碎片留在上顎竇內引起的齒性鼻竇炎。

二、症狀

急性鼻竇炎的發作在中醫來說是受外邪的侵入，謂之表風熱，症狀跟流感相似。開始的症狀是鼻塞、流鼻水，感覺全身酸疼，倦怠感及輕微的頭痛，略有發燒，體溫約三十七至三十八度尚屬正常，白血球數目也在正常的範圍內。若白血球數增加或體溫升高，伴有肌痛、頸部僵硬等，則應考慮為其他疾病。

最特殊的症候該是症狀進行到三、四天後，在局部有疼痛及壓痛感，疼痛可能在鼻竇局部，或放射至前額，頭顱深部，枕頭部。通常顎鼻竇炎痛在面部及上齒弓部，並在後齒部有壓痛感；額鼻竇炎痛在前額及額竇區，並在其底部有壓痛感；篩鼻竇炎痛在兩眉間，甚至遷延至眼睛酸痛；至於蝶鼻竇炎，因位置較深，故患者眼睛深部會感覺疼痛，有時也會痛及頭顱深部或枕項部。這時我們若用手指輕敲，面頰部用力一壓，疼痛更加劇烈。

疼痛原因可能是鼻黏膜腫脹阻塞鼻竇開口，大量分泌物積存於鼻竇內，使鼻竇內壓太大，或因竇內空氣被吸收成負壓，則引起真空性頭部疼痛。

罹患急性顎竇或額竇炎時，通常下午到晚上疼痛會慢慢減輕消失，等睡了一晚後，早晨起床約一、二小時，疼痛又慢慢加劇，而痛得最厲害的時間是在早上十時至十一時間。此病在發炎三至四天內，鼻黏膜充血腫脹，鼻甲變大，有膿樣分泌物塞積在中鼻道，鼻涕成膿性，量多而帶血絲，充滿整個後鼻孔，鼻咽及口咽略紅腫。

睡覺時，鼻咽的位置在最下方，大概由於黏膜纖毛及「重力」

的影響，痰幾乎都堆積在鼻腔後方及鼻咽處，所以病人早上起床後，常會覺得痰埂在咽喉，必須由鼻腔往後一吸，把堵塞在鼻咽部的痰吸到喉嚨，才能吐得出來。

三、預後及與治療

急性鼻竇炎若處理得當，會很快的痊癒，若處理不好，或入侵的細菌毒素太強，或因鼻中有生瘜肉、腫瘤及鼻中隔彎曲阻塞鼻竇開口，則細菌將在鼻竇內長期繁殖下去，而造成煩人的慢性鼻竇炎。

本症的前期症狀並不一定，故在臨床上必須要審慎辨症，對症下藥，不留餘症，方可停藥。在臨床上治療此類患者，若有鼻塞、氣息不通，則選用溫肺宣竅劑；膿涕不已，黏膜腫脹用清熱解毒消腫劑；鼻竇或頭部疼痛，用消炎止痛劑；不過，到鼻塞嚴重時，因鼻竇開口被阻塞不能引流，都要加上鼻病外治點藥消除腫脹的鼻黏膜，使其腫脹的鼻黏膜痂乾枯脫落，創造一個新的引流口，這樣才能在兩三個月內獲得治癒的效果。

第五節　慢性鼻竇炎的病因與症狀

所謂慢性鼻竇炎，就是以上顎竇為中心的篩骨蜂窩、額竇、蝶竇的竇黏膜的急性炎症未處理得當而轉變成慢性炎症，或是慢性鼻炎的轉移。若是各竇單獨的炎症時，則各以上顎竇炎、篩竇炎、額竇炎、蝶竇炎稱之，不過通常多呈多竇炎的形式，所以把這一切總括，稱之為併合性鼻竇炎。以上顎竇炎和篩竇炎併發最多，其次是額竇炎併發。蝶竇炎併發的情形很少。

一、病因

（一）由慢性鼻炎或急性鼻竇炎的轉移

由於鼻黏膜的腫脹，所以鼻竇的自然開孔就被閉塞，而急性炎症反覆的發作，由於缺乏適當的治療，由是造成慢性鼻竇炎。幼兒時期因為鼻竇的發育不完全，所以這個時期的急性鼻炎、慢性鼻炎就同時會併發鼻竇炎。

幼兒時期的鼻腔較為狹窄，很難進行局部治療。此外，縱使在幼兒鼻腔內有膿液貯留，也往往不能自覺，所以常常因鼻液不多，而忽略了經常擦拭，這對慢性鼻竇炎的未來發展有很大的影響。

尤其以幼小時的腺樣體增殖症為原因的慢性卡他性鼻炎，到了成人時就往往會變成慢性鼻竇炎。

（二）齒根部炎症的波及

牙齒根部的炎症或連續的，或淋行性地波及上顎竇的情形往往可見。多以第二小臼齒，第一及第二臼齒的病變為原因，故稱為齒性上顎竇炎。

（三）鼻中隔彎曲引起嚴重的鼻中隔彎曲症

鼻中隔特別彎曲者，除了影響鼻道的暢通之外，加上鼻甲有了代償性肥厚，使整個鼻黏膜都有慢性炎症的症候，日積月累，漸漸影響到鼻竇的正常排洩作用，一旦各個鼻竇的開口部黏膜，有了肥厚的現象，鼻竇的機能受到影響，鼻瘜肉可能因而叢生，很容易導致鼻竇炎。

（四）體質與遺傳因素

慢性鼻竇炎之致病因素除了一般原因及流行性感冒外，尚有遺傳因素，父母親會把容易罹患鼻竇炎的體質遺傳給子女，如過敏性體質及孱弱體質，因抵抗力弱，故容易罹患此症。據觀察，若父母正常，而孩童患有鼻竇炎時，則長大成人後的治癒率較高。

（五）其他因素

若日常生活起居飲食不知節制，導致內分泌或新陳代謝障礙、飲食失調、營養不良、維生素A、C、D缺乏引起抵抗力減低，若加上風邪流感不治均可促成導致鼻竇炎之可能。

二、症狀

（一）頭痛

會有頭痛的現象，額部最強，有時後頭部或整個頭部也會痛。因為膿液蓄留或鼻額管閉塞造成額竇的陰壓之故。

（二）鼻膿涕過多

除了鼻膿涕過多之外，黏液性或黏液膿性之鼻涕還會倒流入咽喉部，即俗稱的鼻涕倒流，是本病的特徵，使患者很難受，造成這種症狀的原因是與中鼻道黏膜上皮的纖毛運動是由前方向後方拍打有關。膿涕過多、有腥臭味、鼻涕倒流往往是病人最難受的自覺症。若患有齒性上顎竇炎、乾酪性上顎竇炎的人其膿汁之惡臭尤其強烈難受。

（三）鼻塞

因黏膜的浮腫狀腫脹，膿液的貯留或發生鼻茸所引起。罹患頻度高的上顎竇、額竇、篩骨蜂窩前群的開孔均在中鼻道，而上述的各變化亦主要發生於中鼻道。中鼻道本來是呼氣吸氣的主要通路，所以鼻塞感會特別強烈。

（四）嗅覺減退或嗅覺喪失

因中鼻甲腫脹或分泌物而使嗅裂被閉塞，存在於嗅裂內的嗅覺神經末梢無法與外界空氣接觸，致無法聞到各種味道。

（五）神經症狀

慢性鼻竇炎會引起身體不舒服、注意力散漫、記憶力減退、睡眠不良、情緒不穩定，間接影響工作之效率。

（六）對其他器官的影響

對眼睛而言，會引起眼睛疲勞、視弱、球後視神經炎等。對中耳而言，由於膿液貯留在後鼻孔，所以耳咽管開孔部就會引起慢性炎症，造成歐氏管炎。

三、預後與治療

慢性鼻竇炎可說是所有鼻病中最頑固的病，它可以終身伴隨著你，平常時好時壞，頑固之至可真到了極點，若不根治，一輩子將受折磨。

目前醫學的治療，不管使用什麼方法，在使用中的效果好像感覺良好，但停用後就會恢復原有狀態。因此很多患者都使用開刀手術療法，或內視鏡手術，對鼻塞、膿涕、頭痛等症狀，可以達到理想效果，但不能根治者也不在少數。傳統醫學對慢性鼻竇炎之治療有數千年的歷史，若能診斷正確，用藥得宜，若兼鼻塞者又能配合外治點藥，亦可獲得良效。

第六節　萎縮性鼻炎的病因與症狀

萎縮性鼻炎常伴有一種惡臭令醫者難受的病，故又稱為「臭鼻病」或「臭鼻性鼻炎」。本病雖然不是一個惡性疾病，但其所分泌的膿涕及釋出的一股惡臭味，奇臭無比，患者往往不自覺，予人極惡劣之印象，也帶給病人本人之痛苦及家屬之困擾。

一、病因

關於本病病因，各家說法莫衷一是，有認為因慢性化膿性鼻竇炎的存在之故，或因膿液的慢性刺激所引起；有認為乃缺乏維他命D及營養神經障礙與內分泌障礙所致；有認為因鼻腔手術不當及續發於其他疾患所造成；亦有人認為與過敏有關連，是不是一種自發免疫性疾病，還未定論。

二、症狀

萎縮性鼻炎係因鼻黏膜和其骨質的萎縮，使鼻腔變得異常廣闊的一種疾病。在臨床上可分為「單純性萎縮性鼻炎」及「惡臭性萎縮性鼻炎」。其分別點仍在於惡臭性萎縮性鼻炎，可放出惡臭味，而單純性萎縮性鼻炎則無。通常萎縮性鼻炎有如下之症狀：

（一）形成痂皮：

附著於下鼻甲、鼻中隔。若是勉強的剝離去除時，往往容易出血。痂皮下也貯留有濃厚的濃液。

（二）鼻塞：

其鼻塞並不是因鼻黏膜腫脹，而是太多的痂皮及膿液貯留而產生。

（三）鼻漏：

黃褐色濃厚鼻液，痂皮被排除時會伴有少量血液。

（四）嗅覺減退：

鼻內乾燥感、異物感等。

（五）鼻甲萎縮：

黏膜、骨質組織均萎縮及纖維化，而鼻鏡檢查也很難確認，但黏膜蒼白、光亮。

（六）惡臭：

痂皮下所貯留的濃液變質，所以才有惡臭發生。病人本身因嗅覺減退而無法自覺，但周圍的人卻能感覺出惡臭。

三、預後與治療

治療方面，目前病因未明，固無特殊療法，西醫一般採用綜合治療，以改善症狀。全身療法：著重於維生素療法，如用維生素A或B_2、煙酸等。

組織療法：如用胎盤組織液全身應用或下鼻甲黏膜內注射，可獲得一定的治療效果。

局部治療：應作鼻腔沖洗，並配合滴鼻，如百分之一鏈黴素潤滑性滴鼻劑滴鼻，或鼻內百分之三碘甘油等，雖有一定療效，但不能治本。

中醫認為本病與肺陰虧虛或脾氣虛弱有關，治法是肺陰虧虛的養陰潤燥，以清燥救肺湯為主，脾氣虛弱的以補中益氣湯合四物湯加減。

第七節　鼻中隔彎曲症的病因與症狀

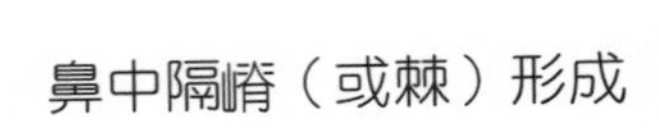

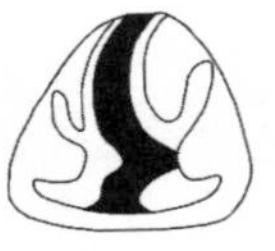

C狀彎曲
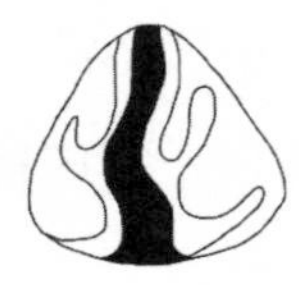

S狀彎曲
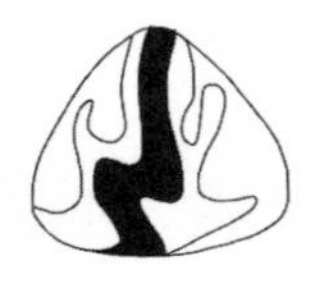

鼻中隔彎曲及嵴形成
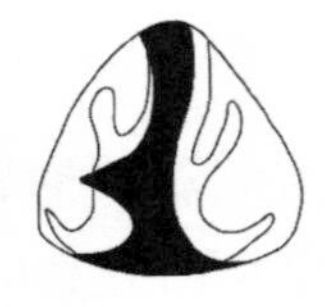

所謂「鼻中隔」是將鼻腔分為左右兩部的一個板子，由骨頭與軟骨構成。小孩子的鼻中隔一般而言是端端正正的，位於中央，幾乎不會有彎曲的現象。但隨著年齡的增長，鼻中隔彎曲偏於一側。若彎曲程度嚴重時，則會發生種種障礙，因此稱為「鼻中隔彎曲症」。

一、病因

（一）鼻中隔部的軟骨發育速度比一般硬骨生長的速度還快，軟骨間發育速度不均衡，加上在硬骨之間互相擠壓，筆直的鼻中隔也因擠壓而扭曲變形。

（二）鼻茸等的新生物壓迫導致鼻中隔向對側彎曲，這種情況也會發生。

（三）外傷使得鼻中隔發生骨折或脫臼，也會造成鼻中隔彎曲。

（四）從生理性而言，如鼻中隔向一側彎曲時，那麼往往對側的下鼻甲就會發生代償性的腫脹而產生鼻塞及過敏。

二、症狀

鼻中隔彎曲最常見的是成為一側彎曲的C狀或兩邊彎曲的S狀。彎曲要等到頭骨發育完全時才定型，在台灣差不多十五歲左右。鼻中隔除了彎曲之外，較嚴重的會形成突起的鼻中隔嵴，或鼻中隔棘。

鼻中隔彎曲症，雖然是各種耳鼻喉疾病中的一小小病症而已，但是主要症狀卻是鼻塞，易患鼻出血，若僅靠麻黃素溶液滴鼻或藥物治療，是絕對不能使它復直的。最好採用鼻中隔矯正手術，此手術是在一側的鼻中隔前庭部切開，剝離兩側的黏膜層，然後摘除其中彎曲的軟骨及硬骨板即可。但手術後仍要注意術後之調養。若能再配合中醫藥治療，增強抵抗力，改變體質，使病情不致有遷延之惡化，才是萬全之策。

第八節　鼻中隔偏曲會造成什麼樣的影響

鼻中隔聳立在鼻子的正中央，不是完全沒有作用的，鼻中隔除了對空氣有加溫、加濕及除塵的作用外，最重要的是對鼻內的空氣氣流有導向的功能，而且嗅神經正好從鼻腔頂部的嗅裂伸出來，鼻中隔對這些神經末梢多少有保護作用，如果鼻中隔過於偏曲，上述的各項機能就無法完全發揮，而且容易造成好幾種病症：

一、鼻出血：

鼻中隔前庭部的黏膜，有特別密集的血管叢分佈著，如果這部分的鼻中隔彎曲時，會正衝著吸入的空氣，使得空氣變得冷而乾燥，黏膜受到刺激，易引起充血，當血管擴張時，容易破裂出血。出血時血塊凝結於該部位，乾燥後很容易發生癢感，若用手指去挖，容易引起鼻黏膜的創傷跟糜爛，相繼而起的是鼻前庭炎，而成為難癒的鼻出血症。

二、鼻塞：

輕微的鼻中隔彎曲尚不至引起鼻塞，不過嚴重的鼻中隔彎曲則另當別論，當鼻中隔彎曲嚴重時，常會引起彎曲側鼻腔的狹窄，阻礙了空氣的進入，而造成了相當程度的鼻塞，鼻塞又會引起腦部的長期缺氧而使人記憶力減低，頭部昏昏沉沉，若壓迫到三叉神經還很容易引起頭痛，若因鼻塞而張口呼吸，更易使人易患咽部乾燥或是慢性咽喉炎的有關症狀，不但如此，除了彎曲側造成了嚴重的鼻塞之外，相對的，反對側的鼻腔也會變成鼻塞，本來，照道理是彎曲側的鼻腔狹小，而使得反對側的鼻腔變得較為寬大的，但是，我們的鼻甲覆蓋於黏膜下的是一種極具血管組織的海綿體，具有相當的伸縮能力，特別是遇到冷空氣時，自律神經立即引起反射作用，可使海綿體充血脹大，使鼻黏膜接觸冷空氣的面積增加，久而久之，原來較寬敞側鼻腔的鼻甲，尤其是下鼻甲，會變得特別腫脹，形成另一種代償性肥厚的「慢性肥厚性鼻炎」了，如此一來，不但使彎曲側的空氣進入不易，反對側的這一邊也因而鼻塞了，經常鼻塞的結果，使鼻黏膜所分泌出來的鼻涕無法完全排洩，反複刺激黏膜，又會使炎症日趨嚴重。

三、會引起鼻竇炎或鼻茸的產生：

嚴重的鼻中隔彎曲症，除了影響鼻道的暢通造成鼻塞之外，還會使整個鼻黏膜發生慢性的炎症，此種炎症反複發生，日積月累，漸漸的就會影響到鼻竇的正常排洩作用，一旦各個鼻竇開口的黏膜，有了肥厚的現象，鼻竇的機能受到了影響，便容易發生鼻竇炎，尤有甚者，更是製造鼻瘜肉（鼻茸）滋生的溫床。雖然長鼻茸具有遺傳的因素，但是長久的鼻塞還是造成鼻茸的近因。

四、易發生過敏性鼻炎：

由於鼻中隔的偏曲部分經常與下鼻甲接觸的關係，容易引起變態性的反應而形成過敏性鼻炎，雖然從病理上解釋此種過敏與鼻中隔沒有直接的關係，但是從臨床上多例的觀察，人體的各個器官都有一定生長的位置，只要下鼻甲與鼻中隔碰觸，就會產生過敏的變態反應，因此鼻中隔彎曲不能不說它是過敏性鼻炎的重要誘因。這種情形所造成的過敏乃是物理性的，與塵、蟎、花粉等無關，要治這種型態的過敏，其一、就是把太過偏曲的鼻中隔手術矯正，其二、如果鼻中隔偏曲還在可以忍受的範圍內，那麼利用中醫的鼻病外治法，把下鼻甲點藥讓其乾枯萎縮不使再度碰觸鼻中隔，則其過敏也就消失了。

鼻中隔偏曲既然是上述諸症的誘因，會大大影響鼻腔的機能，從而使人罹患了鼻塞、鼻漏、頭重、頭痛、過敏、慢性咽炎……諸症狀，因此矯正鼻中隔，解除呼吸道機械性的障礙，使其恢復正常的功能才是最正確的治療方法。

第九節　鼻中隔偏曲的最新療法介紹

鼻中隔偏曲是眾多鼻疾患中的一種病症之一，但在鼻科中它卻是相當棘手、相當難纏，不容易治療的病症，以目前台灣本島內鼻科為主治科目的眾多中醫診所當中，對於頑固性、嚴重性的鼻中隔偏曲及鼻中隔生骨棘者，療效還是不佳，或者說根本是束手無策，所以對於嚴重鼻中隔偏曲、鼻中隔骨棘增生、鼻腔道密合窄小者，還是以配合西醫耳鼻喉科的手術矯正治療為妥。

人類的鼻中隔十之八九多是偏曲的，為什麼偏曲呢？這是因為鼻中隔部的軟骨發育速度比一般硬骨的速度還快，軟骨間發育不平均，加上硬骨之間互相擠壓，原來筆直的鼻中隔也因此而扭曲變形，一般而言，小孩子的鼻中隔是正直的，隨著成長發育中才慢慢扭曲變形，扭曲的現象隨著頭骨的發育而進行，直到約十六歲時才定型，如果重複的擠壓，則鼻中隔又會向反向的一邊歪去，因而形成了各種不同類型的鼻中隔偏曲形態，比較常見的有C型偏曲、S型偏曲，更有鼻中隔棘增生的，也有嚴重偏曲致使用言語無法表達的亂七八糟型，像這種高難度的鼻中隔偏曲，單憑過去簡單的棉花壓迫法或竹片法擠壓，都是過時的療法，其效果都是不甚理想的，現在這種療法已被淘汰。

西醫耳鼻喉科對於鼻中隔偏曲是採用手術治療，將多餘的鼻中隔切除這是不用置疑的，但在中醫限於不能對病患手術的條件下，又要講求王道，又要講求效果，又要具有安全性，我認為大陸的微波治療法可以參考。

微波儀治療鼻中隔偏曲在20世紀確實是具有不開刀、無痛苦、具安全性、療程短的種種特點。

下面，就讓我來簡單介紹治療簡單形的鼻中隔偏曲治療新儀器：微波治療儀。當然，嚴重及複雜性的鼻中隔彎曲還是以西醫手術為正途。

微波治療儀的正確名稱是：「SMTC耳鼻喉科微波（2450MHZ）手術治療儀」，是陝西航飛機械電子技術研究及漢中啟業科貿有限責任公司聯合制造的，這種微波治療儀所發射的波是一種電磁波，它能以生物組織本身作為熱源，產生不導電的熱，又由於生物體內水分子的正負極在2450兆赫的頻率作用下高速運動，分子之間相互磨擦產生熱量，使體病灶組織在極短時間內迅速升溫，從而達到凝固、止血的目的。這是微波儀的作用機制，同時該機又具有加熱部位均勻、止血效果極佳、無炭化、沒有煙霧及氣味的特性。

微波對生物組織有一定的透入深度，配上相應的照射探頭，可以改善局部血液循環，增強代謝過程，加強局部組織營養，促進白血球吞噬作用，提高組織再生能力，臨床上還具有解痙、止痛、促進炎症消散等作用。

由於微波具有上述許多特點，因此應用微波探頭，直視下對病變組織進行治療，可達到減化手術、減輕患者負擔的目的。

本來微波治療儀的治療病症範圍僅限於鼻科的慢性肥厚性鼻炎（即下鼻甲肥大）及過敏性鼻炎、鼻出血止血的病例，並未提及可以治療鼻中隔偏曲，由於友人在一次治療下鼻甲肥厚病患時，不經意的觸碰了鼻中隔，而使鼻中隔產生了變化，數日後該患者鼻中隔組織脫落，使原本彎曲的鼻中隔變平，而事後觀察亦無後遺症發生，因此例的暗示，又再試治其他鼻中隔偏曲病例亦獲成功，因此而大膽的把本儀器僅局限治療下鼻甲肥大的部分擴展為兼治鼻中隔偏曲，我與友人在海口市專科門診中，從眾多典型鼻中隔偏曲成功治驗的實例觀察，可以確切地對微波儀下了最大的注腳，認為微波確實是治療鼻中隔偏曲的有效利器，如果我們能在使用微波治療儀時，準確的將微波治療探頭緊貼於鼻中隔偏曲的部分，掌握了適當的手法，發射合理量的功率，即能在一次性的治療當中便把鼻中隔矯正，在時間短、無痛苦、不開刀、安全的方式下達到治療的目的，此種方法實在值得大力推廣。

台灣是屬海島型的氣候，不免氣候潮濕，由濕而生的病，自是鼻病首當其衝。鼻病的種類很多，有過敏性鼻炎、慢性鼻炎、鼻竇炎、鼻茸、鼻中隔偏曲等等，除了鼻中隔偏曲以外，其他的鼻病可用中藥內服法改變體質及點藥外治療法來改變鼻腔內部的結構，唯獨鼻中隔偏曲無法使用前法。儘管使用內服藥物或點藥外治療法對鼻中隔偏曲無法達到治癒的目的，偏偏鼻中隔偏曲又佔鼻疾患中的大部分，為使鼻病治療的範圍更為全面，本文特提出微波儀矯正法，期能在野人獻曝之間，使中醫治療鼻病的技術更上層樓。

第十節　鼻瘜肉的病因與症狀

鼻瘜肉在過去中醫文獻裡又名鼻中塞肉、鼻中肉贅、或鼻痔等，日本學者則名其曰鼻茸，係過敏性鼻炎常見的合併症之一。好發於鼻腔中鼻道的黏膜。鼻茸在組織學上呈軟性纖維腫，為有莖性的平滑腫瘤，表面呈光滑白色、柔軟、細胞少的軟糖狀，外觀有點類似豬油脂。

一、病因

過敏性鼻炎患者的特別產物可說是鼻瘜肉，過敏性鼻炎有一個壞處，即鼻腔黏膜長期受過敏原的侵蝕刺激，較脆弱的部位就突起一塊肉瘤，日久就變成了所謂的「瘜肉」。

另外慢性鼻竇炎的重複發作，其分泌物不斷流出而刺激黏膜，產生靜脈與淋巴管周圍炎、及黏液性水腫，也可變化而成鼻瘜肉。

二、症狀

（一）鼻瘜肉有時只有一個，有時卻數個瘜肉重疊，起初是不明顯的小瘤子，日久瘤肉大又多時，堵塞了鼻腔，鼻根部因瘜肉的壓迫而膨脹，而造成外鼻變形，成為「蛙形鼻」。

（二）語音重濁：因為鼻腔被瘜肉及鼻涕堵塞。

（三）口乾咽痛：因為鼻塞不得不張口呼吸之故。

（四）鼻塞：篩骨瘜肉常引起嚴重鼻塞；若是一個孤立瘜肉，除非很大，通常不會引起堵塞。

（五）嗅覺障礙、頭昏、頭痛、眉間脹痛；因為本症常會併發鼻竇炎及鼻炎之慢性進展，堵塞嚴重時，空氣不能進出滋潤嗅神經而終至演變成不聞香臭。

三、預後與治療

目前醫學治療瘜肉是使用鼻茸絞斷器摘出鼻茸。但術後仍應中醫調養，讓抗病力增強，才不致於再度發病。

中醫藥治療本病，若瘜肉長在前鼻腔的，仍應以外治法先治其標，再加以內服藥物為主，方可根治。瘜肉長在後鼻腔的，仍以西醫內視鏡手術為主。

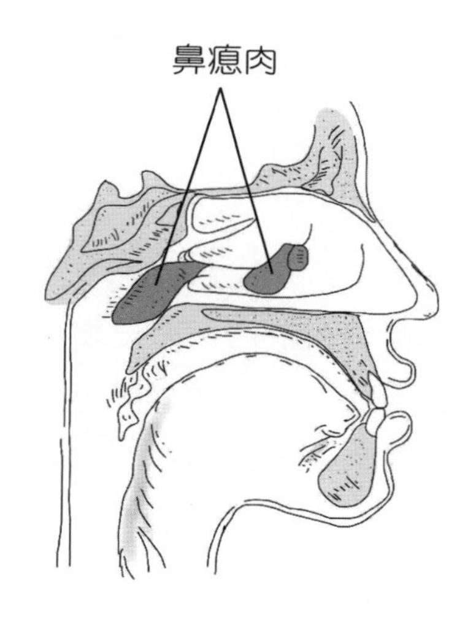

第十一節　鼻出血的病因與症狀

鼻出血是鼻腔發生出血現象，就是一般所說的「流鼻血」，我國醫學則稱為「鼻衄」。鼻衄多為病理症狀，但也有偶見於婦女，經臨不行，反見鼻衄，我國醫學對此稱「倒經」。倒經須與流鼻血相區別。

一、病因

（一）局部因素：有因鼻黏膜炎症所引發者。如急慢性鼻炎、鼻竇炎、鼻咽炎、萎縮性鼻炎、鼻中隔彎曲症等，或鼻腔異物刺激、鼻咽與鼻竇之腫瘤（如鼻咽癌），或因鼻外部受傷、鼻竇外傷、頭部外傷及鼻子手術後而引起的後遺症。

（二）全身因素：有血液的不正常狀態，如白血病、血友病、紫斑症、惡性貧血等；或心臟血管狀態，如高血壓、心臟病、血管硬化症、狹心症、風濕性心臟病等；或內分泌疾患，如婦女代償性月經；或新陳代謝疾患，如腎臟或肝臟疾患等均會引起鼻出血。

（三）其他因素：有氣溫突變，或氣壓突變時，鼻黏膜無法承受突來的變化而出血，如航空登山病、潛水病等；或肺有燥熱，或操勞過度、脾氣受損、氣失統攝、血無所依而致鼻衄，臨床上也十分常見。

二、症狀

一般偶爾鼻衄者可無特殊症狀，若反覆性鼻衄者，可見臉色蒼白、頭暈耳鳴、倦怠疲勞等症；如果鼻衄不止者，因血容量下降，會呈現神志不清、大汗淋漓、血壓下降等休克症狀。

三、預後與治療

當鼻出血時要從容穩下心情，保持鎮靜，及時送醫止住血是必要的。而在送醫治療前，對大量鼻衄的病患，宜採取半坐臥姿勢為佳。又因鼻出血發生於鼻中隔前端者佔大部分，因此可以用兩指按住鼻翼向鼻中隔壓迫之，局部用棉花栓塞住出血側鼻腔。

鼻衄原因很多，若長期反覆發作出血，而未能適時治療，將是造成日後鼻咽癌之主因。臨床上治療鼻衄，除外傷致衄者外，須辨症察經，如肝火犯肺而致鼻衄者，宜採滋陰降火，化血散瘀；或風熱襲肺，宜宣肺清熱；或陰虛胃熱，宜養陰清熱；或肝鬱氣滯、氣鬱化火，上薰於肺竅，則宜活血化瘀為主，佐以舒肝解鬱為治。點藥後或手術後下鼻甲與鼻中隔沾黏而導致出血者也頗為常見，皆應審因施治，用藥靈活，不拘古方，才能療效顯著。

第十二節　鼻疔、鼻瘡的病因與症狀

鼻前庭癤乃鼻前庭呈局部紅腫者；鼻前庭炎則為鼻前庭之瀰漫性炎症。而所謂鼻疔、鼻瘡即今日所說的鼻前庭癤，是一種鼻腔疾病。

一、病因

本病多因挖鼻，或拔除鼻毛而損傷竅內肌膚，外邪（金黃色葡萄球菌）乘虛而入，邪鬱化火，氣血凝滯而成本病。

西醫認為本病之形成，是因鼻腔內肌膚受損，細菌感染所致。本疾患因火毒干犯肺經，致令肺經壅熱，上攻鼻竅，聚而不散，亦會形成此瘡。

二、症狀

（一）初起局部紅腫，狀如粟粒，甚者鼻外色紅微腫。痛似火灸，推動鼻翼，或鼻尖時，疼痛加劇。若釀膿時，有搏動性疼痛，膿成熟後，其頂部有黃白膿頭。嚴重患例，腫勢可涉及上唇及周圍組織，並有狂寒、發熱、周身不舒等症狀，兒童尤甚。癤腫經一週左右即自行潰破而癒。

（二）鼻前庭癤是一個普遍且極危險的疾患，若在其成熟前擠壓，切開破壞其周圍生理保護性機構，則局限化被摧毀，細菌立即經由鼻部靜脈至海綿竇，引起海綿竇血栓靜脈炎，甚至於腦膜炎、敗血症、膿毒症。此時臨床上有頭痛、高熱、嘔吐、身有瘀斑等症，局部則可見癤頂陷黑無膿，習慣上稱之為「疔瘡走黃」或「癀灌入腹」。

引起海綿竇血栓時，因靜脈迴流受阻，引起結膜及眼眶軟組織水腫、流淚、眼瞼下垂、眼球突出與運動受阻，視乳頭水腫、眼痛等症狀。

三、預後與治療

治療本疾病，應以預防為重，即所謂「預防重於治療」。禁止患者挖鼻、拔除鼻毛、擠壓瘡癤等壞習慣。

現代醫學認為本病係細菌感染所致，使用抗生素治療，療效尚可。中醫則用清熱解毒法治療。

此外，鼻病中最嚴重的莫過於鼻咽癌，雖然來找中醫的比較少見，但也要做一番敘述，讓民眾瞭解，中醫對此病的看法與治法。

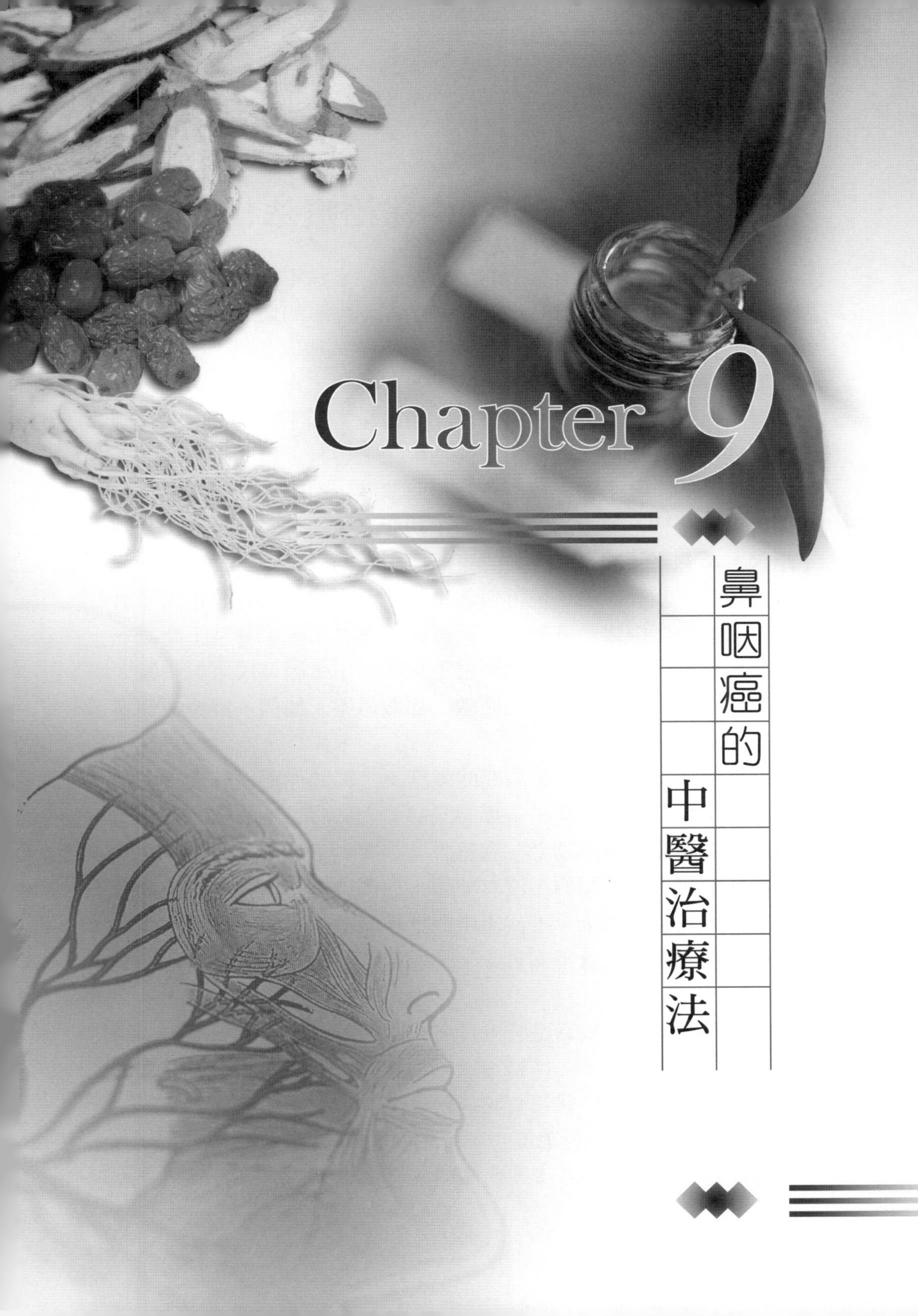

Chapter 9 鼻咽癌的中醫治療法

第九章 鼻咽癌的中醫治療法

我行醫三十年，鑽研鼻病的領域就有二十餘年，其中碰到罹患鼻咽癌的患者也有不少，其中已經過鈷六十照射的佔最多，後遺症都是脖子僵硬萎縮、轉動不靈活、皮膚乾燥、耳朵重聽、吞嚥困難、口乾舌燥沒有津液，吃飯吃東西很容易嗆到，常會因此引起一陣子的猛咳，如果不及時用中藥調理，到最後常因不能吃東西而在側腹部開個引流管以便餵食東西，保住生命，可是人體的腹部功能不是在吃東西的，久了總不免細菌感染而潰爛，口腔失去了吃食物的作用後，沒有分泌酵素的功能，消化功能急速變差，導致最後死因不是因為鼻咽癌，卻是因不能吃東西所引致的營養不良及心肺功能衰竭而死去，我其中的一位近親就是如此而亡。沒有經過化療照射而直接來找我們中醫治療的則聊聊無幾，這些人吃中藥常不超過一或兩個星期就沒耐心再吃，隨即就不見人影了，因為民眾對中醫大都沒有信心，不管怎麼事前的衛教，都取信不了他們，最後他們還是都投靠西醫去了。

有幾次我接到病人打來詢問的電話：「請問你那邊有沒有在治鼻咽癌？」我答說：「有。」那頭又問：「鼻咽癌是一種EBICA的病毒，你們中醫有藥治嗎？」我答說：「有。」那頭又問：「西醫都說鼻咽癌是病毒引起的，沒有藥醫，你們中醫怎麼說有藥治？」我答說：「西醫沒藥治，不代表中醫就不能治，只要能把病治好就好，不要在意什麼病毒不病毒。」那頭很不高興的就把我的電話掛斷了。

接到這些電話，我真是感慨良多，中醫可以治的病還是牢牢的被民眾排斥於觀念之外，中醫可以治的病很多，民眾的確缺乏中醫醫療上的認知，難怪中醫一直被邊緣化。例如：感冒發燒中藥可以溫和的把燒退掉，老百姓怎麼也不太相信！

鼻咽癌是中國大陸華南及台灣的好發病，尤其廣東人最多，故常被稱為「廣東腫瘤」。鼻咽癌在任何年齡都可發病，且男性多於女性，鼻咽癌的病因至今仍未能明確，有人說跟遺傳有關，不過西醫都認為鼻咽癌與感染EBICA病毒有關，此病毒在中醫來說就是外感，屬於表風熱、瘀熱或是熱毒，中醫用清熱解毒法來治，首選藥是免疫過抗方。

鼻咽癌在臨床上是有一些特殊症狀的：

（一）頸部淋巴腺腫大：

鼻咽癌最先出現的病徵常為後頸三角區深部，有一無觸痛性的可動質塊，多發於單側或雙側，都有轉移病變，其形初大如指，其堅如石，不紅不痛，因病變迅速擴大，後則逾拳，最初在耳下，繼則沿頸而下，即沿副脊椎淋巴鏈及內頸淋巴鏈由上端依序向下蔓延。轉移病變大，原發病灶卻仍保持很小。

（二）鼻衄出血：

鼻咽癌初期，患者常有自鼻前擤涕或鼻後倒吸至喉嚨而吐出痰液中沾有血絲之初徵，初發時一般人都不留意，往往到脖子變大時才急著求醫。

（三）耳部症狀：

若腫瘤壓迫，或阻塞歐式管，則會發生耳部症狀，患者自覺耳朵有如被塞住一般，有聽覺困難，及偶爾發生耳鳴的現象。中耳內可能有液體形成，是故若成年人患有無法解釋之持續性分泌性中耳炎，且治療遲遲不癒時，就要高度懷疑是否罹患鼻咽癌。

（四）鼻塞、鼻漏：

鼻塞是鼻咽癌的早期症狀之一，剛開始是單側的，隨著腫瘤的增大呈進行性加重，可發展成雙側鼻塞，用收斂劑不能緩解，由於鼻塞，可伴有嗅覺減退。隨著腫瘤的壞死引起惡臭鼻漏或帶血塊的鼻漏等症狀。

（五）頭痛及顱神經症狀：

通常在腫瘤發生潰瘍或侵犯顱底骨以前，疼痛不是很顯著的，若腫瘤經過破裂孔，或直接侵蝕破壞顱底骨，進入顱內，壓迫鄰近組織，則可能出現厲害的頭痛、複視、眼外直肌麻痺，或顏面神經麻痺等症狀。

由於鼻咽癌很早出現頸淋巴結轉移，容易侵犯顱底以及解剖位置的關係，手術很難達到根治的目的，而鼻咽癌對放射線很敏感，故多主張採用放射治療，但放射療法亦有副作用，局部皮膚經照射一週後，會變成深紅而乾燥、色素增加、毛髮脫落，甚至發生糜爛潰瘍。手術治療只應用於放射不敏感的腫瘤，如鼻咽纖維肉瘤。對晚期病例可採用化學藥物治療。以上是屬於西醫的療法。

中藥對於尚未經放射治療介入的療效甚好，緩解率百分之九十五以上，凡未經西醫化療介入的鼻咽癌都屬本態型，是大熱或是熱多寒少，可用清熱解毒、活血化瘀、消腫散結的中藥治療，若用清熱解毒的中藥已有一段時間仍壓不下來時，則可稍加一點補陽藥，如少量的乾薑、附子、肉桂，也許就會下降，剛照射鈷60時都是屬於急性期的熱症，一般用藥為乳沒四物湯加芩連柏再加麻黃、辛夷、細辛、蒼耳子等引經藥及川七粉，若急性期中嗅覺受到干擾，可酌加少量麻黃及乾薑、附子、肉桂，倘若已經過照射後隨即找中醫治療，此時用藥則不同，因經照射後黏膜灼傷，味覺、嗅覺均受影響，咬合神經及頸關節纖維化（頸沾黏），椎動脈（內頸動脈）易被灼傷而引起狹窄，較易引發老化癡呆或中風，若加上淋巴迴流不良，則眼睛易腫而看不見，這些都是陰虛及慢性化萎縮的表現，屬上焦頭目仍有餘熱，可選用八仙長壽丸、麥門冬湯、沙參麥冬湯……等加麻黃、辛夷、細辛。若為萎縮蒼白型則屬氣虛陽虛，此時要用：補中益氣湯加乾薑、附子、肉桂，及麻黃、白芷、細辛、辛夷、蒼耳子。鼻咽癌已經過治療的後期，用滋陰法已緩不濟急，若仍有鼻涕及涕中帶血水，還是選用補中益氣湯、參苓白朮散、十全大補湯加減。相信持續的治療一定會有預期的療效。

另外，值得一提的是，像鼻咽癌的癌細胞深入顱骨不易手術的患者，尚有一種拔罐的民俗療法可以治療，當一些不好的果凍（毒素物質所形成的黏液）被拔出盡時，好的細胞又會再生，於是鼻咽

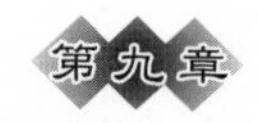

癌的癌細胞就無法寄生，隨之消滅於無形，雖然治療中皮肉之痛難免，但為了保命是值得一試的。

中醫治療鼻病除了四診八綱外，還須借用醫療儀器做檢查，觀看鼻腔內部的變化，看看鼻腔是否狹小？鼻中隔是否過度彎曲？有無瘜肉增生？增生的位置如何？中醫是否可以處理？下鼻甲是否太過肥厚？有沒有變性？下鼻甲肥厚的顏色如何？這些都是我們做醫生應該注意的，然後再與四診八綱配合，辨證才能更為準確，絕不能光憑把脈就定江山，如果光憑把脈，光問病史，光聽病人的主訴就做治療，往往掛一漏萬常有失誤的可能，所以檢查是很重要的，這就像病人要看痔瘡，醫生只用問的，卻沒檢視肛門，如何得知痔瘡真正長的形狀一樣，病人自己看不到自己的肛門，所以病人自己形容的也不一定準，是故這些細節都不可馬虎。下章來談談鼻腔診治的體會。

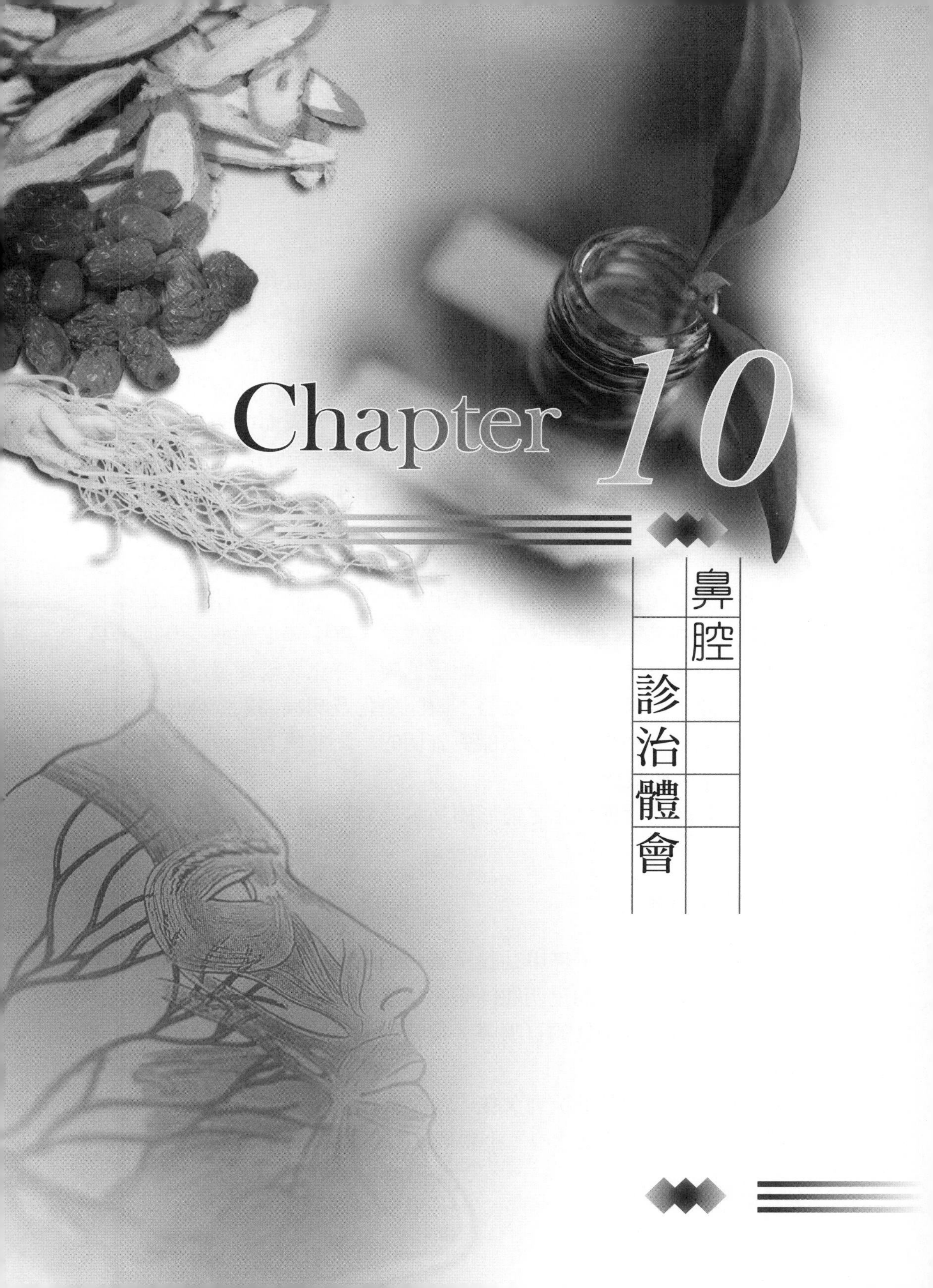

Chapter 10

鼻腔診治體會

第十章 鼻腔診治體會

鼻腔之檢查為鼻科診斷之所最重要依據，故其內部病理變化之檢查尤為不可忽視，茲將檢查時所應注意者略述於後：

鼻部之外觀若能做細密之觀察，常能依其形態、氣色之變化而有「望而知之」之妙而瞭然於心，如鼻中隔之彎曲外視即可得知，若蛙形鼻則已知其內或有生鼻茸之變，鼻梢朝天而準頭氣色不華者則恐有過敏性鼻炎之生矣，此等「望而知之」之工需能心領神會而難以言傳，若能參考面相學、氣色學、手相學及其聲音之變化，則其中之妙必能神而明之。

由外入內，檢查鼻腔時，應先以第一頭位診視，觀看清楚之後再診視第二頭位，下鼻甲、中鼻甲之形狀、軟硬度、厚薄、色澤、下鼻道、中鼻道之變化，有否異物增生，鼻中隔之偏曲度為何，鼻涕之顏色、氣味、黏稠度、後咽部黏膜之變化，均應謹記於心，再配合脈診、掌診、眼睛及眼瞼下眼圈變化及咽喉部黏膜變化之情形，再詢問病患驗證一番，方能更確切的診斷並處方治療，如此方能使誤診率降至最低。

而其諸病病理變化之情形摘其常見者略述於下，以為診病治療之參考：

一、過敏性鼻炎：

過敏性鼻炎為下鼻甲黏膜呈蒼白肥胖水樣的變化，鼻準氣色不華，鼻音重，下眼圈呈明顯的暗褐色樣（俗稱黑眼圈），下眼皮紅癢，發作時呈連續性的打噴嚏，接著則流鼻水、鼻塞，尤於早晨時發作特甚。

其原因為機體抵抗力欠佳，鼻黏膜已呈過敏之變化，患過敏體質者最好禁酒，禁食冰冷，不要過於緊張勞累。

二、急慢性鼻炎：

本病中，下鼻甲的黏膜為呈紅腫之變化，病因大抵與受感冒後未即時治癒演變而來，故其症狀類似感冒，常伴有頭重痛、時有鼻內乾燥感、黏膜發紅腫脹，帶有黏液性膿涕倒流入咽、嗅覺減退、閉塞性鼻音、耳鳴等現象。

慢性鼻炎若病程不久，則黏膜尚呈紅腫階段，此為慢性單純性鼻炎，血管會擴張，組織內也會因貯積水分而腫脹，時有交替性鼻塞出現。若黏膜紅腫發紫，則已發展至鬱血性鼻炎，血行不良，中醫謂之血滯，必須用活血化瘀之方以去其瘀，此時之交替性鼻塞較頻繁，若黏膜長期腫脹導致組織內纖維形成，外觀上已呈凹凸不平所謂之桑椹樣黏膜，則縱然使用點鼻藥水，亦難有效果，此時之鼻塞則較固定的呈向一邊或兩邊，這種狀態已構成「肥厚性鼻炎」了。

慢性鼻炎的病因為急性鼻炎的反覆發作而來，發育中鼻中隔的彎曲亦會造成慢性鼻炎炎症的惡化，因腺様體增殖症常分泌多量的黏液或膿性分泌物，亦是引起慢性鼻炎的主因。空氣的污染，如呼吸到化學性的有害物質，接觸空氣中的細菌、病毒、塵埃等，亦可使鼻黏膜受到侵襲而引起本病之發生。

要治癒本病，尤須配合運動以改善鼻黏膜之血行，盡量避免攝食刺激之物或過於辛辣之物，少吹冷氣等，病方能有所轉機。

三、鼻竇炎：

所謂「鼻竇炎」是指鼻竇黏膜發炎的症狀，中醫稱之為「鼻淵」，因膿涕蓄於鼻竇間，故俗稱「鼻蓄膿」。

詳細觀察鼻腔何處有膿性分泌物，就可得知到底是那一個鼻副竇受到感染。

分泌物由高處而來，往鼻中道前方匯集者為額及前篩細胞。若開口位於鼻中道背面處，分泌物則流向下鼻甲後端，則此為上頜竇之分泌物，觀察時最好使用鼻後鏡。若流出處在遠後端，使用鼻鏡或鼻後鏡檢查時，檢查者可以看到分泌物由後端竇室流出，其流動方向介於鼻中隔與中鼻甲之間。

鼻竇炎之發生，往往係由病毒性感染、或細菌之感染而來，本病亦具有過敏遺傳的體質，鼻中隔嚴重彎曲及生活起居飲食的不知節制亦為不可忽視之主因。但鼻竇炎之初得，筆者還是認為以外感久治不癒後所引發的最多，細菌的感染只是後來的變化。

至於症狀則有頭痛（膿液蓄留或鼻額管閉塞造成額竇的陰壓所造成）、膿涕倒流、鼻塞、嗅覺減退、注意力不集中，對眼睛而言，易引起眼睛疲勞、視弱、球後視神經炎等病，由於膿液貯留在後鼻孔，易造成歐氏管炎。

四、萎縮性鼻炎：

係因鼻黏膜和基質骨的萎縮，使鼻腔變得異常廣闊的一種疾病，本病臨床上分有惡臭的與無惡臭的兩種，若發出惡臭無比之氣味時，則又稱之為臭鼻症，以鼻鏡檢查時，其內寬廣無比，痂皮到處如豆腐皮一般，稍動使其剝離去除時，甚易出血，痂皮下也貯留乾濃的積液。肉眼望之有乾燥之感，故其特點為：1.鼻內乾燥如有異物感、鼻塞；2.鼻氣腥臭；3.肌膜萎縮；4.鼻腔寬大。關於本病之原因仍處於不明之狀態，中醫認為是肺腎陰虛及脾氣虛弱，西醫認為是缺乏維他命A、C、D及營養神經障礙與內分泌障礙所致，可能亦是一種自發免疫的疾病。

此病療法以排膿解毒合溫肺補脾法效果甚佳，若加以鵝不食草外滴液其效果更顯。

五、鼻中隔彎曲：

鼻中隔是由軟骨及硬體所構成，硬骨包含篩骨、垂直板與犁骨。在小孩時鼻中隔是端正的長在中央，當鼻中隔的軟骨發育速度比一般硬骨生長的速度還快的時候，軟骨間的發育速度不均衡，加上在硬骨之間互相擠壓，原來筆直的鼻中隔也因此而扭曲變形了。

鼻中隔彎曲最常見的是成為一側彎曲的C狀或兩邊彎曲的S狀。彎曲要等至頭骨發育完成時才定型，在台灣約在十六歲左右。鼻中隔除了彎曲之外，較嚴重的會形成突起的鼻中隔嵴，或鼻中隔棘。

鼻中隔彎曲不嚴重者可採部分點藥法外，其他嚴重者均以西醫之鼻中隔矯正術治療為佳，本病內服藥無效。

六、鼻瘜肉：

俗稱鼻茸，是過敏性鼻炎的特別產物，好發於中鼻道的黏膜，外觀上呈豬脂樣，表面呈光滑、白色、柔軟、細胞少的軟糖狀。

鼻瘜肉成實累累又大又多時會堵塞整個鼻腔，不能呼吸，鼻根部因瘜肉的壓迫而膨脹，而造成外鼻變形，成為「蛙形鼻」，望診一眼便知。

臨床表現症狀為語音重濁、口乾咽痛、鼻塞、鼻涕倒流、張口呼吸，嗅覺障礙，頭昏、眉間脹痛等。

中醫治療本病對於鼻腔大者可用先剪後點藥之原則，待鼻茸清除乾淨再施予改變體質療法，即針對體質之陰陽虛實而做對症之療法，其法類似過敏性鼻炎。若鼻腔狹小者因施術不易，仍以西醫手術為佳。

七、倒流：

倒流之症是隨急慢性鼻炎、鼻竇炎諸症而來，以壓舌板壓舌，令患者發出「啊」的聲音，即可見上咽壁有痰露出，若痰如雞蛋清，則偏向虛寒症，應溫肺化飲法治之，痰濁稍黃不黏稠者，則應予清熱解毒排膿法為之，但若問題出現在下鼻甲肥厚上則仍應以點藥外治為主。

其他腺樣增殖症、聲啞、炙臠咳、耳鳴、不聞香臭、鼻出血、鼻疔、咽中瘜肉、濾泡增生等皆可望診與問診合併參考，再行辨證論治施治。

以上為診治鼻腔疾病時望診之體會，對鼻疾之診治有一定幫助。

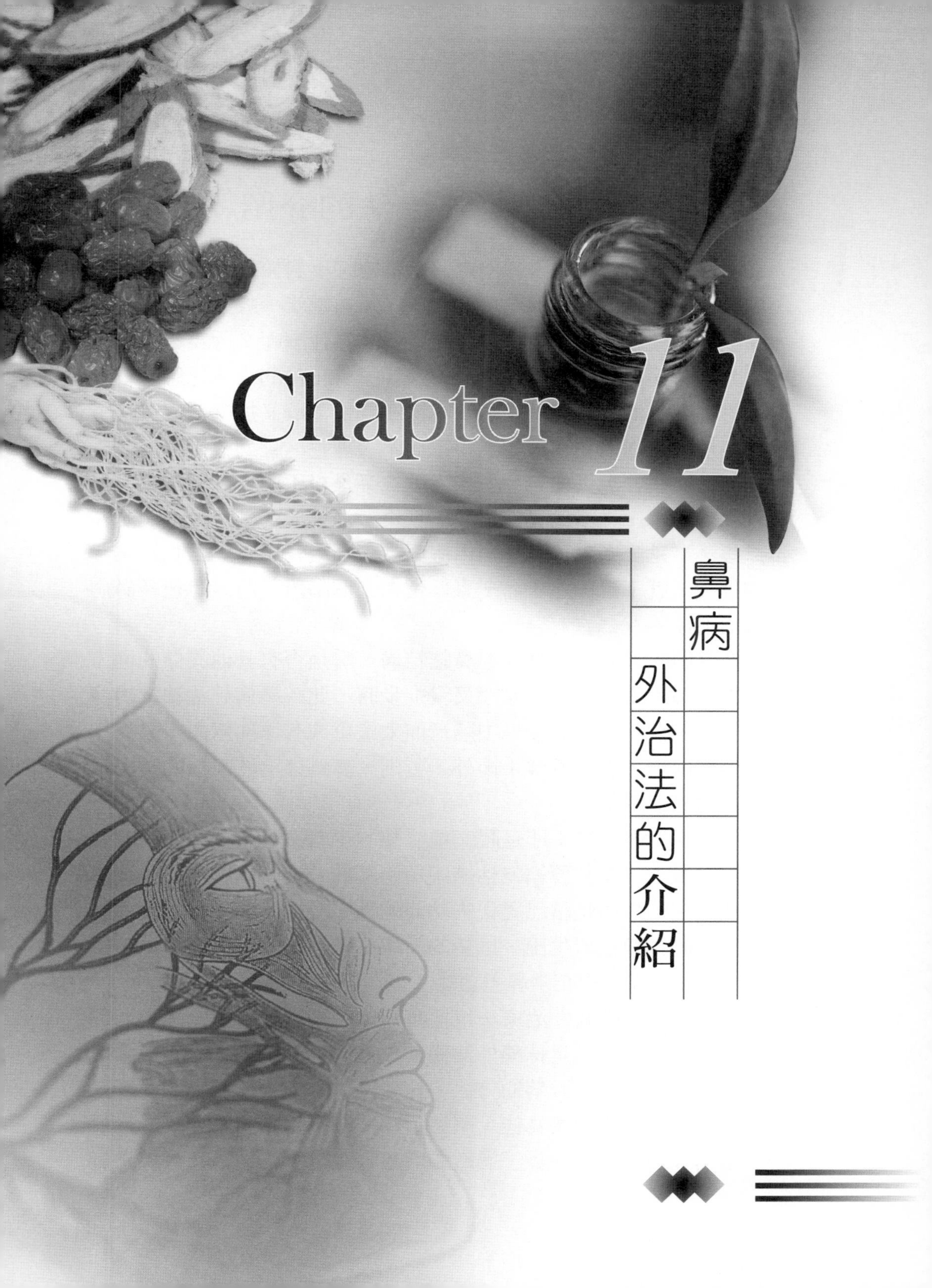

Chapter 11

鼻病外治法的介紹

第十一章 鼻病外治法的介紹

中醫治療鼻病，不是光用內服法就會好，對於比較棘手的鼻病，內服法服至某個程度便會停滯不前，不再進步，故治棘手的鼻病，除了內服法外，還須配合外治法方善，為什麼呢？因為鼻疾有輕重之分，暫病與久病之別。對於本來鼻子就正常的人，忽患感冒鼻塞、打噴嚏、流鼻水，這是短暫的病，趕快治療又加上治療得法，鼻病很快便離你遠去，但如果得了而不去理它，輕病會慢慢演變成痼疾，像過敏性鼻炎便是，如果過敏性鼻炎得不到正確的治療，很快就便成鼻塞、鼻涕倒流、慢性咽喉炎……等症，到了鼻塞超過多年以後，鼻黏膜產生了變性，內服藥就不那麼管用，經常吃到某一定的程度，就不會再進步而一直停留在某個階段，所以有很多鼻病的人治不好。

到這個時候就要認真檢查鼻腔結構，看是否有其他異樣的地方，如果下鼻甲太過肥厚，吃藥又沒進步時，此時鼻病外治法就扮演非常重要的角色了，除非鼻中隔彎曲太嚴重或有深部瘜肉，鼻病外治法無法處理，須用西醫手術外，否則，鼻病外治法可治的範圍很大，其功絕不可沒。

所謂鼻病外治法；即是將一種特製的中藥藥膏塗抹在病變的中下鼻甲黏膜上，讓其萎縮乾枯結痂，使其於一定時間脫落的一種治療方法，它的作用是讓已經失去功能的黏膜組織結痂乾枯、萎縮脫落，讓新的黏膜重新生出，以新的面貌去適應新的環境，讓鼻腔道通暢無阻，重新恢復正常鼻子功能。

這些抹藥的鼻病外治療法包括多種，隨著鼻子疾病的種類而異。而這裡所介紹的乃是抹藥外治使其太厚的下鼻甲及多餘的贅肉阻塞鼻腔使其結痂乾枯脫落的方法。抹藥外治使其結痂脫落的藥膏以本草備要有記載的中藥為佳，藥性溫和，少有副作用，塗藥的目的皆是相同，都是在去除鼻子過敏的因素，讓鼻道暢通以及減緩鼻病的發生。

過去數十年來，科技尚未如此進步，對於鼻病的治療技術當然未如此創新，因此凡遇久治不癒的鼻病，大都束手無策，嚴重而頑固的鼻病，如鼻中隔偏曲嚴重，或鼻竇炎鼻塞、鼻茸嚴重，除西醫外科手術外，別無他法，不管是中藥還是西藥內服都只能局部減緩症狀外，其他的就只能聽天由命，碰碰自己的運氣了。中醫在過去對於鼻病的治療也是徘徊在歷史的痕跡裡，雖然傳統醫學有鼻病外治法的記載，但未被善加利用，故一直無甚進展，一直到最近海峽兩岸逐漸開通以來，才有新的突破，所謂的鼻病外治法方漸漸盛行於中醫，逐漸為鼻科開展出一條新的治療領域，替鼻病患者謀求更多的健康與幸福。

外治抹藥的適應範圍甚多，有塗抹在下鼻甲上的，有塗抹在鼻中隔嵴的，有塗抹在瘜肉上的，也有塗抹在下垂過長的中鼻甲上的，之所以要點藥塗抹，都是因為它們有了病變，已經嚴重到阻礙我們呼吸的功能，或其他相關的病變，如頭重、頭痛、耳鳴、胸悶、咽乾、倒流、打呼、不聞香臭……等，就必須用到它。

吾人最常見的鼻部病變大抵都發生在下鼻甲的黏膜變性肥厚上，為什麼下鼻甲的黏膜要點藥呢？原因是，當下鼻甲的黏膜肥厚超過某一程度經久不消時則會造成鼻塞，阻礙呼吸道的暢通，正常的分泌物無法排出時，只好自後鼻咽流向喉嚨，造成鼻涕倒流，這些倒流的鼻涕若不即時清除，蓄積久了自會變成黃色的黏痰卡在喉嚨，吞吐不能，非常不舒服，故常要做鼻涕倒吸及清嗓音的的動作，這些不淨的倒流物含有細菌，經常性倒流的結果會感染咽喉而成慢性咽炎（有的是因鼻塞，空氣無法滋潤咽喉而起），因常用力清喉嚨咳痰，咽喉充血也是造成慢性咽喉炎的原因之一，其症為；咽乾、咽癢、欲咳、聲啞，常有痰卡在喉嚨之感，若這種病症出現於以說話為職業的教師、演說家、歌手等則更為嚴重，常見有教師每每教書不久便有咽乾聲啞之症，大抵皆由過度使用咽喉引起，若加上本有鼻塞則症狀更為明顯。

而鼻塞時，空氣吸入肺部的量不夠，又會造成含氧量的不足，久之形成胸部滯悶，肺活量的不足間接亦使腦部供氧量不足，影響頭部，形成頭目昏暈沉重，鼻塞時，鼻竇積液無法排出，故不能產生共鳴，故鼻音變重也變得渾濁了，這些積液若久未設法排出，終將導致細菌侵入引發感染而造成鼻竇炎或鼻蓄膿，呼吸中帶有難聞的腥臭味，頭昏腦脹不清，甚至變成習慣性頭痛。

嚴重的鼻塞很容易形成睡中打鼾，打鼾的人因為睡熟自己並不自知，但枕邊人則無法入睡，打鼾的人夜中張口呼吸，故次晨常覺咽乾不爽，這種情況若繼續下去，久之又會形成另一個咽癢欲咳的症狀出來，這種咽中有物引起的咳痰動作與真正的咳嗽截然不同，中醫形容此症為「咽中如有炙臠，半夏厚朴湯主之」者即是，但此症與書中所說的氣鬱所造成的的炙臠咳有截然的不同，需明辨之。

另外鼻塞也會造成通氣不暢，為使暢通，常欲使鼻腔撐開加大空氣的流量，故鼻中常發出鏘鏘、吭吭的難聽怪聲，一分鐘發作數次甚至更多次者常有人在，非常難聽，臨床常見此種患者大抵都是此種毛病，若這種動作怪聲出現於交際應酬的會場上，常令對方有不雅及不禮貌的感受，同時長久的鼻塞也會造成耳塞感，甚至耳膜發炎流膿（若有黴菌感染時）者皆有之，因為耳朵與鼻間中有歐氏管相通，鼻塞時耳內的氣流與外來的壓力不同，故有間續耳鳴之發生，又鼻中分泌物排出不暢時也易造成黴菌感染蔓延至內耳、中耳，引起炎症之發生。

從以上得知鼻塞會造成很多的病變，而鼻塞最多的原因大都從下鼻甲肥厚變性而來，當然其他原因造成的鼻塞亦不可忽視，如鼻中異物、鼻中隔彎曲、鼻前庭炎、鼻茸（鼻瘜肉）、中鼻甲腫大下垂過長等，但臨床常見者仍以下鼻甲病變居多。既然鼻塞（不管那種原因）會造成那麼多的相關病變，影響到吾人的生理、心理及工作生活起居，故如何消除它便是當前鼻科醫師最重要的任務了。

而點藥的鼻病外治療法就是目前中醫鼻科界解決上述問題的最有效療法，可以肯定的說，八成以上的下鼻甲黏膜變性鼻病，在內服藥物改變不了的情況下大抵都可經由本療法獲得改善或治癒。

茲僅就此點以更具體的方式擬出點藥療法的適應症如下：

（一）過敏性鼻炎引起鼻塞，經常打噴嚏、流鼻水經久不癒者。

（二）鼻塞及因鼻塞所引起的相關病症，如耳鳴、倒流、慢性咽炎、頭痛、眼癢等。

（三）瘜肉（俗稱鼻茸），及因鼻塞或瘜肉所致之不聞香臭及鼻竅不利等。

（四）鼻中隔嵴彎曲已嚴重阻礙呼吸者。（過於偏曲之鼻中隔彎曲必須用西醫手術矯正。）

（五）睡眠打鼾者，或平時即有發吭吭之聲的習慣者，亦有可能為此法的適應症。

（六）經常流鼻血，指流血的原因是由下鼻甲充血的所謂鬱血性鼻炎引起者，則本療法有效。

（七）先有過敏性鼻炎而後氣喘時，也要考慮此法，將鼻黏膜過敏的因素去除，則氣喘可以獲得減輕，而加服改變體質的內服藥物時，本病治癒率將大增。

以上症狀為大抵治療原則，其細節如耳鳴、咽喉炎（慢性）、頭痛、胸悶、倒流、聲啞……等則未列出，因其為相關諸症非為主症之故，若影響生理、心理甚巨時亦將一併考慮，總之，本療法對以上所列諸症皆可獲得大部分的改善，若再配合內服調整機體陰陽的中藥，使之致中和，再改變生活飲食起居，則鼻病的治癒率必將大大的提高。

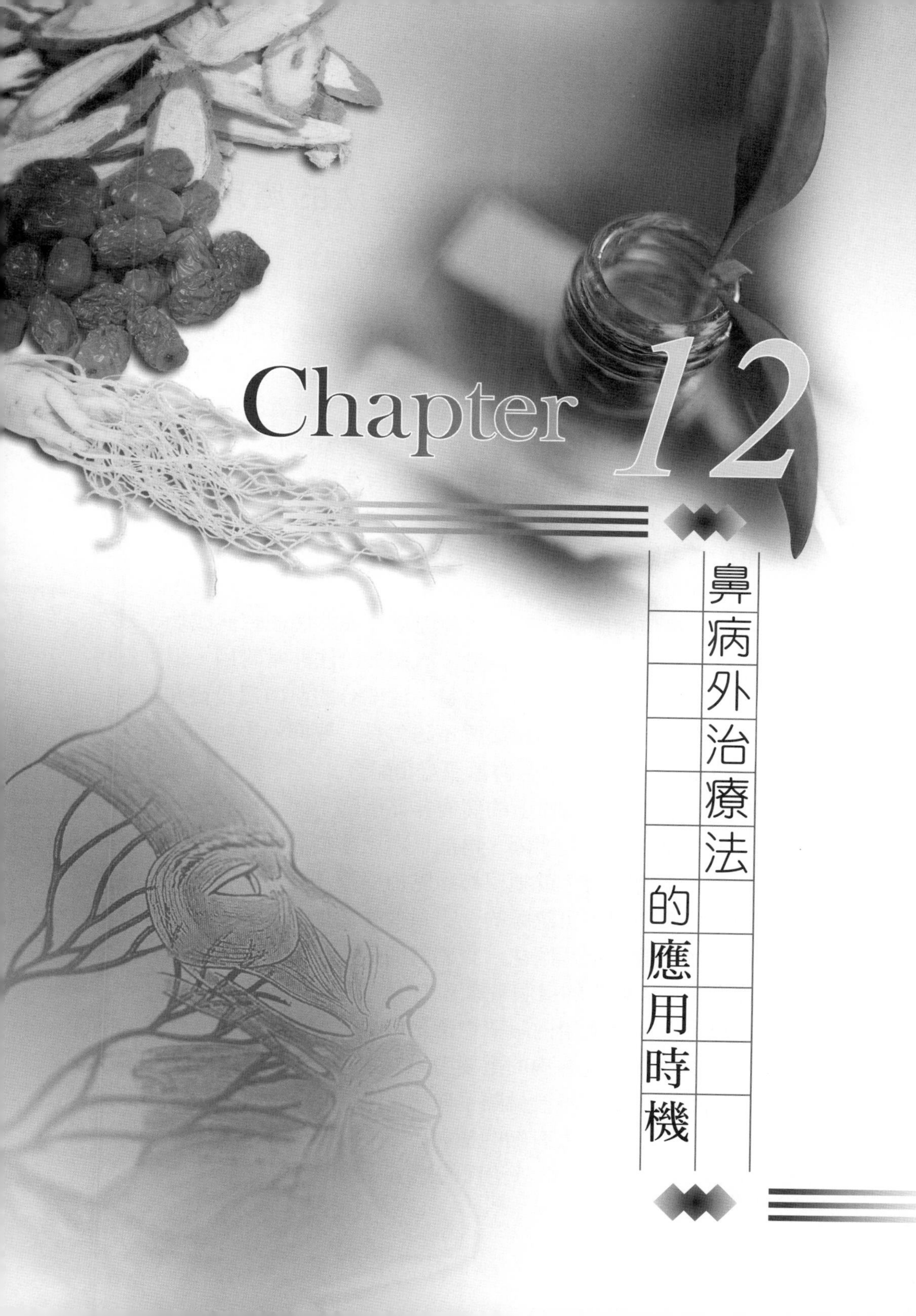

Chapter 12 鼻病外治療法的應用時機

第十二章　鼻病外治療法的應用時機

鼻病是中醫內科的一部分，因此泰半的鼻病，包括過敏性鼻炎、急慢性鼻炎、鼻竇炎、鼻瘜肉、倒流（後鼻漏）、鼻塞……等，有些是可藉由傳統的辨證論治去開方用藥而治癒的，但也不可否認，有許多頑固的鼻疾，例如；鼻茸、鼻竇炎（出口阻塞引流不暢）、肥厚性鼻炎等結締組織增生所造成的鼻塞、嚴重的過敏性鼻炎以及因鼻中隔與頭骨生長速度不一所引起的擠壓變形等，是難以藉由服藥治癒的，尤其是屬鼻中隔嚴重偏曲所造成的鼻疾患，那是屬於生理、器質上的病變，嚴重的非西醫手術矯正治療不可，只有小部分變形的鼻中隔彎曲，如鼻中隔嵴是可用點擦藥療法治療外，內服藥是根本無濟於事的。

還有，鼻瘜肉服藥或滴、塞魚腥草汁亦非個個皆能成功。長在鼻腔前上方的瘜肉，肉眼看得見，鼻病外治法非常管用，但長在鼻腔後方的就須用內視鏡方看得清楚，這部分的瘜肉還是要仰賴西醫耳鼻喉科的外科手術。手術後要預防再長，要仰賴中醫的調養，因此，治療頑固的鼻病，中西醫都須互相配合。

鼻病的治療除了器質上的病變非靠西醫手術不可外，其他的鼻病治療都要重視內外在病因，再加以內服藥物調整機體陰陽使其平衡，用藥出現盲點時，就須用鼻病點擦藥療法的外治法以輔助內服藥之不足，是絕對不可忽視的，「只要是能加速治癒疾病的方法就是好的」，認同了這個觀念，我們就能接受「鼻病外治點擦藥療法」普遍存在於中醫界的這個事實。

所以，在鼻病使用內服藥物還是效果不彰時，外治點擦藥療法就變成了治療頑固性鼻病的重要考慮，在不離開鼻病內科的基礎上去善於利用它，只要不要偏離了航道，無疑地是一項相當有利的利器，作者認為，在病人有知的權力下是有必要做一番闡述，向病人解釋清楚，以下條述鼻病外治法的應用時機：

一、凡下鼻甲的肥厚程度已然超過鼻腔道的三分之二以上，病者本人感到明顯的通氣不良，造成呼吸困難，吸氣須用很大的力量，常覺有物堵住鼻腔，發作時間已然經過一段不算短的時間時，是為點擦藥療法的使用時機。

二、用鼻鏡檢查鼻腔，鼻腔道外觀上看起來情況尚可，但病患卻屢屢抱怨經常交替性鼻塞，且亦已經服藥治療一段很長的時間皆無效時，仍應考慮使用本法。

三、病者白天在不睡覺的情形下不自覺鼻塞，然而一到夜晚睡覺時便形成嚴重的打呼（鼾），這就是鼻甲無力下垂堵塞了氣道，這種情況除了影響個人肺氣不足缺氧及造成咽喉的不利外，其鼾聲還會嚴重影響他人睡眠，此種症狀若病因發生在下鼻甲平躺時下垂阻擋呼吸道所致，則應採用本法，將無力或過厚的組織去除，增廣氣道以降低其打呼聲。

四、本人自感鼻塞不甚嚴重，但經鼻鏡觀察下鼻甲已然肥厚塞滿了整個鼻腔本人卻不自知，此時要按住一邊鼻孔令其呼吸，用意在於測試呼吸道的通氣度，若發現呼吸緊塞如抽風機一般呼吸氣粗困難，有這種症狀的人最容易有耳鳴症狀及倒流物發生，此鼻倒流物有白、黃、綠顏色之分，在咽後壁與鼻後腔之間貼住喉嚨，形成「咽中如有炙臠」像一塊豬肉貼在那裡，吞不進也吸不出的不快感，或每在吸氣時便不自由主的倒吸鼻涕、清嗓音發出奇怪的咳痰聲，都應視為鼻涕倒流、咽中痰阻之徵兆，此種症狀大部分的病因與下鼻甲的病變有關，在每服藥皆無效時，應考慮本法。

五、若鼻塞是由中鼻甲肥厚下垂所引起，則應使用本法將下垂部分點除，以免防礙呼吸的暢通。

六、過敏性鼻炎、打噴嚏、流鼻水、眼睛癢併發嚴重鼻塞，服藥一年以上始終未見好轉者，應採用本法做輔助內科用藥之不足。

七、過敏性鼻炎經久不癒常併發支氣管性氣喘，雖然不常鼻塞，但在過敏情況嚴重（光打噴嚏或光流鼻水），而又經實際治療一段不算短的時間情況仍不曾好轉時，也應使用本法將其過敏部分做某種程度之剔除，之後，再予內服藥物改變機體陰陽平衡，則過敏及氣喘的治癒均可獲得急速的提高。

八、萎縮性鼻炎俗稱臭鼻症，視其鼻腔內寬廣而又鼻痂皮多者，不能使用本法。

九、鼻中隔偏曲於一方，延伸插向鼻腔壁或骨嵴增生形同骨刺尖突高起者，可考慮本法，但此症使用本法有極高的危險性，須技術純熟方可使用，否則易造成鼻中隔穿孔，嚴重的鼻中隔彎曲皆應考慮西醫手術矯正較為妥當。

十、鼻瘜肉常構成蛙形鼻，此症常與遺傳性有關，瘜肉甚大下垂者，除頭重和擤不完的鼻涕外，還兼有嚴重的鼻塞，勢必影響生活工作及身體，據經驗，服藥不易見效，需用鼻病外治法，外治後輔以內服藥治療方能提高療效。

上述為鼻病外治法的應用時機。總之，純用中藥內服以治各種鼻疾絕非能善盡全功，還需配合外治法方善。

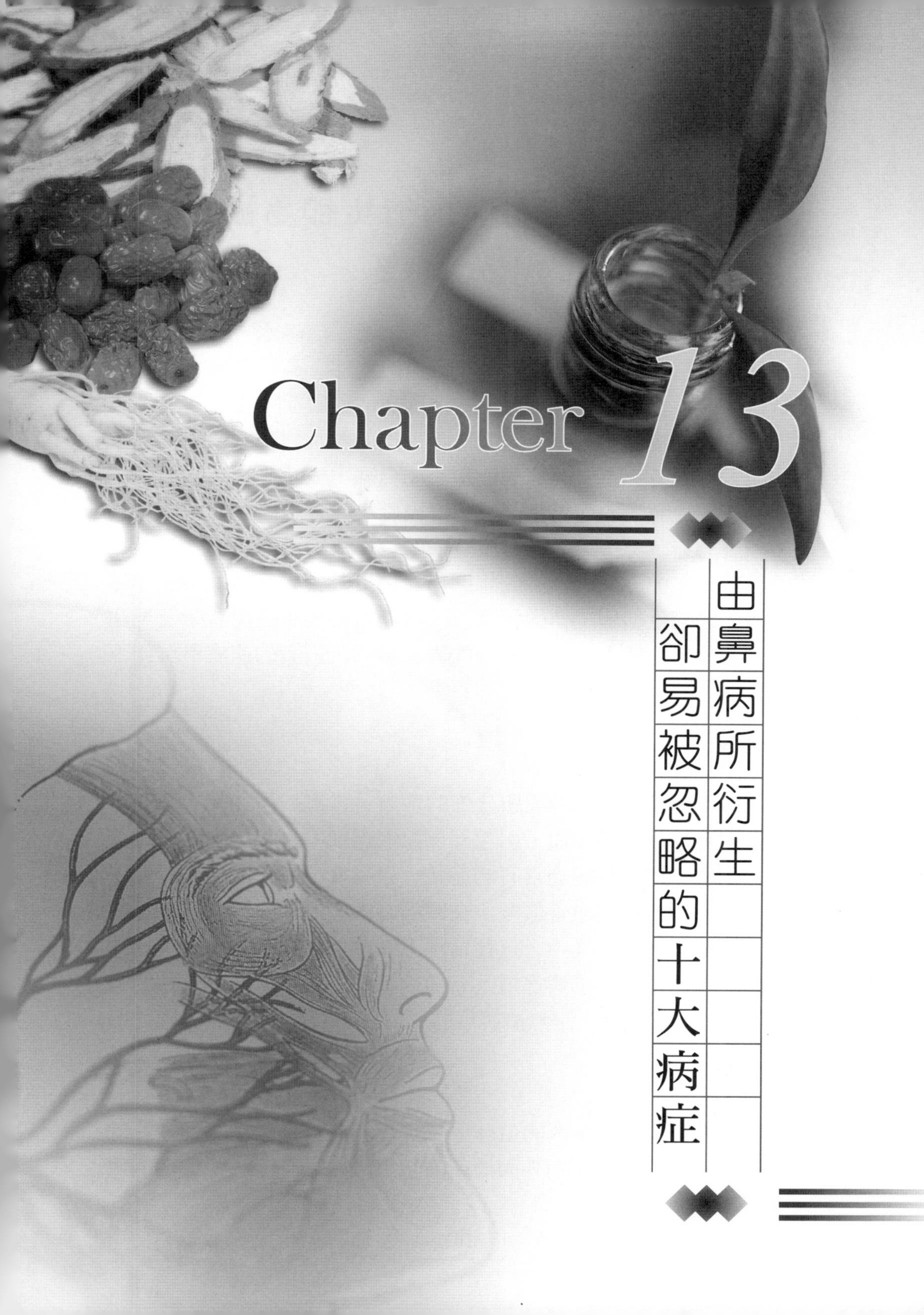

Chapter 13

由鼻病所衍生卻易被忽略的十大病症

第十三章 由鼻病所衍生卻易被忽略的十大病症

鼻病包含了過敏性鼻炎的鼻癢、打噴嚏、流鼻水、鼻塞、眼睛癢、頭目不清……等，急慢性鼻炎的常流濁涕、鼻子酸痛、頭昏痛、咽乾、交替性鼻塞、鼻涕倒流，鼻竇炎的蓄膿症，萎縮性鼻炎的鼻臭、常生痂皮、咽乾鼻熱，肥厚性鼻炎的經常性鼻塞、呼吸不順、胸悶、打呼等，還有鼻瘜肉所引起的鼻塞、流黃濁涕、頭痛……，鼻咽炎的流鼻血、面紅腫熱痛、淋巴腫……等，雖每一種病型所表現出來的症狀不一，但都各有其病的特徵，除了鼻病對本身所造成的痛苦外，由鼻病所引發的相關病症則更為惱人且糾纏不癒，煞是痛苦，影響生活與工作情緒甚巨，實不得不為鼻病患者所及早注意。作者就以臨床上經常所看到的經由鼻病所引發的病症舉例如下：

一、頭痛：

下鼻甲為甚多三叉神經所分佈的地方，當鼻病發作時，下鼻甲以及整個鼻腔之黏膜充血，引起局部血液循環不良，壓迫三叉神經而發生頭痛，這是鼻病經常有的症狀，最易產生頭痛的地方是在顳顬部，因為顳顬部的血管最多，在頭痛時眼不能睜，因頭目昏重而影響工作及記憶力不集中，這種情況下，改善鼻甲的充血狀況、或鼻腔的炎症才是治癒本病之道，若徒以鎮靜、止痛、擴張之劑治療，只能暫緩頭痛症狀，是無濟於事的。

二、胸悶：

鼻病最容易引起鼻塞的生理反應，鼻塞時就像是用兩塊厚厚的棉花塞住鼻腔一樣，要把外面清新的空氣經由鼻孔吸入是何等的難事，當用力吸空氣還是吸不進肺部時，最難過的症狀要算是胸悶了，肺泡需要氧氣的交換，因為鼻塞，肺部得不到氧氣，自是胸悶欲喘，肺主治節又為內臟之華蓋，氧氣無法上輸於腦，腦部缺氧，頭目自是愈見昏聵了。「胸悶」由很多種原因所造成，有心臟無力本身供氧量的不足，有肺泡局部本身的問題，也有胃腸發炎牽連胸悶的因素，也有胸部受傷、挫傷等原因所引起，也有胸椎異位或胸肌往心窩處拉扯而造成……，但因鼻塞所造成之胸悶在以診治鼻科為主的診所則經常被遇見，要解決此問題，首先要解決鼻塞。

三、鼻涕倒流：

鼻涕倒流俗稱後鼻漏，是由上、中鼻甲慢性炎症所引起，因各種鼻病所引發的下鼻甲肥厚腫脹也會引起，例如感冒鼻塞的急性鼻炎、交替性鼻塞的慢性鼻炎及鼻竇炎等，皆會引起鼻涕倒流等，這些異常的分泌物若持續存在，容易引發咽喉的不適，有清嗓聲的動作而產生排斥的咳嗽發生，或是頻頻想把倒流的痰咳出，久之，造成另外一個問題是聲音沙啞及生活上的不適，煞是令人討厭，若在睡眠時流入，易從食道吞入，則易發生噁心嘔吐，產生胃部的不適。倒流雖是一種常有的鼻病併發症，但卻是目前中、西醫認為不易解決的問題。

四、氣喘：

肺開竅於鼻，鼻有病，肺就容易受累，尤其鼻子過敏的人，若長期吃類固醇、支氣管擴張劑或抗組織胺，容易把外邪引入更深處的支氣管，如果還不即時把外邪用傳統中藥引出的話，易形成喘的宿根，到時更難治療，反之肺氣虛弱、支氣管不良的人因體質差也最易引發鼻子過敏，兩者永遠是互為關係的，曾治多年氣喘的病人，經由治療鼻病而間接獲得緩解或基本治癒，因此，若氣喘病人兼有鼻子過敏時，應先治鼻過敏才是解除氣喘的最佳途徑，而治療鼻過敏的醫療方法目前仍以傳統中醫中藥為宜。

五、易感冒：

患有鼻病的人最容易罹患感冒，因為鼻病患者的鼻腔或中下鼻甲時常處在充血狀態之故，對於外在空氣的變化及氣候的乾燥與潮濕非常敏感，無法適時的加以調節，所以一當天氣溫度驟變或季節交換之際，稍有風吹草動即患感冒，鼻子正常的人一年到頭難得一次感冒，但對於患有鼻病頑疾的病人，則三天兩頭即患上感冒，原因是鼻腔黏膜上寄居無限的病毒、細菌、微生物，把抵抗力變弱的關係。臨床上，他們是診所最忠實的常客，三天兩頭就來報到，要遠離「易感冒」的體質，最好的方法是先把鼻子弄好，再加上身體的鍛鍊，身體才容易恢復健康，鼻子有了正常的調解功能，易感冒的體質自會離你遠去。

六、慢性咽喉炎：

患有鼻病的人，鼻腔及鼻甲黏膜或鼻中隔彎曲異常，常呈充血膨脹狀態，因此進出空氣的面積變窄，咽喉得不到外界空氣的滋潤，較容易有咽乾刺癢的情況發生，加上鼻腔內分泌物（鼻涕）增多環境潮濕，容易滋長細菌，細菌若蔓延而下咽喉，很容易使咽喉亦呈充血的慢性發炎狀態，因此，患有鼻病久不癒的人，咽喉非常敏感，稍一感冒，咽喉必呈急性發作，先咽痛而後咳，更有甚者，每一發作必先發燒，成為病的宿根所在，如果鼻病是為肺陰虛、肺燥熱的狀態，因為津液之缺乏，常使鼻腔黏膜乾燥，這種病型所引發的咽喉炎，常呈咽乾之情狀，與前者稍有不同，若感冒咳嗽，則呈乾咳無痰狀況居多。慢性咽喉炎，西醫尚無具體解決之良藥，中醫則內服藥按八綱辨證論治可獲具體之改善，若鼻塞嚴重之鼻病需配合中藥點擦藥外治可獲甚高之治癒率。

慢性咽喉炎，因咽後壁黏膜充血或乾燥常呈濾泡突起，若色呈發紫者為有瘀，必使發聲之功能產生障礙，而呈聲音沙啞之結果，演講家、音樂老師、歌手等若有聲啞之症者，除了多休息外，應及早檢查鼻腔，看有無鼻病之發生。

七、慢性咳嗽：

咳嗽久治不癒，變成慢性咳嗽，這是我給它的名稱。本病一部分是繼承慢性咽喉炎而來，因為有慢性咽喉炎之發生，咽喉較常人敏感，稍有感冒，或稍吸進不一樣的空氣，咽喉則速呈充血之狀態而引發咳嗽，因此，咳嗽之病，除了按傳統之辨證論治之外，觀察咽喉黏膜之變化是非常重要的一環，它可以提供「咳嗽」的症型及如何下藥的方向，決定如何治療的重要資訊。另外一種慢性咳嗽，則為鼻涕倒流刺激咽喉黏膜的一種特殊反應，咽喉因感覺有異物（倒流之鼻涕）侵入，而引發排斥性的咳嗽，這種咳嗽的聲音、方式，不似因風寒入侵肺經所造成的咳嗽那麼明顯，有點似咳非咳、又不像是真咳的樣子，中醫有一句話形容的好：「咽中如有炙臠」，就是那種鼻涕倒吸入喉想把涕痰咳出有如清嗓音般「嗯……嗯……喀……呸……」之聲。這種型態的咳嗽用一般咳嗽的藥不易治好，要治療這種由後咽部積存鼻液所引發的慢性咳嗽，最好的方法，還是要找其源頭：從鼻病治起。

八、打呼：

打呼亦即是打鼾，是睡覺時空氣進出鼻腔困難，形如堵塞狀，必用張口行代償呼吸，如此一呼一吸間所發出的異常聲音，所謂「鼾聲如雷」者即是形容此症。患有肥厚性鼻炎鼻塞的人最易患打呼的毛病，打呼本身並不可怕，但它所造成的噪音常令其枕邊人不能入睡，是一種非常不雅的行為。患長年鼻病的人由於中下鼻甲肥大膨脹超重下垂，夜間平躺睡覺，常令其下垂至後咽部，擋著呼吸的通道，空氣進出不能，因而改用張口呼吸，由於呼吸面積減少，故而壓力增大，因此發出打呼之聲。

打呼的原因很多，有神經性的，有因懸壅垂過長引起者，有高血壓引起的，亦有肥胖體質引起者，臨床上因鼻病而引起的打呼患者相當多，倘能先治癒鼻病，打呼的情況必能獲得改善。

九、耳鳴：

腎開竅於耳，腎氣虛弱，精氣無法上達於耳，故耳鳴，此為臟器虛弱的表現，從中醫經脈學而言，有三條經脈入耳，為三焦經脈、膽經脈、小腸經脈。各經脈若有病，都有可能波連及耳，造成耳竅不聰之耳鳴，但臨床上常見的耳鳴與此三條經脈本病相關者並不常見，因鼻塞呼吸不利或涕多倒流阻塞耳咽管，引起聽力障礙的耳鳴則相當的多。鼻腔之後為後咽部，咽部有歐氏管與外耳相通，若鼻塞時，內耳的壓力加大，形成內外壓不平衡的現象，因而造成耳鳴，這個現象就如同吾人乘坐飛機一樣。如果不鼻塞但有鼻涕倒流的現象，那麼這些倒流的鼻涕容易阻塞耳咽管，若不幸加上黴菌滋生，則易有細菌感染產生病變，這些都會引起耳鳴。要治癒這種現象所形成的耳鳴，首當治癒鼻部本身的疾病。

十、眼癢：

眼睛癢，不單是眼睛局部本身的過敏因素而已，過敏性鼻炎所引致者也佔相當大的原因，過敏性鼻炎嚴重者常招致鼻塞，慢性鼻炎一樣亦易招致鼻塞，從生理上而言，鼻有淚管與眼睛相通，神經、血管亦有相關之分佈，當鼻子過敏發作時，常會有眼淚流出之現象，中醫眼科亦有稱為「迎風落淚」者。鼻塞情況嚴重時，由於鼻甲黏膜之充血，常易招致鄰近器官：眼睛之充血，中醫有時把眼癢的情況歸為上焦風熱的病症。但眼癢不一定是風熱，風寒外感一樣會有，就如同過敏性鼻炎鼻塞時，最會眼睛癢一樣，當然，肝虛疲勞、睡眠不佳一樣也會，要治療眼睛癢，先檢視鼻與眼的狀況，為不可或缺的步驟。

上述十種病症，為與鼻病相關密切且為臨床所常見者，若深入探討，實不止此十種，今僅就臨床經驗常見亦常被忽略者分類提出，以為病患所重視，希望能早日「知己知彼」解除痛苦。由鼻病引起的副症雖不是什麼大病，但卻困擾著病人的生活、工作、起居，帶來許多不便，為了提高病人的生活品質，怎麼可以不去好好的治療，好好的去預防它呢？

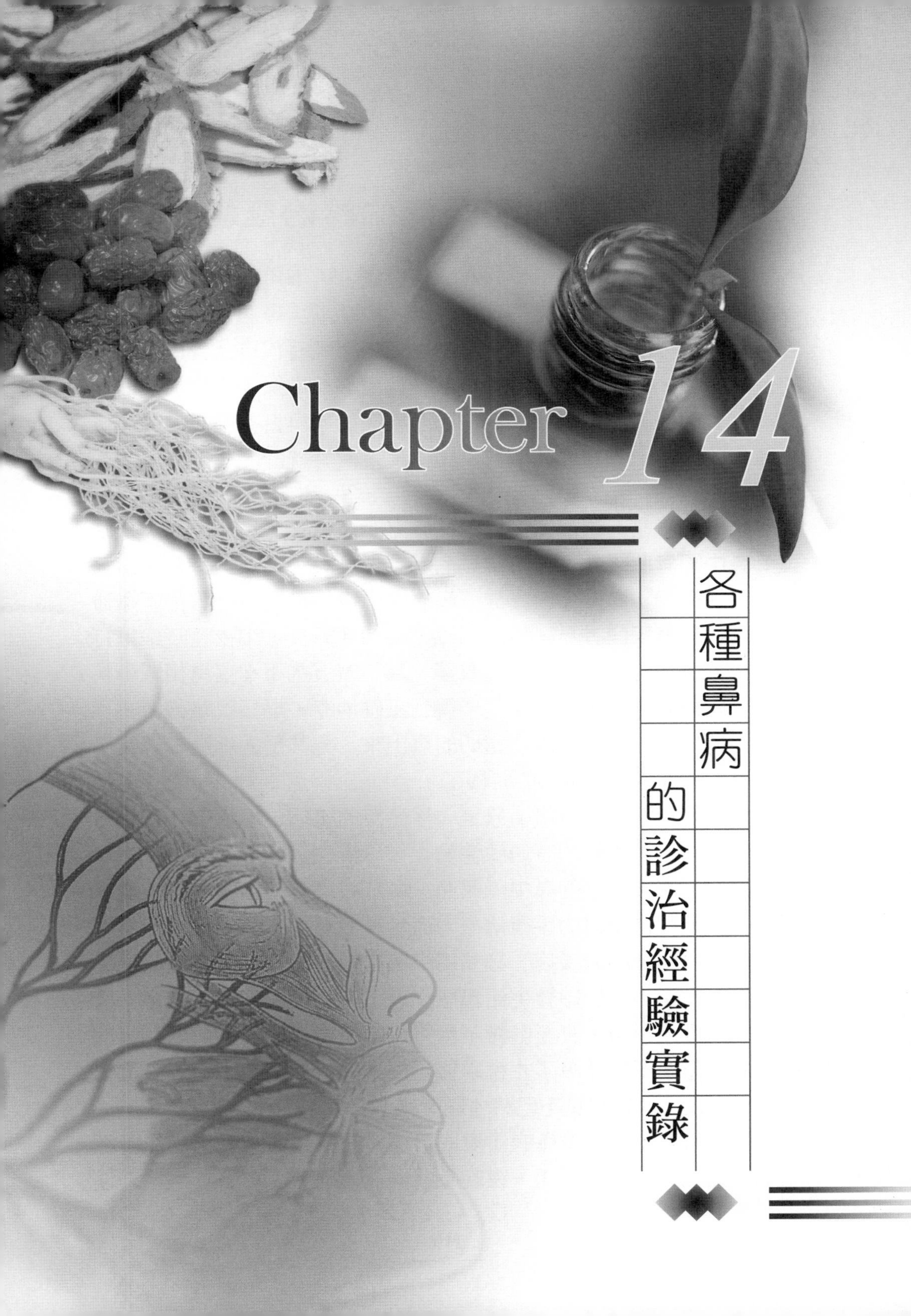

Chapter 14

各種鼻病的診治經驗實錄

第十四章 各種鼻病的診治經驗實錄

我是一位實際從事中醫的臨床工作者，近卅年的醫療生涯中，雖然接觸過不少各色各樣的疾病，但其中卻以「鼻病」的病人為最多，因此不得不予密切注意，又由於過去年輕時代自己曾得過中耳炎及鼻竇炎，後又併發長期鼻塞，被病魔纏綿十餘年不能治癒而痛苦非凡，故而對此病體會甚深，因而引發如何早日克服難纏的鼻病為職志的念頭，幸好在長期摸索中，反覆觀察統計，終於有了答案。

原來鼻病並不難醫，除了長在後方的後鼻茸（鼻瘜肉）、及嚴重的鼻中隔彎曲之外，一般常見的過敏性鼻炎（鼻鼽）、迎風落淚、急慢性鼻炎、鼻竇炎、鼻酸、鼻痛、鼻癢、鼻塞……等都不難醫，甚且對於鼻不聞香臭、鼻涕倒流、萎縮性鼻炎、半夜睡時嚴重打鼾……等也都能得到大幅度的改善。為了讓這些不幸罹患相關鼻疾的朋友能得到正確訊息以便及早得到正確治療，早日脫離苦海，我想把治療鼻病的心得及看法適切的寫出來，尤其是過敏性鼻炎及鼻塞倒流……等應是最適當的時機了。

大家都知道，「鼻病」只是一種鼻疾的統稱，事實上它還呈多種型態出現，最常見的有過敏性鼻炎、急慢性鼻炎、鼻竇炎，然後是鼻塞、倒流，其它的鼻中隔彎曲、鼻茸……等則中醫較難處理，嚴重的必須配合西醫的手術治療，而臭鼻症屬免疫上的疾病，鼻不聞香臭屬於腦神經的疾病，必須用中藥慢慢的調養，而輕微的過敏性鼻炎，在還不致於影響生活起居作息下，一般人不會很願意去積極尋求治療或預防，直至影響至學習成績與工作環境，或鼻黏膜反覆充血、鼻塞不能呼吸了才會求醫治療，鼻竇炎也是一樣，鼻流白黃濁涕不止，自覺腥臭不已時才感覺事態嚴重。

更有甚者，由輕微鼻病演變成嚴重鼻塞，用力呼吸還不能吸進空氣導致三叉神經性頭痛，夜晚不能安然入睡時才會對疾病關心注意，才會積極尋求治療，這樣的病人隨處可見，當然，非常關心自己身體積極尋求治療的人士也有，畢竟做人健康最為首要，沒有健康的身體就沒有了其他，但是要治癒過敏性鼻炎、鼻竇炎、鼻塞等，若治療方向錯誤，往往是耗力耗時而徒勞無功，臨床上經常看到這類久治不癒的病人，雖然到處求醫多年，卻還是深陷在疾病的深淵當中，直至最後，不是無奈的拿西藥控制，便是任隨它去而放棄治療，看到這些病人為鼻病所苦，我們傷心難過，醫界也要深切的自我醒思，難道這些難纏的鼻疾就真的不能有效的給予醫治嗎？一定要長期的用藥「控制」才是唯一緩解的方法嗎？像過敏性鼻炎之類，有的醫師說目前尚沒有有效的藥，只有改變居住的環境，譬如搬到台中、高雄等乾燥的地方去居住，才能有效的改變過敏的體質，或改變飲食，列出一大串飲食禁忌名單，如果真的要照這樣做的話，那可就麻煩，因為沒有幾個人做得到。

經我臨床觀察，在我所經歷治療過的病人當中，大致上都能在預定的療程範圍內獲得病情的改善，對於體質較差者也都能在中藥的調養及自我生活飲食起居改變之下，使病情得到改善，不一定要學孟母三遷，因為在現今的環境下，房價昂貴，隨意搬家不是件容易的事，鼻疾經治療後，有的歷經數年，甚至十數年都未再發作者比比皆是，可見用中醫的另外一種思路去治療現代西醫難治的過敏性鼻炎、鼻塞、鼻涕倒流、鼻瘜肉及相關的疾病；如咽中炙臠咳、慢性咽喉炎、胸悶、打呼、不聞香臭等，都是相當可行的。

但是，話說回來，用中醫的思路去治療上述疾病，也是要方法拿捏得宜為前提，雖然有些鼻病可以光用藥為主，但有些較深層的鼻病就不如想像的那麼簡單，例如下鼻甲肥厚經久不癒所造成的鼻塞、倒流、過敏、打呼、咽乾、胸悶、動不動就感冒及鼻竇炎等，就不得不用內治法加上外治法不可，有時還得配合正確的飲食、生活起居、適當的運動才能治療得更加完善，這是我歸納多年病例經驗所得，並非憑空捏造，這個外治法不是指光用蒸汽薰鼻而已（蒸汽薰鼻對淺層、輕微的鼻病有其療效，但較重的則難達其功），而是指點擦中藥療法，治鼻疾除要內服中藥調理身體之外，還要外治其已遭變性的鼻甲結構，然後再加上自我身體的善加照顧保養，這樣才是比較完美可靠的方法。

筆者長期觀察發現，很多難纏的鼻疾患者，經由這一模式而治癒者病例甚多，而且療效維持甚久，數年甚至十數年不等，因此，筆者認為這種快速、安全、自然的治療方式可以提倡，更可以大大地推廣，讓那久患鼻疾而久治不癒的患者，可以經由此一中醫治療模式而獲得改善，早日脫離鼻疾病魔的糾纏。

為了能把鼻病治得更好，我特地去收集很多有關鼻病的保養書，包括各式各樣的皆有，想從中獲得所不足的資訊以當鼻病患者的衛教，仔細閱讀之後，有些內容確實可以豐富自己的思路做為臨床上的參考，但有些內容則正反看法差異極大，例如某書局出版的《如此即可治癒鼻病》，內容一直強調要減少鹽分的攝取，而在另一本也是某書局出版的《怎樣治療鼻病》內的論述，卻又認為過敏性鼻炎的原因之一是缺乏鈉，所以應該增加鹽分的攝取，真是令人無所適從，另外像用洗鼻器洗鼻，雖然理論上言之鑿鑿，但實際用之卻療效有限，所以不能照單全收。

吾人可取書中有價值的保養法及預防法當作參考，但不必要把它當成治療鼻疾的法門，畢竟直接治療是屬專門的學問，非一般人所能為，所以從總體來說，坊間書所寫的內容對較輕微的鼻疾加強療效並非不可，但更深層的治療除少數特例有效外，其他的就無法切入了，到最後還是要靠有經驗的中西醫鼻科醫生才能做到治療的目的。

筆者觀察，鼻病之所由來，不是沒有原因的，剛開始都是由於不注意保暖，起居無節，常食涼飲，不注意營養，又無定時的運動，致抵抗力偏差時，風寒、風熱之外邪由表侵入引起，君不見很多鼻疾患者初發時，都是先是一陣子鼻癢打噴嚏，之後流起鼻水來，如果這個症狀趕快處理，病情就不致於延誤下去，若不處理，或體質較差的人士，很快病情就會演變成感冒，之後咳嗽、喉痛、發燒、身重痛。

絕大部分的人一得了感冒咳嗽的症狀，優先考慮的都是用西醫的模式治療，西醫說感冒是病毒，沒有藥可以吃，只能對症「控制」，可是我們可愛的老百姓還是奮勇前去，很少會有人在感冒或一發生風寒後便直接先去找中醫的，直至感冒或風寒被「控制」下來之後，病尚未改善，才會返回來找中醫治療，對於抵抗力好的人，身體會自已恢復，抵抗力差的人，必存有一些後遺症，這些後遺症一次又一次的累積，最後演變成鼻病，鼻黏膜一次又一次的充血肥厚，最後便阻塞整個鼻腔了，鼻黏膜充血腫脹塞滿了整個鼻腔之後，引流不順暢，空氣的對流也受影響，於是鼻塞、倒流、打呼、咽乾、偏頭痛、頭脹、鼻竇炎……等便接著發生，鼻中隔在發育中有的年輕人由於生長的過快導致鼻中隔擠壓變形，嚴重的會形成鼻腔狹窄最後不得不予手術矯正，尚在容許範圍內的可以點藥治療，因為鼻中隔的過度偏曲會使其與下鼻甲接觸，一接觸就引發過敏，把接觸的下鼻甲部分點藥去之，隨即可以減輕過敏的發生，像這種過敏即稱之為物理性的過敏，把這兩類型的過敏袪除，等於解決了大部分的過敏。

其他的才是所謂花粉、塵蟎、空氣污染等所造成的因素，我們所居住的環境越來越複雜，地球的暖化所造成台灣海島型氣候的異常變化，更使鼻過敏……等病容易加深發作，我們沒有改變環境的力量，只有順應環境改變自己，改變自己的最佳方法就是尋求中醫模式的「鼻病內外治法」，加上自己的調養、保暖、眠足、營養均衡、適當的運動習慣等，才是最積極、最快速、最實際的做法，鼻病怎麼來的，我們要讓它怎麼去。

鼻病種類雖多，除了嚴重的必須手術外，一般常見的鼻疾並不難治，循中醫思維的模式內服調理，加上外治法改善鼻腔的環境，病人自身飲食生活起居的調理，對於外感的入侵善加預防，適時鍛鍊身體增強自我的抵抗力，是作者認為最有效的方法，值得再次提出並加以提倡推廣。下面試舉實際案例以說明各種疾病的症狀及治法，案例中有近年的治驗也有過去民國八十餘年時的治驗，這些治驗案例都非常典型、非常可貴，有些寶貴案例不是經常可以碰到的，因此都一併例舉說明，以期讀者更能明白，並能從其中另有一番心領神會的體悟：

1、山根處鼻酸是怎麼回事？

有一位張姓婦人，50年次，99年4月6日初診，病歷號碼：000630號。住址：土城市中央路二段270巷，初診主訴為：最近以來老是鼻子酸，鼻酸發作時頭有暈重感，問其酸的部分是在何處？

她指著鼻根的地方，也就是兩眼中間與鼻根部的交接處，相學上此處稱之為「山根」，山根處會無緣無故發酸，想必與風寒之邪入侵有關，此邪久留不去，正邪交爭故發酸，只要補其正氣讓其有能力發散風邪，此疾便可拈手而癒，而此患者屬於勞動階級工人，平常皆需上班十一小時，對於中年以上的婦人來說，是屬於操勞過度型，操勞過度體力必差，所以容易打呵欠，這是必然之故。

把其脈是屬細數型，望其舌質淡紅，舌苔白薄，觀雙手指甲顏色蒼白，屬氣血較虛型，因而處方：補中益氣湯6克、川芎茶調散6克，七日份予服。4月13日為複診日，據患者告之曰，上藥服後進步甚多，鼻酸近無，打呵欠也減少許多，自覺精神轉佳，要求不要更方，因而照原方再次給予。

此處方對症之原因：乃川芎茶調散為解散頭目風濕之藥，風濕解，鼻酸可癒，補中益氣湯補益中氣，可治陽虛外感，張姓婦人正屬此症，故合方服之不久即治癒其症。

2、長期鼻過敏、鼻塞用中醫鼻病內外治法治癒

長期鼻過敏在現代的醫療體系下本就甚難醫治，若加上鼻塞不能呼吸那就更慘，對於此症西醫只能做症狀的控制，使其暫時緩解

，倘若一時間未再服藥，則舊有的症狀會在很短的時間內復發，並不能達到完全斷根的目的，而用中醫治療此症，只要方法得當、藥有對症，病情可做大幅度的緩解，若服藥後鼻過敏鼻塞仍未有效緩解，下鼻甲依然肥厚塞滿整個鼻腔，則此時必需配合外治法中所謂的點藥療法方能把鼻塞袪除，在鼻塞袪除時，由於空氣對流順暢，鼻涕引流有路，則鼻過敏的相關症狀如鼻癢、目癢、打噴嚏、流鼻水、附屬症狀的鼻涕倒流、胸悶、頭昏、打鼾，甚至不聞香臭等都可獲得一定程度的緩解，若再加上適當的保養，如運動、營養均衡等，則本病是不難治癒的。

有一位何小姐，57年次，42歲，住在中壢市中央西路，病歷號碼：000102號，做房地產生意。於98年1月13日初診，當時症狀為雙側鼻塞不能呼吸，頻頻打噴嚏、流鼻水及鼻涕倒流等，病程已四年以上，痛苦非凡，求治中西醫皆無明顯效果，除了鼻癢、眼癢、打噴嚏、鼻涕倒流外，還有咽中老是有股吐不完的痰，初診那天剛好還在義診階段，看診人數眾多，故無法照其意願點藥外治，直至10月23日複診時，才由其先生陪同前來點藥，我觀其下鼻甲蒼白水腫樣，又塞住整個鼻腔，判斷光用中藥內服是無濟於事的，因此向其說明治療計劃，經同意後，先點右側下鼻甲肥厚處，10月28日清洗鼻道，讓點藥後積液排除，11月17日因右側結痂情況穩定，過敏、鼻塞諸症減輕，發現此種治療有效，故而一來時即要求給予左側鼻腔點藥，經點藥及取藥後，即未再來複診，直至3月11日時又來，此時觀鼻腔兩側結痂皆已脫落，通氣良好，所有症狀均改善甚多，自訴只是近來仍有一些倒流狀況在早晨起床時發生而已，此乃體質陽虛尚未更改過來之故，開水藥七帖予服，並要求時刻注意保暖，以免感受溫度之差異而再度受涼引發鼻疾，處方如下：北耆、當歸、白芍、小桂子、附子、炙甘草、紅棗、細辛、麻黃、辛夷、白芷、白朮、防風、路路通。

而這次之來，是順道帶她唸高中的兒子也來點鼻治療，因為她兒子的鼻過敏也相當嚴重。直至4月13日，相隔一個月多，又同樣的帶她兒子來治療鼻孔的另一邊，因她兒子的過敏及鼻塞情況好轉很多，同時何小姐本人的鼻涕倒流也進步不少，兒子再點鼻，何小姐也再拿水煎藥，不過這次的水藥加上黃芩、桑白皮，因她有輕微的血糖，這次水藥十帖。

從以上的病例說明，鼻過敏併發鼻塞及其他鼻涕倒流的諸多症狀是可以用外治法及服藥法快速改善甚至治癒的，何小姐所花的時間不多，便能把鼻病治療幾近痊癒，怎能說中醫的方法慢呢！這也證明鼻過敏是可以治好的。

3、用點鼻療法治癒鼻竇炎廿幾年來未再發作

陳〇全先生，44年次，55歲，住在楊梅鎮環南路，他是我忠實的老患者，民國78年時，我在板橋市中山路的聖佑堂中醫院上班，我的診間是二樓的6號，那個時候的中醫少，醫院才剛開始有勞保，所以生意奇佳，因為四面八方的各種患者都會接觸到，所以形形色色的病人皆有，陳先生是因胃腸不佳前來被我醫好，所以成為常客，因為每天都要接觸胃腸病的病人，看久了治多了，故對腸胃的疾病累積了不少的經驗。我還根據此經驗配製了腸胃病共同特徵的「腸胃散」經驗方，在醫院內一個月要用好幾十斤，臨床上大量使用都非常有效。

陳先生在胃腸病解除之後，又轉來給我看鼻子，醫院當時的鼻病患者也很多，鼻病不容易治療，尤其是過敏性鼻炎及鼻竇炎所引起的鼻塞更是難治，這些鼻病除了內服藥物之外，有些不用外治法是很難醫治的，於是我又研發了鼻病外治法，臨床觀察用鼻病外治法（點藥療法）配合內服藥物治療是非常有效而且多年不易復發，陳先生有多年鼻過敏、鼻塞、倒流、鼻竇炎的毛病，都在我的治療下病情快速的恢復，他當時還住在板橋市，所以經常來醫院光顧。

81年後我在土城市裕民路開業，他也常來，可是後來因為工作的關係，他搬到楊梅去了，直至現在，我把院址搬到中央路二段20

號，他還因其他的疾病如：疲勞、失眠、睡時腳會抽動、右側肩胛骨及後頭痛等……，因在楊梅當地找甚多醫師老是治不好，不得不遠從楊梅騎著車前來治療，精神實在令人感動，還好幾乎每次的治療對他都有幫助，能即時替他解除問題，他睡覺腳會抽動的毛病困擾了好幾年也被我治癒，所以我在他的心目中頗有份量，甚至過去也幫他治療過痔瘡，至今仍未再發作的事，他也經常提起，所以他甘願從大老遠跑來醫治，他說：「宋醫師，我不能沒有你，你走到那裡我就跟到那裡。」我很關心他鼻子的老毛病，經再度檢查，還好二十餘年來他的鼻疾一直都沒有發作過，可見中醫治鼻病的這個方法療效經得起考驗，不僅療效可靠而且是穩固、安全、方便的。

前幾天（2012/2/20），在泰國經商的吳先生回到臺灣，因一點小毛病來給我看診，順便讓我檢查鼻子，快要二十年了也沒什麼異樣，當時他的毛病也跟陳先生差不多，也用同樣的方法治療，至今談起這一段往事，他認為非常值得。

4、交替性鼻塞所引致的咽中痰阻

阮〇梅女士，44年次，55歲，住在中壢市福安三街，初診時間為98年11月7日，過去幾年在我未復業時，曾在大溪另一住處請我針灸，直到十月十日開業時接到我的廣告單而抽空前來針灸，據言；她痛的部位每次針後皆有明顯的進步，後來的幾次看到我在跟患者治療鼻疾，非常訝異，因這是她過去從不知道的事，便順道提及她有交替性鼻塞的毛病，經常鼻涕倒流，形成咽中痰阻，非把痰清除不以為快，這種情況由來已久，也記不清楚幾年了，中西醫都看過就是不會好，所以她也希望能趁針灸之便順道治療。

我瞭解了病史，經過四診辨證，認為她的鼻病必須外治為優先，再以內服藥配合才算是上上之策，經解釋同意後，於98年12月26日經同意點右側鼻孔，順便取藥內服，99年1月2日來診清洗鼻腔，抽吸鼻腔內的一些點後穢物，此診主訴牙齦有些不舒服，點後有些人會有此現象，但此現象很快即可消失，過四個星期後，因鼻塞倒流有明顯進步，心生信心，故又要求左側鼻腔也要點藥治療，我看情況可以，亦一併施治，如此反覆治療終於結痂脫落痊癒，從此不再有交替性鼻塞的煩惱，喉嚨也不再老是有痰的感覺，解決了她多年的困擾之後很是高興，之後不久又帶她先生、兒子、妹妹、外甥前來治療鼻疾，雖然每一個人的情況皆不同，但每一個人都有效，因而從此之後，她終於明白有的中醫真的能把難纏的鼻病在很短的時間內治好，不必花上很多的時間，直至現在，她還在介紹患者前來，我替她的病癒而高興，也為她的熱心所感動，同時證明這種治法是可以克服許多鼻病的。

5、治癒右下鼻甲被點藥後沾黏數年，造成經常流鼻血、鼻癢、鼻塞的病例

許〇綱小弟，77年次，來診時尚在念大學當中，家住中壢市中華路，一向有鼻過敏、鼻塞、動不動則流鼻血的病症，非常痛苦，之前曾給南部一家中醫診所治療過，後來可能路途遙遠未再續診，因鼻出血過久導致沾黏，最後演變成如上症狀，後又給耳鼻喉科看過多次，但一直看不好，99年2月26日由其姑媽帶來，他姑媽曾因鼻疾被我治癒過，因為療效甚好而特帶許小弟前來診療。

他姑媽就是上述的阮女士，說他的鼻病很嚴重，拜託我幫他治療，經我檢查他的鼻子後，發現右側鼻腔的下鼻甲與鼻中隔沾黏，怪不得除了鼻過敏、鼻塞之外，還會流鼻血，我用最細的棉花棒輕輕碰觸則鼻血直流不止，可見嚴重的程度，我還發現鼻腔有被點過的痕跡，便問其病史緣由，據他訴說，多年前曾因鼻過敏、鼻塞被南部的一位中醫師點過，至於後來為什麼演變成沾黏，他自己也不清楚，我想是下鼻甲的傷痕未癒，後又與鼻中隔的出血黏連在一起，最後變成增生的組織，於是便緊緊的沾黏在一起，沾黏的組織塞滿了整個鼻腔，是故演變成鼻塞，體質未調理過來，故過敏又再度

產生，這個沾黏的組織若未及時給予祛除隔開，再重新點過治療的話，勢必使病情更加嚴重，她的姑媽瞭解了許小弟病情的嚴重性，毫不考慮的便要求給予治療，我先用特製藥水給予塞鼻浸潤，待藥棉取出後再把沾黏的組織切開分離，然後點藥隔開，因為外觀上其上下唇乾裂，代表胃腸差、排便量少且不正常，故開給腸胃散合小青龍湯的合方。

直至次診3月6日就診時，發現情況比前次良好，同時流鼻血的程度也明顯減少，鼻塞打噴嚏也減輕許多，除了一貫作業給予清洗鼻腔之外，還開給腸胃散合辛夷散的處方，3月13日來，言情況又有進步，看看情況穩定，故順道治療左側鼻腔，左側鼻腔常會鼻癢鼻塞，但不會流鼻血，同樣將左側下鼻甲過敏變性肥厚的部分給予點藥祛除，內服方藥同前，3月20日四診，3月27日五診，此時右側結痂已全數脫落，左側則尚在結痂中，因右側尚有瘜肉未全數點落，故又補點，不過療程至此階段，病情堪稱穩定順利，所有發生在他身上的不適皆已順利解除，後又繼續治療觀察及保養，終於在五月把此病治癒。

6、嚴重鼻過敏兼鼻塞治驗經過

我的診所是開在土城市中央路二段20號，取名為「至善中醫診所」，從81年到現在，除了地址有變更過外，名稱都沒有變過，重新開業後不久幾個月，我在招牌下掛上一塊布條，上面寫著「過敏性鼻炎、鼻塞特別門診」後不久，就有一位住在對面的梁〇貞小妹（18歲）前來光顧，她正是典型的長期鼻過敏兼鼻塞的患者。

初診是99年1月16日，症狀是鼻過敏又兼鼻塞，病程已久，兩個鼻孔都是一樣的情形，下鼻甲肥厚呈淡紅色水樣狀充塞整個鼻腔，晚上睡覺尤其難過，常因鼻塞而不能好好入睡，為了此病吃藥很久也從沒好過，看到布條的字眼，非常心動，即決定前來治療，我檢查後說明治療過程，注意事項及費用，她欣然接受，1月22日先點左側，之後的療程大抵都是清洗鼻腔及取藥，由於她有多年的便祕病史，常常一個星期才大便一次，因此處方中除給鼻病的辛夷散外，還加入通腑瀉熱的腸胃散，這樣療程數次下來，鼻病大致情況進步穩定，便祕的天數也日漸縮短，直至3月11日才點右側，因左側結痂大致已脫落殆盡，不過觀察左側下鼻甲部分瘜肉又生，3月22日又加以補點，3月30日因結痂夾雜黃膿涕發臭，改藥以蒼耳散合腸胃散，至此大抵病情改善泰半，過敏鼻塞已很少發作，大便也一天比一天順暢，只有偶而會因其他因素又復發便祕，但很快即在給藥調整之後又恢復正常，4月末待結痂脫落後，全部療程方告一個段落，她自己的感覺也認為比以前未治療時相差甚大，已幾乎不再感覺有鼻病的存在，晚上也好睡多了，這是治療嚴重鼻過敏兼伴有鼻塞的典型病例。

7、十餘年不打噴嚏只流鼻水的病例

有一位葉先生，病例號碼：001125，40年次，60歲，住在中壢平鎮市文化街，是由做成衣的陳先生介紹來的，陳先生曾給我點過鼻子，2010/10/23為初診日，主訴是每到秋冬天氣，流鼻水的症狀便開始發作，白天上班的時候感覺不是很嚴重，可是一到下班回家或是睡覺的時候，鼻水就開始流個不停，奇怪的是不會打噴嚏，為了這個病看過許多耳鼻喉科的醫生都說是鼻過敏，藥也斷斷續續吃了不少，但都是只能止一下，沒有多少效果，這樣一直持續十幾年，到最後就不管它了。

直到陳先生引介才又引起他治療的信心，他有心瓣膜電燒史，鼻中隔稍微彎曲，下鼻甲並無特殊異常，診療時先給他吃兩個星期的中藥試試，看看對他的病情有否進步？方為小青龍湯加減，11/6為三診日，自言效果不大，經多方考慮後決定點鼻治療，原因是把下鼻甲變性調節功能障礙的部分點除，讓新生的黏膜重新恢復調節的功能，這樣流鼻水的毛病就可以得到改善，既然十餘年來中西藥都無效，年齡也有了，運動量也夠，就只好採取此法，所以他接受了點藥療法，也服中藥的小青龍湯合辛夷散，至11/27改點藥左邊，因併發小感冒，改服川芎茶調散合麻黃附子細辛湯、生薑，12/4病情進步，流鼻水減少，改服調養劑的玉屏風散加桂枝湯及附子，1/15後來言流鼻水症狀已無，3月份時其夫人前來針灸，其夫人言，再也沒聽其先生說流鼻水過，他先生因不再流鼻水而又照平常一樣打網球去了，可見我當時給他的外治法是明確有效的。

8、鼻過敏、鼻塞造成的多年鼻翼痛

做土水工的張先生，52歲，病例號碼：001057，住土城市學府路，2010/10/1初診，主訴兩側鼻翼痛已痛了十幾年，早上起床則打噴嚏、流鼻水，晚上及睡覺時則鼻塞，我觀看他的鼻腔下鼻甲還算正常，通氣尚佳，10/15本想請他服藥再試，但他的主訴鼻翼痛及鼻塞強烈，不想再服藥拖延時間，想趕快治好為要，於是決定點藥外治右邊，我的經驗認為比較困難的鼻病如果服藥效果不佳，必須配合點藥外治，有時內服藥並非絕對的萬靈丹，何況此病已經過十餘年，應該也看過不少醫生服過不少藥，沒必要再堅持原法，故決定點藥，至於其他尚有駝背的毛病，這是跟他工作姿勢有關，經常腰酸背痛就不在話下，主訴耳鳴很久應跟鼻病及睡眠不足有很大的關係，早出晚歸過於疲勞是引起抵抗力不足造成鼻病的因素之一，11/1來診時即開始鼻涕發黃，那是點藥後結痂白血球集中抗病的緣故，給予小青龍湯合蒼耳散即可改善，但涕黃又帶咖啡色的屑屑剝落及味道發臭等那是點藥後必經的過程，這些症狀服藥只能減緩些微症狀，若要這些症狀解除，必須等候六星期左右結痂脫落後才能恢復原來的樣貌，而原先主訴的難過症狀也才會跟著解除，2011/1/15以後即未再來，直至3/7時，因感冒前來，有鼻塞及後頭痛的症狀，我開給川芎茶調散合辛夷散予服，並問他鼻翼還痛不痛？他自言不痛了，但鼻子最近又塞，我勸他不要太勞累，睡眠要充足，營養要夠，但最重要的是他的工作是在戶外，吹風淋雨的機會多，工作沒辦法改變，所以要此病不再患很難。

9、鼻塞、打呼、頭痛外治加內服有顯效

住在桃園縣新益鄉的葉〇春女士，53歲，病例001296號，由陳先生介紹來診，2011/02/26初診，有鼻瘜肉開刀兩次的經驗，經過多年之後又嚴重鼻塞，鼻中隔與鼻翼緊緊貼在一起，幾乎看不到腔洞，副症還有鼻涕倒流，諸種原因加在一起造成晚上嚴重打鼾（即俗稱的打呼），血壓又高，因此不容易入睡，之前又有氣喘史，胃腸也差，經常消化不良而口乾舌燥，人病久了自然成憂鬱病容。

雖然下鼻甲不是很肥厚，我還是以她的主訴為主，用外治法治之，我認為一邊好則另一邊也會跟著好，先點左側，並開給小青龍湯合辛夷散通鼻竅溫肺化飲，直至4月2日五診時因常有頭痛，改方川芎茶調散加杭菊、殭蠶，此時結痂已脫落，鼻腔增大，連帶右側鼻腔也跟著好轉，形成一個比以前更良好的通氣環境，鼻不塞，倒流及打鼾也減少了。4月30日再看時基本是痊癒的，但還有些頭痛加上尚有輕微腹脹，改方川芎茶調散合腸胃散以善後，她的鼻病能從點藥加外治而大幅度的改善算是幸運。

10、中醫治療鼻瘜肉（俗稱鼻茸）有一套

「鼻瘜肉」通常長在中鼻甲與下鼻甲之間的跟部成串纍纍像豬油一般長大下垂，嚴重的還會垂在鼻孔外堵塞鼻腔不能呼吸，西醫手術雖然非常進步，但因未有調整體質之中藥，往往易於復發，中醫因限於醫療法沒有內視鏡等現代設備，故對於後鼻漏則甚難施術，最好的方法是中西醫各取所長，互相結合。會長瘜肉的患者通常都有一種特異體質，只是到目前為止，其發生原因尚未有絕對性的定論，這都是醫界尚要努力的地方。

罹患瘜肉即「鼻茸」的患者通常都會找大醫院去開刀，中醫的點藥術通常是無人問津，其實只要是肉眼能看得到的瘜肉，即解剖學上的前鼻漏，用中醫的方式點藥是非常安全，不必住院，也不會血流不止，只是所花的時間較長。

有一位中年男士，姓董，42歲，2011/4/28看網路來此，他在十多年前即在大醫院做過鼻茸手術，住院一個禮拜，兩邊鼻腔都長瘜肉，阻礙呼吸非常不適，鼻涕倒流自不在話下，本來想手術後自會一勞永逸，沒想到手術後不到半年左側瘜肉又再長出，他不敢再去開刀，結果找重慶北路一家鼻科中醫診所點鼻，也好了十餘年，直至近兩年鼻茸又再復發，想找原來的該家中醫診所治療，但該家診所已不知搬至何方，後才在網路看到我能治鼻病的訊息，決定找我治療，初診時察看鼻腔內的環境，鼻茸如豬油，其形狀如氣球裝水樣下垂阻塞鼻腔，怪不得每晚皆鼻塞，且喉嚨經常有痰卡住，我用點鼻法用藥點其根部，至色轉黑為止，5/6下午複診時瘜肉大都乾枯萎縮，至此鼻塞已無，他非常高興，不過在診察之後我發現仍有部分瘜肉尚未清除乾淨，後又點藥數次方把難纏的瘜肉搞定，以後會不會再復發要看醫病雙方的配合度了。從上症看來，此瘜肉之產生應與外感未得其治有關，保養的好不好佔相當重要的關係。

11、由外感引發的呼吸怪聲被判為疑是妥瑞氏症

2011年2月12日，記得有一位李X奇小弟，才12歲，住在三重，由他媽媽帶來，他媽媽說他的兒子自從感冒咳嗽吃西藥不久之後就變成這副模樣，經常喉嚨發出重吸氣又重嘆氣的怪聲，求診西醫說是很像是妥瑞氏症，但是沒有藥可治，媽媽聽後很失望，於是到處打聽看有誰會治？

最後打聽到我，終於決定帶來想看看是不是鼻子的問題，我用儀器檢查鼻腔，問題不大，查看喉嚨發現有明顯的倒流涕，綜合病史之後判斷，認為外感未癒，故此類似妥瑞氏的怪聲應是由鼻疾所

引發，於是決定從鼻疾治起，鼻疾治好後此症應可做大幅度的改善，開給小青龍湯合半夏厚朴湯，小弟連續服藥七個星期，每一個星期回診皆有明顯進步，他媽媽非常高興，藥一服完都按時前來，第七星期來診時因已不再發作，他媽媽要求可不可以不吃了，因他住三重來土城覺得很遠，我看小弟情況良好，也覺得療程該告一個段落。這種類似的病例還不少，我一直沒有時間寫出來，後來一有空閒，我便用電腦打出，告訴國人此症並非妥瑞氏症，此症乃是由風寒外感誤醫而來，只要把外感驅逐出境就好了，不要被當成妥瑞氏症看那就好，因為我相信一定還有一些人患有此病，希望此案例寫出來，能對他們的病情治療的方向有所幫助。

12、外感未解演變為鼻過敏

黃〇溢小弟18歲，病例號碼：001569，2011/7/29由其父帶來初診，本想先治鼻子過敏，因他經常鼻癢、打噴嚏、流鼻水，患病一、二年當中都是看西醫，醫生告訴他此病很難好，因此只好找中醫治療看看。聽人說我這裡治過敏性鼻炎效果還好，決定帶小弟來試試，不巧來時正好併發咳嗽，風為百病之長，要治過敏也要先把咳嗽治好才可，咳嗽就是外感的表現，咳嗽治好過敏也會跟著好起來，過敏是西醫的名詞，中醫的名稱叫做鼻鼽，中醫認為風寒外感未去，一直在體表徘徊不去，機體只好對它產生一連串的反應，因此才會產生過敏，因此要治好過敏就要把風寒外感解除才是治本之道，如果只是一味的使用抗過敏的藥壓制，那是不會有好的一天。初診時的症狀是：鼻本有過敏，加上咳嗽就更加嚴重，檢查右側鼻塞，鼻中隔偏曲，咳嗽痰白，咳時咽先癢，問之夜臥吹冷氣至天亮，曾看過西醫三星期未癒，西醫跟他說過敏不會好，所以才會找中醫。我認為他的過敏是由受風寒外感而來，晚上吹冷氣到天亮是最重要的受外感原因，因此治病的第一步就是晚上只能吹電風扇不能吹冷氣，吃藥要先吃治咳嗽的，於是開給止嗽散8克、麻黃1.5克、杏仁1.5克、乾薑3克，共一星期的藥給他，果然8月6日複診時病情已進步甚多，冷氣也沒吹了，鼻過敏也減少了，又拿同樣的藥續服，8/13三診又更進步，鼻也不塞了，藥同再服，8/20四診時因前述諸症都已消除，改以調整體質的補中益氣湯予之，至此，咳嗽也復原了，鼻過敏也沒再發生，他及他的父親都非常高興，9/3又來取藥，一切正常，從這一例子可見，治鼻過敏並不如西醫講的那麼難，也並非不可治的。

13、劉氏父子鼻過敏、鼻塞，服藥療效甚好

劉○○先生，56歲，病歷號碼：00634號，住址：中和市民利街，2010/04/09初診時是來看腸胃脹氣的，他尚有血壓偏高、舌苔白膩、脈象洪數、經常晚睡、大便量少的副症，除此之外，最重要的是經常鼻塞，看他坐在診間一面把脈一面還不時從鼻子發出倒吸抽痰的怪聲，就知道鼻子出了很大的毛病，以我觀察病情不輕，我叮嚀他腸胃病治好後，最好也把鼻子的毛病治一治，他的回答十分冷漠，好像漠不關心，讓我心裡感到很奇怪，他說：「我已經習慣了」，我只好勸他說：「你自己是習慣了，但你週遭的親人和朋友聽了會很難過，難道你不替你的親人想一想。」說了這話之後他還是沒有絲毫反應，我也無可奈何。他的病初診用的是腸胃散（是我自己調配的，對一般常見的胃腸疾病都非常管用），4/16複診，服藥後情況有進步，4/23再診，病情都有莫大的改善。

4/30時，想不到真的來看鼻子的毛病了，由於之前的多次來診，我大概已清楚他的病狀，除了鼻中隔的彎曲外，還不時的發出倒吸抽痰聲，聽起來非常的不雅，問之睡覺常打呼，不時鼻流清涕，綜合症狀之後我開給小青龍湯6克、辛夷散6克的處方，共7日份的藥，5/17複診來時，因胃脘痞悶，故改方小青龍湯7克、腸胃散5克，又是七天，共兩次，至2010/6/2來診檢查，鼻子已進步甚多，倒吸聲也已明顯減少，又給方小青龍湯9克、辛夷散4克，續服多次，之後

的來診皆很少聽到鼻子發出的怪聲，6/25來診時一直都沒聽到怪聲，可說病情已穩定，從以上病歷可見，溫肺化痰飲的服藥方向正確，這種毛病自是可以獲得大幅度的改善的。

劉○碩，只有13歲，病歷000751號，是前面劉先生的兒子，父子倆都是鼻過敏、鼻塞、流鼻水，但他沒有倒吸抽痰的鼻怪聲及打呼習慣，但同樣都有鼻中隔歪曲，只是歪的情狀不同而已，來診時右側下鼻甲都是塞的，因年紀尚小，還不考慮外治法，應先考慮解其風邪，初診是2010/5/19，我先給予內服藥吃，先用玉屏風散5克、桂枝湯5克，七天份予服，玉屏風散是治風邪久留不散，發在耆、防，收在朮，桂枝湯治太陽中風可調合營衛，看服藥後情況如何再說，複診5月26日，檢查一看結果右鼻黏膜已回縮，整個鼻腔通氣良好，想是藥用對了，同樣藥再續服，三診是6月2日，再檢查一次還是通暢，可是到後來的複診，怎麼右側下鼻甲又塞，改藥補中益氣湯合辛夷散，服藥兩週後再看鼻子又通了，見此藥有效，因此囑其繼服。如此一面增強免疫力一面治鼻子痼疾，隔數週後終於把鼻疾治療到一定的程度，基本上要算是痊癒的，劉小弟終於免除鼻病之苦。

14、過敏性鼻炎久流鼻水不癒

過敏性鼻炎所引起的流鼻水是目前常見的文明病，若用現代醫學的方法是很難治癒的，此症在中醫來說泰半虛寒症居多，尤其小孩子的流鼻水更是離不開感受風寒的病史，像是晚上睡覺時踢被，夏天則隨著大人吹冷氣，這些都是罹病的重要因素，這些習慣不改，則吃再多的藥也是徒勞無功，所以治病不能光憑一方面，此病久不癒時必虛，虛者補之、寒者溫之，急者治其標，若有風寒宜先解表散寒，若久病風寒則需發中有收，緩和期則宜兼調補方能得效。

陳○小妹妹，住土城市金城路三段。白天經常流鼻水，每到冬天則更加嚴重，鼻水流多了、流久了，自然神情倦怠，看耳鼻喉科服用多次西藥也沒治好，此症天寒則流鼻水增多（打噴嚏反而不多），天氣熱則流鼻水稍少，此乃中醫所謂之水飲，也是外感久留體內而化成的「飲」，若張口視之則喉內之痰皆為透明之泡沫，此則更證明水飲無誤，體內因寒故痰成泡沫，鼻水成清涕，故宜溫肺化飲法將寒飲化之，小青龍湯為溫肺化痰飲代表之方，寒久刺激肺，氣管黏膜增生，多少會有些微之咳喘，故小青龍湯亦治咳嗽痰多胸滿等症，流清涕久不收則需酌加收澀之品，（味酸即有收之意，其實小青龍湯內的五味子即有酸收之功）陳小妹妹84年11月23日初診，開給下方：小青龍湯8克、杏仁1克、貝母1克、烏梅1克、訶子1克，三日份，服後稍有進步，次診因新增後腦痛的症狀恐有風邪侵襲，故用小青龍湯與川芎茶調散之合方，三診時鼻涕、頭痛皆少，但仍有微咳之症，因此再給予初診之藥，四診時咳、涕均少，此時已進入緩和期，用藥宜兼調補，故用十全大補湯5克、小青龍湯7克合方，請其久服，此藥前後服藥未滿一月，前述諸症均癒，神態亦較前活潑，之後已甚少發作。

中醫治此病，乃按禮質之虛實而用藥，寒則用小青龍湯溫化寒飲，虛則用十全大補湯補其氣血、溫其體溫使其產生熱能，熱能產生，末梢循環轉佳，水飲得以溫化，故過敏體質可改，若又善加保養則過敏性鼻炎當可癒也。

15、從小就嚴重過敏鼻塞至老的治驗史

過敏性鼻炎於目前醫學界是一種不容易治癒的頑固性慢性疾病，其症為遇到空氣潮濕或太乾燥或溫度突然急驟轉變時則頻發性打噴嚏、流鼻水、眼睛癢、鼻塞的症狀，嚴重時是會妨礙工作及情緒的，現代醫學認為是對空氣中的花粉、塵蟎、汽油、衣櫃、地毯、貓狗等過敏，而有改變環境之說，但理論雖然如此，要真做到改變環境是不容易的，譬如從台灣搬到美國，或從台北搬到台中，在現在這個房價高漲的時代，不是容易可以做到，再說，過敏之發生也

不純然是環境的單一因素而已，個人先天後天體質的好與壞也是決定過敏好發的因素，因此改變個人的體質使其機體增加抗病的能力才是治療本病的基本正途，而增加抗體之方法除運動之外仍要以用對正確的藥來治療為主，預防保養健身為輔。治療的方法甚多，總不外乎按陰陽虛實給予調整體質，嚴重者配以外治，茲舉頑固性的過敏兩例。

吳○發先生，39年出生，往在土城市裕生路，於82年因從小就嚴重鼻過敏來診，發作中不時有鼻塞之現象，但自覺尚不妨礙呼吸，除了鼻過敏猛打噴嚏之外，最嚴重的就是打完噴嚏之後，鼻水流個不止，妨礙了其工作的進度。我觀察其鼻甲黏膜淡紅，鼻甲呈水樣濕濕然，我先是在其鼻甲上塗上去敏膏，內服藥則用十全大補湯7克、小青龍湯7克、附子3克，一星期後再看，雖有進步但不甚，2月14日來時，右邊施術點擦藥法，至23日來診時則見諸症狀進步甚多，再過二星期後觀看，此時結痂已近脫落，服藥仍如前法，至3月20日時，右孔夾出黑色結痂，至此已近痊癒，鼻不塞，亦甚少鼻過敏、打噴嚏、流鼻水，之後，有小疾來診詢問皆未曾發作。十全大補湯大補其身體氣血者也，小青龍湯者溫肺化飲之劑也，之所以加附子者，大補表陽溫通十二經絡，加以外治是在暢其鼻道，去其鼻黏膜過敏之變性，內外夾攻，療效鞏固，如此「過敏」即可基本痊癒。

陳○三先生，28年生，住土城裕生路○號，82年5月7日因過敏性鼻炎來診，當時診所尚未承辨勞保，所以用自費求診的患者並不多，除非病情嚴重且他醫求治無效才會來中醫處求診。他是看到我「鼻病」的招牌而入內一試，因為打噴嚏、流鼻水的症狀沒有改善，無法做生意，不得不前來治療。當時觀察鼻黏膜呈淡紅色樣而非呈蒼白色，按其脈象，細弦尺尤沉，表示身體底子不怎麼好，尤其在氣血方面與在腎方面（原動力）欠佳，此種鼻炎首須摒除鼻黏膜上之過敏原，使其更新長出新的黏膜，內服藥除溫化水飲外，尚需大補氣血，溫通十二經絡方期有效，待病情穩固，更須補腎壯陽（

性弱）以益水歸原方可收斷根之功，故自初診起即予告知治療之方向，還好陳先生蠻能配合，第一次為5月7日給予點鼻術治療，不到一星期下鼻甲即結薄痂，5月21日除服鼻敏散之外，按其病情，根據脈象為代脈、又語言無力人倦、房事無力之外，加上人易疲、夜寢不安、口乾諸種症狀，而給予參茸固本丸，並以甘溫退大熱之劑予之，初服有口乾之現象，後換服六味地黃丸，待適應後，又改服參茸固本丸，之後即不會有口渴之現象，且精神等轉佳，現事隔十餘年，過敏性鼻炎未再發作。

臨床亦見過敏性鼻炎患者常伴發胃腸功能不佳之情況，此則應調理胃腸，胃腸可以吸收，則營養足，抗力佳，（補腎不如補脾，什麼東西吃進去都需經過脾胃之吸收），脾屬土，鼻屬肺金，土旺自能生肺金，故此形之過敏性鼻炎，除治本病外，尚需以調理脾（胃腸）之功能為首要。

注：大抵過敏體質者，年老者須加以補腎之劑固其本以收功，而年輕者以補益中氣即可。女性則以八珍或十全以調補氣血並酌予溫陽為佳。

16、過敏性鼻炎服藥治癒

台北縣三峽鎮嘉添里的陳○○先生，患嚴重過敏性鼻炎，嚴重到鼻子不能觸摸，一摸就想打噴嚏，一打噴嚏就連續打個不停，用鼻鏡觀看鼻腔內環境，鼻甲並未肥厚，因此鼻子也不怎麼塞，最難過的就是會不時的鼻涕倒流，時時欲把倒流所形成的痰咳出，碰到空氣不良如油煙多的地方，或天氣溫度變化很大時，一定會連續噴嚏打個不停，鼻子好比氣象台，打噴嚏嚴重時，肌肉一痙攣，時常痛引腰背，晚上睡覺睡至半夜也經常會打噴嚏打到醒來，為此鼻過敏症狀曾求治多處中西名醫，最後總是無功而返。聽完經過後，我仔細診斷後開給下例處方：十全大補湯3克、小青龍湯5克、辛夷清肺飲7克，一日四包量，共一星期的藥量。

結果次診來言改善甚多，尤其鼻癢打噴嚏的次數減少最為明顯，他自是內心非常高興，要求續服，我藥方不變，再給服一星期，三診來言，打噴嚏的症狀已經近無，幾與常人無異，現在觸摸鼻子已不再像以前那樣敏感，鼻涕倒流痛苦也泰半消失。

注：此人之脈象呈現虛象，體形瘦弱，故給十全大補湯補其氣血，溫通經脈，稍一觸碰則打噴嚏、流鼻水則為水飲之寒象，給小青龍湯以溫化水飲最好，而鼻病牽延不癒則虛，打噴嚏久則傷肺，為肺有外邪停留，故宜辛開苦降之辛夷清肺飲以化之清之，故三方合一不久而癒。

17、慢性咽喉炎怎麼治？

慢性咽喉炎是一種很難治療痊癒的疾病，它的症狀是咽喉乾燥，稍食熱則咽痛，目前現代醫學只有對症療法暫時緩和症狀而已，尚無有效的治本療法，中醫對於此病的說法較為具體，比較直接有關的臟腑為肺、胃與腎，如「咽為胃系，喉為肺系，咽喉下通於胃、外通口鼻，咽喉又為肺交會之處，故易為外邪及其他致病因素所犯。」「咽喉是呼吸和飲食的要道，咽下通胃，喉下通肺，是胃系和肺系所屬，是經絡循行交會之要衝」，「咽喉有數症，有積熱、有風熱，有病後餘毒未除」，「陽明為水穀之海，而胃氣直透咽喉，故又為陽明之水最盛」，「咽喉諸病皆屬於火」，「腎之經脈循喉嚨，咽喉為腎呼吸之門戶」，「咽喉得腎精濡養，生理功能才能健旺」，此外，咽喉病也和肝有關係，肝之經脈循咽喉，肝之經氣上於咽喉」，「咽喉病常因肝氣鬱結，肝鬱化火所致。」以上是中醫對於咽喉病看法的片段摘錄，這就說明了咽喉跟肺、胃、脾、腎、肝都有關係，而不能一味的只治其標，把它當作單一的疾病看待，那樣是不能真正治好疾病的。

現在舉一例慢性咽喉炎的患者來說明：

余〇寶女士，48年次，住在土城市裕民路55巷，85年3月7日來診時自訴，想請醫師幫忙治療多年的慢性咽喉炎，症狀是經常咽喉乾燥甚至乾痛，稍吃一點熱性的東西喉嚨就痛，每次感冒咳嗽都是喉嚨先不舒服，一咳就要咳很久，且咳的相當厲害，甚至咳至吐，平常大便就像羊糞樣，也常口渴苔黃。由其上所述得知，其咽喉病其實是由肺胃積熱引起，所以咽喉乾燥充血，大便燥實，治則是清肺胃之火則癒，我用鼻鏡檢查她的鼻子並無異樣，應不是從鼻疾感染而來，再問她胃腸情形，她一直說她的胃腸很正常沒有怎樣，但從四診裡的舌苔來看，這種胃腸症狀仍算是不正常，於是先給予清咽利膈湯7克，腸胃散7克 麻子仁丸2克，以治咽潤腸通便，果然複診情況皆有進步，但服自調之清咽利膈湯，腸胃會有不適（反胃）之感，只好改方牛黃解毒散（勸奉堂藥廠出品）和腸胃散合方一星期予服，3月18日來複診時自訴大便已通暢，精神也轉佳，最高興的是多年的咽乾竟一掃而空，難得有這種輕鬆的感覺，唇乾、口渴、苔黃亦消失殆盡，想再服七日看是否可以「斷根」。她說她不知道慢性咽喉炎會跟胃腸病有關係，還以為我診斷錯誤，在這以前她也看過好幾家耳鼻喉科，都說是慢性咽喉炎，要慢慢服藥「控制」，不容易好，只有多喝開水以減輕症狀，她雖然照做，但就是不會好，老毛病總是還在，耳鼻喉科的醫師說，如再吃不好，就要到大醫院開刀！她被這麼一嚇，想想還是來找中醫碰碰運氣比較好，她笑著說，原來中藥還蠻有效的。

注：咽喉炎急症誤醫才會演變成慢性，醫不好則開刀，是有點差強人意，中醫認為多條經脈都經過咽喉，就如同上所述，只要辨證正確，疾病都可迎刃而解。

18、鼻咽癌後遺症之處理病例

鼻咽癌以前曾是十大死亡原因之一，但自有鈷60照射法後，死亡率遞減，但雖然死亡率沒那麼高，但癒後所遺留的後遺症仍多，譬如口燥咽乾無津液，造成吞嚥困難，在吞嚥當中常不自覺嗆傷氣管而引起猛烈的咳嗽，大部分的病人到後來都會波及到聽覺上的障礙，形成重聽，造成生活上的不便，缺點仍有很多，我的姐夫曾得鼻咽癌照過鈷60，若干年後由於吞嚥困難不能吃東西，只好送到醫院在腹腔打洞做引流管灌食，最後由於營養不良，器官衰竭而亡，是故這樣的治法仍然不是很理想的療法，但以目前的西醫科技又不得不接受。鼻咽癌按西醫的說法雖是一種病毒，但用中醫的方法一樣可以治得好，只可惜病人絕大多數一聽到是病毒就對中醫沒有信心，非要弄到一堆後遺症後才來找中醫治療，這是非常可惜的。

江○榮先生，36年次，住土城永和街，罹患鼻咽癌，於80年間接受某某醫院鈷六十之照射共計四次，82年9月前來本所，其脈細弦微數，舌質紅，中醫認為此屬陰虛之體，症狀為唾液減少，無嗅覺，項常緊，涕多且帶黃色，睡眠常有中斷，治法宜滋陰潤燥、疏風清熱，因項緊涕多為先，故先急則治其標，用清鼻湯合蒼耳散治之，睡前另加服安樂丸，次診自訴進步，三診時告知常有鼻尖酸之情形，此仍屬風邪外感之症，若風化燥則涕黃，（按現代醫學之解釋是已有輕微發炎之意）則加黃連解毒湯清其蘊熱，如此續服藥月餘，前所述之項強、涕多、鼻酸之症均獲改善，雖不能說是痊癒，但能改善至此已非常值得欣慰了。

本案例雖非大症，卻臨床常見之，非鼻咽癌患者所獨有，故亦提出報告。

注：處方中清鼻湯為葛根湯加大黄、川芎、桔梗、辛夷，三方合一故能收效如此。

19、由鼻病所引起的眉稜骨痛

楊○香女士，49年生，住在裕民路92巷，82年3月初診，即以眉稜骨酸痛為主訴，其他尚有鼻癢、鼻塞、流鼻涕、鼻根酸的次症，其他喉痛、口瘡、肛門努肉、白帶、口燥咽乾、大便不暢等為附帶症狀，主症為風寒濕邪留滯經絡，附帶症狀等大抵都由腸胃功能不良所引起，我以腸胃散加減，逐一在短期內將之一一克服，所剩之主症則一面針攢竹，一面採點鼻療法治其左邊之鼻塞，內服藥則以全面性之調整為主，不拘泥於一方一法。

11月10日給予點藥，次日即言眉間已不感疼痛，其它項強、鼻酸亦減輕，後來之連續數診，雖亦偶感風寒，眉稜骨痛復發，但都能在針攢竹穴及服川芎茶調散合蒼耳散之後減輕，不似未治療之前數年，常常為此病所苦，終至眉頭深鎖、痛苦莫名之狀，其後偶因他病前來，均不曾有過眉稜骨痛發作。

眉稜骨痛常在陽明頭痛或少陽頭痛時兼見，若單獨出現者多為風熱外束所致，痛時目不能開，時方用選奇湯，但衡諸事實，選奇湯只能說對某種眉稜骨痛有效，像本案例則非其所治範圍，本病之因為風寒濕邪停滯經絡，久而形成慢性鼻炎，本案例治法特殊，特將經過提出。清鼻湯本即為治項強、頭痛、鼻塞之症，清熱解毒藥微有不足，故只適用於輕微之鼻淵，故涕雖黃兼有項強之症則應合蒼耳散引經方效。

20、鼻竇炎治驗錄（這是二十餘年前的病例）

呂〇儒小弟弟，73年出生，住在土城市學享街。初診時，由他母親帶來，他母親說他經常喊頭昏頭重，曾經到耳鼻喉科治療多次，檢查說是鼻竇炎，但說歸說，連續治療近幾個月症狀並未減輕，且耳鼻喉科醫師每次用吸引器吸鼻涕後都覺得頭暈，我仔細觀看鼻黏膜的變化以及咽喉的情形，認為是肺寒感冒餘邪未清之故，用溫肺散寒、化痰理嗽之寒咳散治之，三日後咳少涕減，之後收其水飲、清其肺熱，用辛夷清肺飲合小青龍湯予服，六日後已不鼻塞，亦不頭目昏重，肺寒邪已去，清空之竅亦獲明朗，最末以氣血雙補之法以調理身體增強其抵抗力，用十全大補湯合小青龍湯善後；之後再來診時已甚少有鼻病諸症之發生，所謂的「鼻竇炎」已變為莫虛有之名詞矣！

注：此例之鼻竇炎是從外感治不得法而來，治其外感則癒。

21、鼻衄六年治癒史

陳○塗老先生，民國3年生，在當時已是八十幾歲的老翁，現在已2012年，想當然不在了，他住在桃園縣大園鄉，他於83年5月23日獨自乘坐汽車前來看診，來回要花二、三小時的時間，現在是民國101年，交通方便當然時間上減少許多，他當時為的是治那纏繞六年之久的不治之症——鼻衄，他自訴十五年前因為牙齒的毛病而手術，手術後的幾年沒有什麼異樣，直到六年前才開始發覺左邊鼻子非常不舒服，每天都有不少的鼻血流出，流鼻血不止對老年人來說當然相當緊張，於是他開始到處求醫，耳鼻喉科的醫師每次都是開給一些止血的藥，看不出什麼異樣，後來找到了原來替他開刀的醫師，開刀的醫師只說他年紀大了不便做第二次的手術，何況牙齒也沒有什麼異樣，其他的醫師當然也找過不少，因為也是同樣的說法及結果，所以最後才找到我這個小診所來，我當時的診所是在裕民路，在我聽完細訴後，仔細診視鼻腔，發現左鼻腔右下鼻甲旁以前手術處有一寸長的贅肉長出，稍用器具一碰觸則鼻血直流，那就是他流鼻血的根源，由贅肉長出的形狀，判斷應是手術後瘀血未淨經年累積所造成，因為是贅肉，故跟內科不太有關係，從經驗上判斷，只要把這塊贅肉祛除，應該可以治癒流鼻血的症狀。83年5月31日開始用點藥治療，我不是西醫，沒資格動刀，只有用中醫可使用的土法子，點藥讓贅肉結痂脫落，效果還不錯，點藥治療後的一個月左右，鼻血幾乎沒有再流，到12月25日，據說偶而還有流一些鼻血，不過比先前少了很多，我又再用土法，次年7月又流過一次，還是再用土法，過了兩年多，都不曾再聽到有流鼻血的自訴。

這個流鼻血的案例空前少有，是因為手術後縫合的地方因某種原因長出贅肉，因內裡全是血管，稍一碰觸即出血，是故鼻衄六年不癒，將之點藥祛除贅肉是最根本的法子，陳先生的病治癒後，我常在想，他看過的耳鼻喉科醫師那麼多，為什麼都沒有人發現這個問題，導致陳先生多走許多冤枉的路，醫界是不是應該檢討呢？

有很多患鼻病的人也常有流鼻血的經驗，若屬下鼻甲黏膜充血所造成，用點藥法祛除下鼻甲肥厚的部分大抵可使其治癒，倘若出血在鼻中隔部位者，就比較難纏，要用血管收縮劑或中藥止血藥粉如鐵扇散、止血散之類止之，再吃一點清熱涼血的藥物輔助，若是因肺、胃熱盛或血熱而衄者，可能就要從內科治療，中藥四生丸、犀角地黃湯加仙鶴草、白茅根、阿膠之類可為試用，因打噴嚏過猛而致鼻黏膜破裂流血者，應從外感治，其他原因而流鼻血者，當治其主因，則流鼻血可癒。

22、用點鼻療法治療嚴重打鼾

陳先生，六十幾歲人，住在台中縣大肚鄉，他的兒子住在土城，就在診所的對面，每有空閒，則常來小坐一番，來了許多次以後，自然也探聽到我有幫人治療鼻子的消息。85年初，他抽空前來求診，自訴常被自己的打呼聲驚醒，害得他不能好好入睡，也屢遭太太抱怨，太太說被吵了三十多年，因此決定要把此症治好，我認為年紀一大，鼻甲肌肉便無力下垂，尤其在躺下時更會阻塞鼻道而張口打呼，治這種病最快的方法就是將鼻甲肥厚無力的肌肉點藥祛除，想服用補脾益氣的中藥是緩不濟急的，這是我多年的經驗。於是我使用點藥療法治療，將他的中下鼻甲點藥結痂，大約一個半月的療程，結痂脫落後，終於自己覺得打呼已明顯減輕，至少可以一覺到天亮，夫人也說，最近好像沒有聽到他打呼，不會被吵了，症狀改善泰半，生活品質提高也算是功德一件。

打呼雖然不是什麼大病，但嚴重的打呼，常會引起附帶的症狀出現，如：打呼時張口呼吸，容易早起時咽乾口燥，打呼時的噪音，影響他人的睡眠，有的人甚至因打呼而造成呼吸中止症，會影響生命的安全，若小孩子打呼，還會影響發育（因為睡不安穩），因此不可等閒視之。打呼也會影響夫妻的情感，有許多外國人離婚的原因竟然是為了不能忍受打呼，所以有打呼症狀的人還是奉勸趕快治療。

另外，打呼聲也代表著呼吸道有某種程度的阻塞，此種阻塞常由肥厚的扁桃腺腺樣增殖、鼻過敏、鼻塞、腫瘤等引起，因此，有了打呼的症狀，應該就醫，不然，痲煩就跟著到來。

23、頭部右半邊抽痛治驗

陳先生，43年次，土城市延吉街人，經常苦於頭痛的病症，從以前的斷續發作到今年的連續發作已有越來越受不了的趨勢，每次頭痛發作起來都要停止工作，否則無法支撐，他到處求診，也到處檢查，醫院照腦部超音波說沒有怎樣，神經內科醫師說是腦神經病變，耳鼻喉科醫師檢查說是一切正常，既然檢查都是正常，為什麼頭會老是抽痛呢？他自已實在不明白，有一次他去一家小診所看病，該醫師告訴他可能是三叉神經病變，可能是右下鼻甲的黏膜問題，給他一點啟示，因此才想到要找會看鼻科的中醫，當時在土城只有我看鼻科比較專門，所以找到了我，初診時，我的講法大致跟那位醫師相同，認為右下鼻甲的黏膜病變造成右邊的三叉神經抽痛，應該用點鼻療法讓下鼻甲過於肥厚部分祛除，祛除了肥大的鼻黏膜就不會壓迫三叉神經，他認為此說頗有道理，因而接受了治療，果然，點藥後一個月的療程之內頭痛便甚少再發作，不過一個月過後，偶又有一、二次發作，仍然有明顯痛點，這次在其痛處局部下針，右下鼻甲再點藥一次，這一次的療程之後則不再有頭痛發作，之後，斷續檢查半年以上，未聞頭痛症復發，病痛總算圓滿解除。

臨床上常遇到因鼻病牽引頭痛的例子，有的痛引眼眶，有的痛連前頭，大抵都從下鼻甲上點藥治癒，因此，點藥療法對上述病症是值得肯定的。

24、頭痛、頭暈、打呼、耳鳴用點鼻法治癒

有很多人長年都在看病，病情不大不小，說不嚴重也可以，但生起病來卻又叫人受不了，在這些病人中，有一種人是很賴皮的，生病就是不看醫生，除非到「要命」的時候才勉強覺悟一下，否則絕不吃藥，這種人當然要另當別論，但有一種人是很注意身體也很聽醫生的話，按時看病也按時服藥，但問題在於有很多病就是很耐心的服藥及看醫生也沒有絲毫進步的，原因有好幾種；可能是醫生主觀的判斷而把病的主因忽略了，也可能是醫生對病的認知不同，因為有些病從中西醫的角度看是完全不相同的，此外，有些病根本很難醫好，在這種情況下，有些人就要多走一些冤枉路了。

這裡有一個例子，住在宜蘭市小東路○號的邱老太太，16年出生，她的兒子就在我診所隔壁的三樓，她的兒子因為鼻疾給我治癒故而也叫她順道來看看，81年9月14日來診時的症狀有多種，有心血管疾病，有慢性胃腸病，經常大便黏膩不實，常有呑酸、嘈心、脹氣之類，中脘微痛，伴有心悸、怔忡、胸悶，但這些都還不太難過，最重要的是常鼻塞，呼吸之間不時夾雜「鏘鏘」的倒吸聲，自己聽了都覺得難過，夜間打鼾，經常頭暈頭痛，動不動就感冒，老覺得咽中有痰，呑吐不舒，咳也不是呑也不是，自覺左耳聽力差，同時左頰到耳區如有螞蟻在爬來爬去癢癢的不太舒服，這是什麼病呢？這就是鼻病與胃病所引發的一系列症狀，要鼻與胃共治方效，我先開舒肝理脾的藥物給予內服，方用柴胡加龍牡湯6克、黃連湯4克、腸胃散6克，自10月28日起則一面內服胃腸藥，一面外治其鼻，她的體質還算很好，自點鼻那一天開始一直到結痂脫落為止都沒有塞過，非常順利，檢查其鼻腔，分泌物亦甚少，可說是很幸運的病例，此期間仍然服胃腸藥，偶有感冒頭痛方改服川芎茶調散和清空膏而已，但自從治療鼻疾開始，左邊臉頰癢感便消失殆盡，到12月末複診，頭痛已不再發作，大便亦較以前實在順利，而且以前夜睡打鼾及耳鳴如蟬叫的聲音亦改善泰半，自訴自鼻子通之後，呼吸量增

大，所謂的心悸、胸悶亦自然痊癒。

鼻病可以影響很多的併發症，擒賊先擒王，主病一好，次病則隨之而消，不需要亂槍打鳥，治療鼻病也是一樣。

邱老太太在宜蘭也曾看過不少醫師，但都只是頭痛醫頭式的療法，故而非常灰心，有時氣到乾脆放棄不治，沒想到她的鼻病能在這種機緣下治癒真是慶幸。她自己也感覺到自己的病可能是鼻子引起的，現在果然證明了這一點，只是奇怪為什麼沒有醫師發覺？

25、典型的鼻癢症治驗一則

鼻癢是指鼻腔作癢而言。翻開《中醫症狀鑑別診斷學》一書對鼻癢所做的論述；認為鼻癢的病因不外乎風與熱，以癢而痛者多屬於熱，發生部位是在鼻前孔或鼻腔。又說，其常見證候分為數種：有風熱犯肺的、肺經燥熱的、熱毒侵肺的、脾經濕熱的、肺氣虛寒等鼻癢之不同，《奇效良方·鼻門》中又說：「癢為火化，心火邪熱干於陽明」，「心神燥亂而發熱於上，則鼻中癢而嚏也」。

如上所述，理論上說的總是頭頭是道，好像真的有那麼一回事，好像只要照其類型套上公式的藥方，就會藥到病除似的。但很不幸的是，人們生病總是不按牌理出牌居多，生出的病也常找不到相似方劑可套。

邱○珍小姐，56年次，住址：土城學享街，5月4日來診時，一直強調「鼻癢」，鼻孔不塞，時有清涕及稍微倒流而已，餘無異樣，但卻鼻癢的難過，不抓它很難過日子，看過耳鼻喉醫師多次卻一點效果也沒有，聽說我會醫鼻病，因此求診。初診檢查鼻腔時，下鼻甲黏膜泛白如同過敏樣，鼻道還蠻暢通，自覺打噴嚏及流清涕之頻率並不明顯，我認為還是離不開過敏性鼻炎的範疇，應該點藥讓黏膜結痂脫落後再予調整體質方善。根據中醫之病理，鼻癢之外因為受外來風邪、異氣之侵襲所致，內因病本為肺、脾、胃三臟之虛損。因此點藥去除過敏原之後，給予健脾補肺、益氣固腎之藥應可改善體質，增強其黏膜之抵抗力，也就是抗風寒之能力增強方對。約治療二個月餘，結痂脫落後鼻癢消失，療程中曾給予補中益氣加減調養多次，後歷經年餘未再發作，此為治嚴重鼻癢之例。

26、耳轟、耳鳴由點鼻治癒

王〇明先生，42年生，台北縣泰山鄉五專路居民，85年2月26日經人介紹來診，自訴鼻子經常呈交替性的鼻塞，最難過的是耳朵，老是覺得「轟轟」作響，有時又像是耳鳴，好像有東西塞住一樣，不定時的會偶而來一次頭痛，他的鼻中隔向左偏曲，偏曲處長了一些贅骨，這個贅骨壓迫了下鼻甲，造成三叉神經受壓迫而引起偏頭痛，我先點右邊，右邊鼻腔道較寬容易用點藥法治療，一個多月的療程，總算右鼻基本痊癒，已無鼻塞頭痛之苦，右邊好了卻不繼續治療左邊，也就是說左邊仍要考慮。一直等到6月19日時他來複診，因左邊受耳轟、耳鳴、鼻痛之苦不得不來，我再用藥點其左邊，不想三日後詢之，耳轟、耳鳴、鼻痛三症皆因三日前之點鼻忽然消失，從此之後，按時前來診療，療程完後一段時日皆不再復發。

2012年2月7日有位張X雄先生，病歷號碼：001160號，41年次。他過去到現在為腰痛而來針灸時經常向我報怨，右耳耳鳴很厲害，也發生了一段很長的時間，一直檢查都查不出原因，我問他鼻子塞不塞，他說沒有感覺塞，但我還是懷疑，因此幫他檢查，結果一看才知右側下鼻甲紅腫塞滿整個鼻腔，剛開始他還不太相信，我以手按壓左側鼻翼，再令其呼吸，結果他一點空氣也吸不進來，才知自己鼻塞嚴重，要用外治法才能治好，於是當天便點藥了，2012年2月22日來時我問他耳鳴情形，他說點藥後鼻子很通暢，連帶耳鳴也進步很多，我聽後趕快把病例記錄下來。

點鼻為什麼可以改善上述症狀，乃因下鼻甲因點藥結痂使其不再易於充血壓迫三叉神經之故，因此，鼻黏膜結痂脫落後鼻腔通道加大，鼻與耳壓阻力減少，故而耳轟、耳鳴之症狀亦隨之減輕。

27、用清上解表湯治癒倒流

陳小弟，70年生，住土城市青山路，85年6月3日初診，主要症狀是鼻塞及倒流，病已一段時日，其間雖亦曾就醫，但總是醫不好，後經人介紹前來試試。我診視其鼻黏膜紅紅赤赤的，下鼻甲稍嫌肥厚，咽壁黏膜也呈紅赤，鼻涕稍黏，有倒流、鼻塞、偶而乾咳之現象，此為外感風熱上擾清竅之症，與上呼吸道慢性炎症相當，我開給了風熱上擾的處方——清上解表湯，一星期的藥量予服。

次診再檢查下鼻甲黏膜，肥厚及紅赤已消去泰半，倒流、黏涕也明顯減少，藥有對症，再給藥一星期，三診來言病癒泰半。

倒流的因素很多，五臟六腑對於六氣不能調節時便會產生，其中因上呼吸道感染發炎的相當於風熱上擾，與風寒犯肺不同，風熱上擾的偏向於實症，相當於現代醫學的炎症，中醫治療方式要清上焦熱以解除表症，讓外邪有所出，用藥要介於辛涼輕劑與辛涼平劑之間，還要加上祛風、降火、利咽之藥方能構成本方。

組成抄錄如下：

銀花、連翹、麻黃、石膏、薄荷、牛蒡子、元參、射干、馬勃、僵蠶、桔梗、升麻、七葉一枝花、甘草、鮮蘆根。

28、用點鼻法治癒多年鼻不聞香臭

廖○○女士，49年次，住土城市忠義路，為土城國小教師，平時即對插花、做壽司頗有研究，但遺憾的是對自己的作品其中香味卻一無所聞，只能憑感覺，十幾年來，鼻子經常塞著，頭痛、胸悶、咽乾、倒流……經常跟隨著也自不在話下，因鼻塞之故，加上本身氣血不足，稍有勞即心悸易喘，84年12月15日我用點鼻法治其鼻病，說明鼻病若好，其他相關之疾病必隨之相對減輕，她耐心、悉心、狠心的治療約月餘，等結痂脫落後終於可聞到花香味兒，心裡非常高興，自謂十數年來能聞到味道這是頭一遭，什麼叫做「新鮮空氣」，什麼叫做「花香美味」，直到現在才有所領悟，原來世間仍然如此美好！高興之餘，送了我一張卡片，雖然禮輕，但其中字裡行間所表達感謝之意，實令我深深感動……

羅〇盈小姐，28歲，患過敏性鼻炎兼鼻塞嚴重，經常感冒咳嗽，最難過的是不聞香臭，我勸其趕快治療，否則，光用內服藥是只能暫緩症狀而已，2010年11月12日她終於決定用鼻病外治法治療，2011年3月以後鼻過敏及鼻塞等都已痊癒，感冒次數也變少了，唯一美中不足的是仍然不聞香臭，我開給補陽還吾湯合麻黃附子細辛湯給她，希望她耐心的服藥，2011/12/31那天剛好是2011年的最後一天，她來複診，自稱已可聞得到香臭，我囑咐她續服以鞏固療效，一定會有好的效果出現。真的，她後來已不被不聞香臭所困擾。

「鼻不聞香臭」不是那麼容易醫治，嗅裂長在鼻中隔與中鼻甲之間的上面，從頭部延伸而下，無法用肉眼望知，用儀器也不易檢查，只能用試劑讓患者測試。嗅覺為何會失靈？原因甚多，最重要也最常見的乃是中下鼻甲黏膜肥厚增生，有瘜肉樣變，引起鼻塞而阻塞了呼吸的通道，讓嗅裂神經得不到空氣的滋潤而枯萎，故去除中下鼻甲肥厚增生部分使嗅裂得到滋潤才是治此病的正確之道。倘若鼻腔的結構未變而引起鼻不聞香臭，則應以醒腦開竅之藥物予之，如麻黃附子細辛湯之類，但這種病例少見，常見的都是結構改變的多。

29、嚴重的過敏性鼻炎（這是更早的病例）

朱〇輝先生，民國39年生，住在台北縣中和市民享街，自77年8月起，即在板橋市中山路的聖佑堂中醫院治療過敏性鼻炎，可惜連續半年的服藥及經數位醫師之診斷處方效果均不彰，病情如故，每發作必鼻水淚水夾雜而下，痛苦不已，後經林主任的介紹轉診予我，我除了參考前面的處方外，也用鼻鏡觀察其鼻甲黏膜，當時的鼻甲黏膜肥腫蒼白，我認為病情已拖延許久，再用內服法已緩不濟急，同時療效幾無，故經同意後施予點藥療法，內外同治這樣最快也最有效，經治療後兩邊鼻甲合計一個半月之時間，待兩個月後複檢，下鼻甲黏膜之結痂已完全脫落，問之治療後的狀態，據云：過敏性鼻炎之症狀比起治療前至少改善九成以上，已甚少再有打噴嚏、流鼻水之症狀發生！之後又囑其服增強抗體之中藥月餘，之後未再發作。

過敏性鼻炎西醫並無特效療法，只能症狀控制而不能斷根，但傳統中醫中藥若對於嚴重的鼻過敏症光用內服藥仍會遇到許多瓶頸，只有在配合點藥外治法時才能做大幅度的突破，常有意想不到之效，實為治鼻病患者一大利器。

30、鼻炎引起之頭痛

陳〇清先生，民國40年生，住在板橋市民生路二段234巷，於79年10月末來診，自訴有習慣性頭痛達十數年之久，做過多種檢查並無異樣，服遍中西名藥皆無動於衷，每發作必頭痛如裂，不服止痛藥則無法入眠，甚是難過，有度日如年之感。我首先從腸胃及鼻疾方面尋找病因，視其舌苔白濕膩，知其胃腸必有痼疾，果然按其劍突下心窩處悶痛，問其大便一日數行，且便質不成形之狀，又視其下鼻甲肥厚腫大塞滿整個鼻腔，問之有經常性之鼻塞，入睡打鼾嚴重，早起又有咽乾痛癢欲咳之徵，由是可知陳先生之頭痛與腸胃、鼻子有不可分割的關係，急則先治其標，緩則圖治其本，先從腸胃調理始，並酌予疏風止痛，處方：川芎茶調散6克、黃連湯4克、腸胃散6克，並予體針太陽、合谷、阿是諸穴，三日後複診即言症狀改善一半以上，11月2日再予針刺一次，處方同前，11月5日再來複診時即已便順、苔退、頭不痛矣，至此六日期間從未再服止痛藥，是過得最快樂的時光，自覺精神奕奕不比平常，之後再施予點鼻療法，約一個半月光陰，夾出兩堆黑厚乾硬結痂後，頓覺空氣清新、心曠而神怡，好似肺活量加大一般，又數日後來言，夜臥已不再打鼾，咽乾倒流也隨之霍然而癒，頭痛自此絕緣，自己形容好像又換了一個人似的，面對新的生活，又懷抱著無窮的希望。

31、鼻炎引起的咽乾聲啞

鼻炎患久容易造成鼻塞，而經常鼻塞的結果，又會導致咽乾聲啞，這一點是少為人知的，因為鼻塞，空氣無法順利吸入肺部，肺部缺少氧氣及空氣中濕度之滋潤，易造成咽乾，咽乾久了咽喉黏膜乾燥充血，自然發音困難而聲啞，另外慢性鼻炎及鼻竇炎所造成的鼻涕倒流，也會形成聲啞，因為鼻涕倒流與慢性咽喉炎是息息相關的，咽喉長久被倒流涕沾黏，有痰吞不進吐不出，反覆磨擦衝擊的結果，就是慢慢的形成發炎、乾燥不爽、不容易發聲之苦，治療原則是，氣虛聲啞者以補氣為主，氣滯者以行氣為主，充血發炎者，以清熱消炎為主，咽乾不爽者，則以滋潤為主，但若是因鼻塞而致的咽乾聲啞則當以治鼻疾為先，否則光以內服藥治療會事倍功半或者根本徒勞無功。陳女士即因鼻疾而引發咽乾聲啞且久治不癒就是一個典型的病例。經過如下：

陳○女士，35年生，住板橋市三民路一段，79年8月13日起即經常訴說聲啞之苦，謂每二、三天就患一次聲啞，說話依依啊啊的說不出來，經年如此，每感冒則病必更加重，卻又偏偏經常感冒，同時常自覺疲倦不堪，我知道此病乃是由鼻病併發而來，勸其做點藥治療，當時因她有他病在身，故未做此術，直至12月7日再行治療，術前我已先跟她說明只要鼻塞治癒，聲啞必可霍然痊癒，並且感冒之次數亦將減至最低，陳女士對我深具信心，完全接受治療，除了下鼻甲施術外，又因鼻中隔向內偏曲甚多，故點藥多次方癒，過程可謂相當辛苦，還好自鼻疾痊癒之後，已沒有動不動就聲啞的症狀了，長久以來亦少有感冒之情狀！辛苦治療有了代價，故每逢有鼻疾患者皆主動介紹來診，並常向他人稱讚此種療法之優良，每聽及此，吾便感倍增信心及無比的安慰，但願此種療法能嘉惠更多的鼻疾患者。

32、鼻疾引起之慢性咽喉炎

慢性咽喉炎是相當難纏的疾病，現代醫學（西醫）仍提不出一套有效的根治辦法，從79年初開始研發點鼻療法起，從臨床中漸漸體會，鼻炎所引起的鼻塞及倒流是造成慢性咽喉炎的罪魁禍首，許多鼻炎患者在初診前檢查常有咽紅乾燥、咽壁瘜肉或濾泡增生突起之情狀，但經點鼻術治癒鼻塞後，這些症狀泰半消失殆盡，可見臨床的觀察及治療方向是正確的，若不從鼻病治療起，而光從咽喉病症中下功夫的話，則雖亦取效於一時，但到最後往往功虧一簣而無濟於事，除非是單純的咽喉病那就例外，茲舉一典型之範例如下：

莊〇進先生，26年次，住在板橋市雙十路三段，在市場以殺雞賣肉為業，經常來院光顧，所看的病一是皮膚濕疹，二則是咽喉痛，還好奇難的皮膚病（濕疹）均悉數被我治癒，但是咽喉痛依舊，他的咽壁經常是深紅色，稍有感冒則喉嚨痛甚至併發扁桃腺炎，以前每一次發作都要服藥甚久方能改善，但當我跟他解釋他的頑固咽喉病症是與鼻疾有關，必須從鼻部治癒起方能痊癒時，他欣然接受，也認為有理，因他的工作是在市場賣雞，大清早就要起床，清早天寒，霜露未退，風寒外邪最容易從鼻腔進入，久之自然外感堆積而成鼻疾，鼻疾直接影響咽喉，因此咽喉病遲遲纏綿不癒，因為他為此病痛苦甚久，故能斷根的話花錢也在所不惜，於是他接受了點藥治療，月餘過後待兩邊鼻塞點藥結痂脫落，再檢查喉嚨時，則咽壁已如正常膚色了，他說，結痂脫落後已很少有咽喉痛的症狀發生，很感謝我的治療，並稱已給我介紹了數位患者。

真的，能用中醫的點鼻療法治療現代醫學所不能克服的疾病：「慢性咽喉炎」，實在是一種光榮，希望這種醫術能發揚光大，替更多的患者解除痛苦。

33、鼻炎引起的胸悶

提起胸悶及呼吸困難提不起氣等，很多人都有這些經驗，引起這種毛病的原因很多，只是有些人一再檢查始終查不出病因出在那裡？一般人總以為最可能的是肺部出了問題，大部分醫師也這樣認為，然後就去照X光檢查肺部看是什麼原因，如果是，那就從肺部治起，如果不是肺部出現的病變，就要往他處檢查，像是心臟病也會。胸悶呼吸不順的原因有多種，比較常見而具體的有：勞累氣虛引起的，是屬於體力消耗過度，用補中益氣湯補氣，血虛引起的是屬造血功能不足，血中含氧量不夠，聖愈湯補血最好，缺鐵性的血虛就要補腎了，胸部挫傷所引起的症狀除了胸悶之外還帶有刺痛感，治其外傷即可，可用復元活血湯，虛勞內傷所引起的胸悶則以行氣舒膈之方藥或用調中益氣湯加減調理，上呼吸道感染所引起的胸悶以疏風解表散熱、清熱消炎為主，情志不暢或氣滯痰鬱的胸悶則又以加味消遙散或半夏厚朴湯為主，但因鼻塞而引起的胸悶則少有人提，常見此類患者胸悶而卻到處求醫不癒，嚴格說起來，他們的求醫不癒，醫師診斷上的疏忽或是經驗之不足要負起一部分責任，應該檢討，這裡先撇開其他原因所造成的胸悶不談，只舉由鼻塞所致的胸悶典型病例如下，以為參考：

蕭○琴女士，49年生，住板橋市八德路二段239巷，她就是以胸悶為主訴而來診的，若以她的氣色、身材、年齡、脈象看，均不像是嚴重胸悶患者，然而每次來診對於胸部緊悶、提不起氣、要用力呼吸才舒服等均主訴甚強，她還形容說：每講兩、三句話就要休息一下喘一口氣方舒，爬個樓梯也是停停爬爬喘呼呼的，煞像似老年人一般。她把她以前看過的醫師所開給的處方、吃過的藥背給我聽：有定喘湯、小柴胡湯或補中益氣湯……，這些處方看起來都似頗有道理，但服用後效果卻不佳，原因在於她的胸悶來自鼻塞，故藥不對症，我診其下鼻甲肥滿腫大塞滿兩個鼻腔，只有一絲絲的空間勉強維持空氣之吸入，在這種情況之下，不從鼻子的黏膜消除為治的話，服藥怎麼會有效呢？79年9月起我給予點鼻法手術治療，還好近月餘而痊癒，自從鼻腔中夾出兩塊乾硬臭黑的結痂之後，前述所言胸悶之症都一掃而空了，打開了鼻子的兩條通路，讓空氣能夠順利的進來，什麼藥也沒吃便霍然痊癒了，可見辨證論治及治療方向正確的重要性，在此之前，她也曾到國術館求治過，說她的胸悶是台語發音的「ㄕㄚˋ ㄉㄧㄡˋ」，也是中文氣岔到、嗆到之意，當然這種說法就更不對了，不可否認也有此原因所致的胸悶（也有胃炎引起的胸悶。）但是，人命可貴，救人如救己，不能亂判，有那麼多種原因所造成的胸悶，我們應該詳細去分析，總不能瞎猜，時至醫學如此發達的今天，有那麼多的方法可以輔助吾人的診斷，吾人實不應該再誤醫下去！

34、鼻瘜肉治驗錄

吳○庭先生，38年生，住板橋市國慶路149巷，來79年11月12日來診，主訴鼻塞不聞香臭，患病十餘年求治中西名醫服藥皆不癒，經常咽乾、打呼，本中醫院醫師多位，在我之前他醫常以辛夷散為主方，但卻未診視鼻腔內組織之變化則據以開藥，當然不會有效果，論起鼻疾，實應先診視鼻腔內組織之變化，再四診合參，於心了然之後，方可論治法。此患者鼻中瘜肉橫生，從上而下，結實纍纍，狀如豬油，形似葡萄，書皆言內服藥可癒，我治鼻病多年故對這種看法頗不以為然，嚴重者，若不兼用外治，效果必微，急則治其標，對於此病我給予點藥並做少許之瘜肉拔除，療程歷經兩月有餘，方告功滿達成，可謂艱苦至極，瘜肉一一脫落後，現已不再鼻塞，鼻不塞嗅裂又恢復原有的功能，同時鼻也可知臭香矣！

朱○男先生，住烏來鄉烏來路○號，於80年8月間來，也是典型的瘜肉患者，初診時主訴鼻子都不能呼吸，鼻塞可謂相當嚴重，檢視瘜肉已下垂幾將露出鼻外，此症不用外治法內服中藥如何有效，經同意當日即予施術，一串串的瘜肉應聲而下，頓時便能呼吸，可是當日下午卻因流血不止而複診，我給予壓迫止血，弄了好久鼻血方止，真是好險！

注：瘜肉一症，俗稱鼻茸，有遺傳之體質，西醫以手術割除為主，現在又有內視鏡手術法。中醫治則有點藥法、抓鼻茸法、吹藥法等，術後仍須鞏固體質，求本塑源為佳，否則易有再生之虞，早期的抓鼻茸法效果快，但應知其法，且術後之流血不止難以處理，現已無人採用。現在的點藥鼻病外治法可治前鼻漏，後鼻漏以西醫為主，點藥鼻病外治法雖已漸被雷射手術法所取代，不過，對中醫來說它仍有應用的價值。

35、鼻中隔前部偏曲點藥實例

劉〇周先生，住中和市員山路，過去在來看診之前即曾歷經數位醫師診治過，但均不見起色，後於80年3月間由我看診，除了四診之外我還非常注意鼻子的結構，檢查結果知其有鼻甲肥厚病變，影響呼吸甚巨，前部鼻中隔軟骨偏向左方，變成右鼻孔大而左鼻孔小，他經常感冒喉痛，且每咳必劇，每次感冒都要拖延至少二、三星期以上方能治癒，他還有倒流現象，我告以需用特殊點藥法方能有效，因肥厚組織甚大，且治療期間仍常有感冒、咳嗽、喉痛等併發症之發生，故結痂較慢脫落，6月間方行鼻中隔偏曲點藥術，時歷月餘，鼻中隔較接近正直，不再有呼吸不暢或倒流之煩惱，也少有感冒矣！

按中藥點藥手術療法對某部分的鼻中隔彎曲是有效的，除了嚴重的S狀過於偏曲沾黏到另一邊不易修正者外，其他偏曲與棘突皆可做某種程度的修正，雖然手續稍嫌麻煩，仍可治療，但嚴重的S狀偏曲，因為彎曲嚴重，點藥容易引起鼻中隔穿孔及沾黏，所以對患有嚴重鼻中隔彎曲者，施予點藥法矯正鼻中隔偏曲時，應十分小心為妙，盡量避免不必要的穿孔，因為難度甚高，患者也比較不舒服，故雙方均應密切配合。

有些人，或某些不明就裡的朋友，會認為點藥能使鼻中隔做某種程度的修正是天方夜譚，認為那是不可能的神話，事實上，只要用心探討研究實驗、點藥法有時的確能使鼻中隔巧奪天工，可以說中醫鼻科的人體藝術美，說穿了也不過是應用之妙存乎一心而已。

茲再舉一例驗案如左：

鄭〇銓先生，36年生，住在板橋市五權路，於80年2月即因感冒、咳嗽、喉嚨痛、鼻塞的毛病經常來院治療，之前歷經數位醫師診治效皆不彰，又有某醫師稱，此病非煎劑無法得效，乃連服三個月之煎劑試試看，結果亦然，後適逢該醫師離職不在，乃轉診於吾，吾攻鼻科有年，可謂稍有心得，初診時，他一開口說話，聞之便知其鼻塞嚴重，後更視其下鼻甲及咽喉，皆紅腫不堪，咽喉黏膜濾泡增生突起，呈紅點顆粒佈滿咽喉，下鼻甲肥厚阻塞氣道，鼻中隔左偏而成右大左小，左鼻中隔內裡骨棘突出明顯與左下鼻甲沾黏，如此情狀，光治其標而不圖治其本，將永遠無法得癒，徒然浪費時間而已，此醫者之誤也，乃自6月17日起開始治療，因點藥後之結痂，初起數日必造成較原來更嚴重之鼻塞，會流較原來更多的鼻水，不過這只是醫療過程中的短暫經過，幾天過後就會漸漸恢復。正常患者親屬不明就理，罵他好好的鼻子拿去點幹什麼？我用心的向他解釋，這是點藥後的一種反應現象，有些人是會有的，只要等到結痂脫落，一切即可恢復正常，如果不用點藥而要病好的話也只有開刀一途，若通通不治療，則將成永遠性的鼻塞，且易患經常性感冒，喉痛也永遠跟著他，人生已苦短，又何必如此折磨自己，為什麼又不讓自己的後半輩子過的更健康幸福呢！他接受了這番話語又繼續治療下去，八月份點左邊，九月底點鼻中隔之棘突，現在檢查鼻中兩孔已可順暢呼吸矣！咽壁平滑也已無顆粒之突起，也不再打呼，自訴經過這次治療後，精神已比往常進步，也沒有以往常頭暈之現象，真慶幸碰到能治此病之醫生，若不適逢此段機緣，可能現在仍活在與病魔纏鬥的日子當中。

36、難纏的鼻竇炎治癒驗案

李○紅女士，55年生，住新莊中港路，於80年7月3日來診，素有鼻竇炎歷史，曾經手術但數年後又復發，我檢視鼻腔內有瘜肉樣組織，從中上鼻甲長出，如豬脂狀般下垂纍纍結實密佈，左右鼻腔皆有，鼻腔內充滿黃膿濁涕，整天擤都擤不完，鼻塞又兼倒流甚是痛苦，為了此病也曾積極醫治，求遍中西名醫，但皆無功而返，後經友人介紹方敢來此。初時，我先從下鼻甲施予點藥，待兩月後黏膜恢復常態不再阻礙鼻孔之呼吸時方行瘜肉點藥術，但不想，患者因鼻涕仍多，乃逕自認為我的治療無效，逢人問起鼻疾治療情形，皆稱無效，介紹她來的人覺得很不好意思便來問我，我稱：李女士的鼻疾是鼻竇炎併發瘜肉，點下鼻甲只是治療的初步，再過來是要做瘜肉的點除，現在瘜肉還未點除，黃膿濁涕將生生不息，換句話說，她的瘜肉未除鼻竇炎就不可能治癒，這是相當難纏的鼻疾，未做第二步診療之前怎能冒然說無效，就如此的半途而廢沒有信心呢？說穿了實是患者本身不知自己患病的程度而產生誤會所致，希望轉告李女士耐心的治療，只要能與醫師配合，病一定會有煙消雲散的一天，何況這種病，在目前醫學仍然未能有肯定的療法，能有把握治好應該把握機會才對。顯然，不出數日，李女士復來，余仔細的將其瘜肉點除，經過好幾個回合才點除乾淨，接下來的就是服藥調養了，先是給予取淵湯治之，後再予調理之劑，不多久，鼻涕便一掃而空，鼻腔內已乾乾淨淨，不再有鼻竇炎之苦矣！自此方知余所言不差，點頭說有效了。

另一案例也跟李某相同，也是鼻竇炎兼有瘜肉，因他住在彰化社頭，每來一趟，都要坐好幾個鐘頭的火車，相當不便，所以每次來診我都花上較多的時間悉心治療，除了做下鼻甲點藥術外，也做瘜肉點藥術，經數個月的治療，方告痊癒。

以上是兩個比較特殊的鼻竇炎治癒驗案，療程繁雜不簡單，需要雙方密切配合方能痊癒，另外，也希望患者能明瞭，能找到一個真正能治病的醫師是相當重要的，否則庸人自擾，只會浪費無謂的金錢與時間。

37、鼻腔內整天像有蟲似的攪來攪去是怎麼回事？

2012/2/20陳老太太，病歷號碼：001899號，28年次，住在平溪，由她女兒帶來診療，陳太太自訴鼻腔內整天都像是有蟲一般攪來攪去非常不舒服，不會打噴嚏，也不會流鼻水，也不知是什麼病，總之此症已經很多年了，就是看不好，還有全身酸痛，尤其頭部更甚，我看她鼻腔內下鼻甲肥厚，晚上打鼾很厲害，知為下鼻甲的問題，經同意後點藥，23日來時已沒有那種感覺了，請她繼續治療一定會進步。這種症狀其實就是鼻黏膜的變性所演變出來的，鼻腔內攪來攪去、滾來滾去這是我頭一遭聽到。

從以上的諸多病例中若能仔細端詳體會，便能發現各種鼻病所表現出來的症狀是不一樣的，除了鼻病的主症之外，也影響相當多的副症，而這些副症深深影響病人的生活起居，帶給病人生活及工作上的不便，有些病人卻不知所引發的副症主因是由鼻病的主症所引起，這些副症也常為醫者所忽略，所以作者特別歸納綜述，寫出〈由鼻病所衍生卻易被忽略的十大病症〉做為罹患鼻病人士治病時的參考。

Chapter 15

過敏性鼻炎、鼻塞的調養與預防

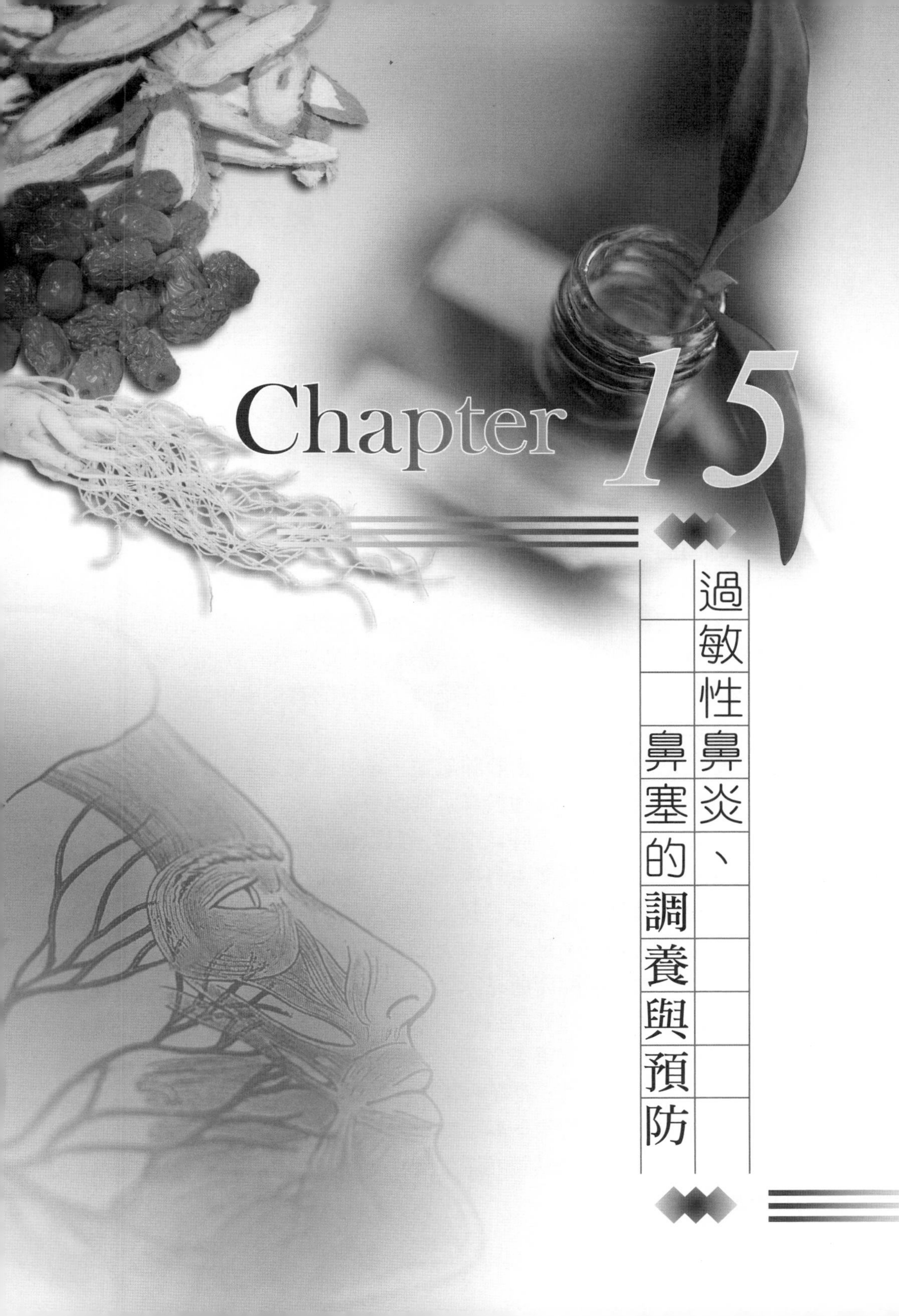

第十五章 過敏性鼻炎、鼻塞的調養與預防

得了過敏性鼻炎，應積極治療，依辨證論治對證處方一段時間後應可取得某種程度的療效，嚴重到鼻塞吃藥仍無濟於事時則需加上外治法，會有異想不到的效果，如果積極治療後又加上適當的保養及預防，相信本病是很快可以治癒的，這可在前舉諸多驗案中得到很好的證明。

過敏性鼻炎大都由風寒外感所引起，風寒久留不去的結果則易產生鼻黏膜的變性，變性時其病理表現為鼻腔黏膜水腫、蒼白、黏液腺增生及流水樣液體為主，此情況相當於中醫的肺氣虛及腎陽虛，鼻甲黏膜變性時對於空氣的變化會變得特別敏感，因而稍有刺激即容易鼻過敏、眼睛癢、打噴涕、流鼻水、鼻塞等的激烈反應。

過敏性鼻炎之鼻黏膜變性有兩種，常見的有下鼻甲黏膜之變性，次為中鼻甲的黏膜變性。

下鼻甲黏膜之變性由素體肺氣虛，感受風寒久久不癒而來。《諸病源候論》說：「肺氣通於鼻，其臟有冷，冷隨氣入乘於鼻，故使津液不能自收。若加上脾氣虛弱，無以化生精血以供肺中所需之津氣，更可使肺氣不足變生鼻病，又腎主納氣，為氣之根，主命門之火，若腎中精氣不足，氣不歸元，腎失攝納，氣浮於上亦可致噴嚏連連，若腎之陽氣不足，寒水上泛，更可致流清涕不止。」根據以上之論述，與筆者臨床所見原因幾乎雷同。過敏性鼻炎不是指單一的疾病，除了肺氣虛寒的致病因素外，還跟脾氣虛弱不能化生精血，跟主命門火之腎有重要之關係，因此，治療鼻病，除了補肺散寒之外，還須溫中補脾、補腎納氣方可收治癒本病之功。

另外要強調一點的是下鼻甲黏膜的變性若經久不癒，將延伸至中鼻甲，而使中鼻甲的黏膜亦產生變性，至此，過敏的形態可謂更加嚴重。

臨床上，不單單是下鼻甲的黏膜變性，以中鼻甲黏膜變性為主之過敏形態亦是過敏性鼻炎常見形態之一，其中由於食物的偏食所造成的中鼻甲葫蘆樣增生是為典型的過敏形態。

◆為什麼中鼻甲葫蘆樣增生會產生嚴重的偏食呢？

原因是因為中鼻甲黏膜變性的增大，會影響嗅裂與空氣接觸的面積，使得中鼻甲黏膜變性的過敏造成嗅覺的遲鈍而必須在「重味」、「重鹹」、「重香」的食物條件下才能產生食慾，因而自然的產生偏食的習慣，例如嗜食有發粉的發物如麵包、饅頭、包子等，例如：喜吃炸雞、炸薯條、炸排骨、炸雞腿……等，這些香燥物既容易上火又營養不足，同時由於黏膜的變性腫脹之因素，特別喜好冰冷寒涼的飲料、水果等，所以漸漸的便延伸至中鼻甲，使中鼻甲的黏膜亦產生變性及過敏。

按中醫經絡學說，中鼻甲上方是足太陽膀胱經的起點，膀胱為水臟，不喜寒涼，故寒涼冰品是刺激此處變性的元凶，中鼻甲中段是足陽明胃經之起點，足陽明胃經為多氣多血之區，對於發燥物的刺激容易動氣動血而產生變性的反應，胃惡燥，故發燥物的重攝就成為中鼻甲中段變性過敏的罪魁禍首。

鼻黏膜的變性是造成鼻子過敏的重要因素，因此，鼻黏膜的好壞影響人體對空氣依存性的適應力，一旦鼻黏膜變性，對空氣依存的適應力不足，便導致抵抗力及免疫力降低，造成過敏的情況，因此，如何增強鼻黏膜使之恢復原來應有之功能，則為治療本病的重要關鍵，但也別忽略了造成鼻黏膜變性之因除了內臟虛冷，反覆受外邪入侵（感冒）卻不去積極治療，或病情嚴重時只求西藥的壓制而不去做中藥的調理，或在疾病一發生時不懂得找有經驗的中醫治療，導致疾病越積越深，都是致病的要素。

關於如何增強鼻黏膜這個問題，可分三方面來加以討論：（一）、內服中草藥，（二）、中藥點藥外治，（三）、自我保健預防，等三個部分。

（一）、內服中草藥：

鼻黏膜的變性是造成過敏以及鼻塞的重要因素，但是造成鼻黏膜的變性的原因卻牽涉著身體整個內臟的變化，其中最直接影響鼻病的臟器為肺、脾、腎，肺主皮毛，肺又開竅於鼻，若肺氣不固或肺氣不足，則易感風寒，由感冒久不癒逐漸衍生為鼻病。因此，祛風補肺散寒及溫肺固表散寒是治療肺虛的主要原則，脾氣虛則無以化生精血以供肺中所需之津氣，可使肺氣不足而變生鼻病，因此，健脾利濕、補益中氣又為脾虛的用藥法則，此外，腎主納氣，為氣之根，主命門火之地，若腎中精氣不足，氣不歸元，腎失攝納，氣浮於上可致噴嚏連連，還有若腎之陽氣不足，寒水上泛，更可致流清涕不止，這是腎虛導致的過敏，內服中草藥以補腎納氣為法。參考方劑在肺虛方面有：溫肺湯、補肺湯、玉屏風散、小青龍湯、鼻敏散、川芎茶調散、辛夷散……等，在脾虛方面有：四君子湯、補中益氣湯、參苓白朮散……等，血虛方面的有聖愈湯、八珍湯、十全大補湯……等，腎虛方面則有：七味都氣丸、還少丸、參茸固本丸、龜鹿益壽丸、河車大造丸……等藥。「急則治其標，緩則治其本」永遠是治病的法則。

（二）、中醫之外治法甚具療效：

依筆者經驗，抹藥（即點擦藥）外治療法對過敏性鼻炎甚具療效，其理有如西醫之雷射或電療，即過敏性鼻炎遷延甚久，每發作必噴嚏十數次以上，或下鼻甲黏膜蒼白水腫、肥厚充塞近乎整個鼻腔已阻礙呼吸者，皆可應用特製之中藥藥膏按其病之輕重給予適當之劑量塗抹於產生病變之下、中鼻甲上，使該部位乾枯結痂，並使其於一定時間脫落，令其新的組織再生，重新恢復鼻子原有的功能，是一種簡單、方便、經濟、自然的有效方法，本法除可祛除其變性之鼻黏膜過敏之外，尚可使阻礙呼吸之下鼻甲肥厚部分甚至下垂之中鼻甲維持暢通，若本法運用得宜，再配合內服適當中藥改善體質，加上患者本身的保健與自我鍛鍊，則本病當可在短期間克服，相對地治癒率也會大大地提高。

（三）、自我保健：

鼻病（鼻炎）雖不是什麼大病，但由它衍生的副病卻非常的惱人，嚴重的會干擾生活起居，久不治常會引發他病而不自知，例如：易感冒就是。有些患者經常來看感冒，他們自己也不自知為什麼會這樣？經我檢查後並解釋，是由鼻病所引起，只要把鼻病治好，感冒自會大幅度的減少。他們按照我的話治療後，除了鼻病進步之外，連帶感冒次數也真的減少了，假如感冒不易發生在你的身上，至少可以減少上診所的次數，這樣就可有多餘的時間用在其他的地方。因此做好鼻病的預防及保健是非常重要的。

◆飲食方面

1、不可偏食：過敏性鼻炎及鼻塞患者由於嗅裂受鼻黏膜的變性所壓迫，空氣無法自由進出鼻腔，嗅裂缺少空氣的滋潤，久之，對味覺的感覺變成遲鈍，故皆喜食重味及冰涼之物，如此一來，會造成營養上的不均衡，間接的還減低了黏膜的抵抗力，故過敏性鼻炎的人更不可偏食。

2、常服「人參」及「參蒜精」：這樣可以強化鼻黏膜，並增強體力，因為人參補內臟之氣，久服可克服冷虛的體質，使身體變得暖和，血液循環變好，就比較不會被風寒所侵，從而減少鼻病的發生，而大蒜能健脾治腎，具有促腎上腺皮質樣之效，能提高機體免疫功能。但有口乾舌燥的人，要先治其病，此時人參暫時勿服較好。

3、多攝取動物的骨髓以強化黏膜：骨髓中，以雞的骨髓和雞皮最為有效。（現在超市已有雞精可買，相當方便）

雞湯中含有蒜素、軟骨素和礦物質等，人體經由補充，黏膜逐漸強化，自然能減輕過敏因子。若持續服用雞的骨髓，即可治癒因過敏引起的鼻炎、氣喘、支氣管炎和結膜炎等。但應注意的是在攝食雞湯的過程中，要考慮腸胃是否可以吸收，若腸胃不佳者應漸進而取，否則如攝取過量將導致不必要的胃腸疾病。

4、少喝啤酒，因啤酒喝多等於攝取過量的水分，易產生水毒的體質，對過敏性體質的人會有不良的影響。

5、少抽菸，菸會破壞維他命C，也會對肺產生不利的影響，間接影響鼻黏膜。

6、飲食不可過量，應維持在七、八分飽即可，太飽會引起腸胃功能不調，若加上排便之不順暢，易引發宿便，而宿便又是疾病之源，間接影響鼻黏膜之功能。（肺與大腸相表裡之故。）

7、水分的攝取應按身體的狀況而喝，不是一味的多喝開水，若過分的攝取，譬如吃太多的含水分的水果如西瓜、梨子、柑橘等，將會導致身體的寒涼，血壓低下，終至產生水毒，而鼻水就是水毒之一。

另外，攝取過多的水分後，身體容易倦怠，（濕氣重的關係），倦怠後，人體的活動意願降低，人缺少了活動，血液循環轉慢，自當間接影響黏膜，使其功能低下。

同時，由於攝取過多的水分，亦將導致體內細胞及血液濃度的被稀釋，形成寒涼之體質，造成過敏。對於虛寒體質之人，水喝多則尿多，所以水分的攝取還得看體質而定。

8、不可攝取過多的甜食及糖分，攝取過多的糖分（零食、甜點含精製糖過高），會不斷的奪取體內的鈉。鈉具有促進人體活動的作用，鈉被精製的糖分奪取，人體的活動力便降低。

9、以天然鹽代替精製的食鹽，鹽分的攝取應當適量，不可過多也不可過少。鹽分的攝取，正是人類維持生命的根本。它是促進人體活動所必需的食品。

10、常吃糙米或小麥胚芽可以強化鼻黏膜，糙米的表皮和胚芽（米糠），含有極豐富的礦物質、維他命B群及天然維他命E的合體，正具有防止血液凝固的特性，白米只不過是澱粉的集合體，澱粉在體內分解，需要維他命B群的幫助，如果缺乏了維他命B群的幫助，澱粉不被分解，於是多餘的熱量便被積存於體內，這也是造成肥胖的原因。未完全消化的澱粉積存腸內時，不久便開始腐敗，這麼一來，不僅易引起便祕，甚至也會成為積存宿便之主因。

11、高蛋白、高脂肪的肉類食品，最好不要攝取過量。想攝取時，就多攝取一些鹼性的蔬菜，酸性食品和鹼性食品的平衡，是以酸性一鹼性二的比例來維持，最適合人體。

當肉類攝取過多時，易引起消化不良，食物的殘渣易附著在腸壁。（這些肉類屬酸性食品）。食物殘渣經過腸吸收後，將運至肝臟解毒，但如肉類攝取過多而肝臟解毒及分解的處理能力又達到飽和狀態時，將會造成體內礦物質失衡，排便會比較酸臭。

12、五味要均衡，內臟才能強壯。所謂五味，就是酸、苦、甘、辛、鹹等五種味道，我們的內臟對此五種味道都有一定的需要量，攝取必須均衡，如果攝取不均衡，內臟各器官就會漸漸失常。五味的每一種味，都和特定的內臟具有密切的關係，「甘」和脾臟、「辛」和肺臟、「苦」和心臟、「酸」和肝臟、「鹹」和腎臟有關。五味偏重之時，內臟會產生某些毛病，如討厭酸的人，肝臟機能會發生衰退之現象，討厭鹹味的人，則腎臟機能較易衰退……是故五味之攝取，視需要量而定，不可偏食。

13、要身土不二，何謂身土不二，即是按你出生地之所在而攝食該地出產之食物為佳，如南方出產稻米，故以米食為主食，北方人出產小麥，故以麵食為主食，西方人喜飲牛奶，吃豬排、牛排為主，東方人則不宜，故東方人易有乳糖不耐症，許多人喝牛奶易下痢，四時之水果蔬菜亦應按時而取，少吃不是該季節出產的食物，如冬天吃夏天出產的蔬菜時，也要吃不是該地出產之食物，如台灣買美國進口的食品時，就不是當地出產的，這樣才不會產生水土不服之情形。

◆在運動方面

運動之不足，會減弱了黏膜的抵抗力，所以為了要解除鼻病的痛苦，要每天不間斷的運動，不可過度也不宜偷懶，以適度為宜。運動的項目很多，其中以下數種對鼻黏膜的強化較有幫助。

1、倒立：

每天要倒立數分鐘，不可間斷，如此可使加速血液的回流，促進血液的循環，強化鼻黏膜。血壓高者不宜做此動作。

2、跳繩：

每天必須進行跳繩二百下，年紀大或較無體力者隨地而跳即可，不一定要拿繩子，此動作為的是使腳部受刺激，使末梢循環順暢。此種運動，跳繩適宜年紀較輕者。鼻塞是鼻黏膜充血引起的現象，所以，只要改善體內的血液循環，即可使血液局部分散。

3、慢跑：

慢跑可使鼻子很快的暢通。然而，無節度的開始慢跑，反而會有危險，會增加心臟的負擔，也可能傷害腳部和膝蓋，必須量力而為，慢跑的運動年老者較不適宜。

4、打乒乓球：

如果認為跳繩缺乏趣味，建議你打乒乓球，但打乒乓球還是不能過累，過久過累會傷害膝蓋，跳舞也是很好的運動，但一次時間跳太久，長久下來會使腳底產生傷害，任何運動都是適可而止。

5、打太極拳：

如中老年人及身體虛弱者，則以打太極拳為佳，因為打太極拳是任何人都適宜的運動，動中有靜，靜中有動，呼吸自然，可使肺氧增加，氣行則血行，血液循環自會旺盛，機體便會自動調整，達到致中和的目的，合乎大自然的法則，是內外兼修有點累又不會太累、男女老少皆適合的一種運動。

不管是跳繩、慢跑、打乒乓球、打太極拳等都在刺激腳底的湧泉穴，以增進末梢血液的循環而治癒腳部之冷虛。

6、勤練氣功：

氣功可以強化內臟，舒暢氣機，調和經脈，可直接強化鼻黏膜，使鼻黏膜的抵抗力增強。

◆其他保健方面

患有鼻病的人，保健亦是非常重要的一環，以下幾點是值得注意的。

1、冬天的時候，對於手足冰冷的人，也實踐鈉療法，也就是以足浸泡微溫熱的粗鹽水十分鐘，一直到足不冷為止，可以促進血液之循環，約二星期為一療程。

2、夏天海水浴、冬天鹽水浴：把鹽放進浴缸浸泡，再用熱水洗去。

3、有鼻病發生時趕快找有經驗及你能信任的中醫治療，如果你先找西醫治療，記得病情被控制之後趕緊找中醫調理，千萬不要不以為意

4、早上醒來打開棉被，則先用手（伸直）搓熱再蓋著你的鼻子數次，然後再用手沿著鼻子的兩旁搓兩百下或至熱為止。起床後再用你的手拍打背大椎三十下。

5、經常做頸部的運動：可改善上半身的血液循環。

◆其他應注意事項

關於預防方面，其他應注意事項也是非常重要：

1、床頭勿靠窗，避免當風著涼，引起不必要的感冒。

2、出外戴口罩，在空氣污濁的地方，或人潮擁擠的公共場所，以及騎摩托車出外，或氣候溫差變化相當大時，戴口罩是保護鼻黏膜不受刺激的好方法。

3、流汗必擦乾，勿當風，若要吹風，需要汗稍乾時再吹。

4、電風扇、冷氣勿直吹，亦不宜吹過久。入睡後最好不要再吹冷氣，否則過敏體質不易改變。

5、工作的地方避免太強的冷氣，若室內與室外溫差太大，容易受涼或引發過敏及罹患風濕。很多人易罹患鼻過敏及感冒跟冷氣吹太強有關。

6、飲食避免忽冷飲，忽熱食的夾雜吃法。

7、洗澡勿用冷水。

8、盡量避開過敏原。

一般過敏之物質為地氈、沙發、床墊、棉被等所產生的灰塵，鋁門窗使空氣不再流動，皆易引起過敏原。

其他如杉樹花粉、艾草、狗、貓、小鳥體毛等，因此，有過敏體質者，最好不要飼養寵物。

9、身心保持放鬆：過敏體質的人情緒比較緊張，個性比較憂鬱不開朗，間接會影響病情，為了治癒過敏，身心必須保持鬆弛。每日睡前皆應實施自律神經安定的控制法。

即夜晚臨睡前，安靜地仰臥，雙腳輕輕打開，雙臂自然地放鬆氣力，擺在身旁。然後，從腳尖開始，配合緩慢的呼吸，隨著腳趾、腳踝、膝蓋、大腿、腰的順序，逐漸放鬆全身的氣力。

等到完全放鬆時，想像自己正躺在陽光普照的大草原上，把自己置身於想像世界中，在腦海裡描繪出一幅屬於自己的夢想或休閒的景象，然後一直自我暗示，我已經治癒過敏性鼻炎了，如此一來，你的心情就會變得很平靜，經由疾病治癒的暗示，自律神經也會安定下來。

10.盡量不吃宵夜或零食。這些都是導致肥胖的原因，而肥胖卻是疾病之源。

11、不要偏重動物性食品。偏好肉類，會使體內積存不少血毒和宿便，結果形成容易感冒的體質，最後感冒又成為引發蓄膿症的導火線。因為動物性食品多半屬於酸性食品，而過敏性鼻炎患者最好多吃鹼性食品，像大豆類、蔬菜、白肉魚、以及天然釀造的米醋等。

12、每天都要保持大便的暢通，不要有宿便的存在。

13、天氣稍感到涼意，便要多加衣被，喉嚨會癢有點想咳，鼻音開始重，鼻水開始有流出的感覺，即代表快要感冒受涼，要穿有領子的衣服，咽喉的地方要蓋住，即時保溫就可有效的避免受涼而引起不必要的感冒。自從發明了電熱毯後現在更方便了，怕冷的人、易感冒的人、一受涼即感喉嚨有痰的人、鼻子易過敏的人、年紀大的人，都很需要電熱毯來保持體溫，睡在電熱毯中，相當於中醫的溫灸，把膀胱經的輸穴溫熱了，血液循環變好，把風邪趕出去，就可避免疾病的發生。

從中醫的角度來看，鼻病的治癒與否與大腸大便的暢通有密切的關係，肺開竅於鼻，肺與大腸相表裡，鼻子疾病不易治癒等，加強腸的功能，調整宿便往往可收意想不到之功效。

Chapter 16

論治「咽中如有炙臠」（慢性咽喉炎）症候？

第十六章 論治「咽中如有炙臠」（慢性咽喉炎）症候？

「咽中如有炙臠」是形容咽中有異物感、堵塞感的一種症候，病人常有吐之不出、咽之不下等的一種病症。常見於慢性咽炎、神經官能症、癔球等病。在中醫，本病屬梅核氣範圍，是屬特有的病名。本病病機是由於七情內傷、氣鬱痰結所致，作者發現由他病所累及者亦有之。因此病在咽部，西醫常用「慢性咽炎」稱之，與肝脾有關，與肺亦有關。

《醫宗金鑑》婦科心法十二篇雜證門第六章梅核氣證治有云：「婦人咽中如炙臠，或如梅核結咽間，半夏厚朴湯最效，半朴蘇茯薑引煎。」這就說明了「梅核氣」的病症，早已被古人發現而且已累積了相當豐富的治療經驗。

咽中如炙臠的症狀，俗稱「梅核氣」，這是中醫才有的病名，照《千金方》的解釋是：「咽中帖帖如有炙肉，吐之不出，吞之不下。」蓋因內傷七情，外傷寒冷所致。」「宜用金匱半夏厚朴湯主之。」用通俗的話應說成：咽喉中好像有一種異物卡在那裡，那個異物就像是一塊燙熟的豬肉貼在喉頭間，想吞卻吞不下，想把它吐掉又吐不出，有的人形容喉中如有一顆酸梅卡在那裡，吞吐不得，在那裡作怪，很是不舒，此症婦人尤多，故又俗稱「梅核氣」。

婦人為什麼易患此症，蓋因婦人情志不得抒發，鬱悶在心頭，所以七情易傷及，且婦人體虛，易感受外傷寒冷，兩者相加在一起，是故得此症之機率較高。

「咽中如有炙臠」只是形容詞，形容咽中有異物如貼肉想把它排除，故不時發出喀痰聲，或一直想把它吞下，故喉頭動來動去不得安寧。這樣的症狀，其實就是壓力的反射，古人即普遍存在這些問題，故《千金方》、《金匱要略》、《醫宗金鑑》才有諸多描述，反觀E世代的現代人，思想開放，較注重情緒的抒發，故患此症者雖到處可見，婦人有，男人亦有，只是今人所形容的梅核氣已經不是單純的「咽中如炙臠」的七情內傷、外傷寒冷而已，還擴及其他疾病所蔓延，故已不是單純的「半夏厚朴湯」就可解決。

茲僅據作者臨床上發現所及者，歸類如下：

一、為七情氣鬱所傷，例如，壓力大身心靈不能放鬆，在潛意識裡肌肉緊繃，故在不自覺間，常在與人對話時，喉嚨即發出「嗯……嗯……」之聲，而事實上那僅是一種肝氣的抒發，以緩和緊張之情緒，喉間並無真正的痰或異物，這才是標準的半夏厚朴湯症。不過此症在情緒獲得適當調適之下病情即可緩解。

二、演唱家、歌星、教師、演講者、市場叫賣業者，由於發聲過度，傷及聲帶及喉嚨，咽喉中常可發現濾泡凸起或淋巴小結，易形成慢性咽喉炎，既然咽喉發紅、變腫、乾燥，咽喉腔面積變窄，自然「就像有一種異物卡在那裡的感覺」，有異物身體自然會形成想咳出、想吞下、想吐掉的生理反應，治法是消除其黏膜的發炎，滋潤其乾燥，銀翹散、桑菊飲、百合固金湯、清燥救肺湯、麥門冬湯等都可選用。如果淋巴小結太大，建議找耳鼻喉科雷射祛除。

三、因外感風寒或風熱，所造成的流鼻水、咳嗽、喉嚨痛癒後的後遺症，也常會演變成久久不癒的「咽中如有炙臠」症，如鼻涕倒流等，因此病是承接外感而來，故用藥要參考風寒、風熱的用藥，方能將此病消弭於無形，如小青龍湯合半夏厚朴湯、辛夷清肺飲……等。

四、身體素虛，營衛不調，稍遇時令之變化，即感受風寒、喉嚨癢、打噴嚏、流鼻水，天陰天冷即患鼻涕倒流，老是要把倒流的鼻涕從喉嚨喀出，喉嚨的倒流涕若不咳出，則喉間吞吐不出，如炙臠般，這又是另一種的梅核氣症候，宜治外感，或溫肺化飲，鼻涕倒流症方可隨之而癒，方如川芎茶調散、小青龍湯、辛夷散等，此症咳出之痰，顏色尚為清稀。

五、久患過敏性鼻炎、鼻塞，涕往後流，形成後鼻漏，因有鼻塞，倒流涕往往黏在喉間，形成炙臠的異物，宜治其過敏與鼻塞，小青龍湯合辛夷散或葛根湯加減是其主治方。

六、罹患鼻竇炎的病人，鼻涕倒流物常成白黏或黃綠，常有腥臭味緊緊黏在喉間，令病人張口下發出「啊……」的聲音時，即可望診做成明確診斷，若加上下鼻甲肥厚，則病人鼻間常會發出「吭……吭……」之聲，意在借發出聲音以撐開鼻腔使吸入之空氣增多，此症用藥宜排膿散加清鼻湯，或清鼻湯合蒼耳散加魚腥草，若用藥不效，必是鼻竇開口引流不暢，或是下鼻甲過於變性肥厚，用鼻病外治法把下鼻甲變性的肥厚組織點藥袪除，自然可癒。其炙臠咳之症亦必隨點藥外治法而解。

七、若下鼻甲肥厚阻塞鼻腔勢必造成鼻氣不通，呼吸吃力，尤其在夜臥時鼻甲組織下垂阻礙呼吸通道，空氣進不去，故只得張口呼吸以行代償作用，而形成打鼾之症狀，由於夜裡不自覺長期張口呼吸，次日咽喉黏膜乾燥疼痛，長此以往，又必造成另一種不同型態之咳，吾人稱之為「炙臠咳」最貼切不過。治此病，應點除阻塞之肥厚性下鼻甲組織為優先，方有改善之機會。

八、倒流物若被空氣氧化，常黏結在喉間，形成黏結之乾燥痰，煞像是粉圓一般，要治此症，用藥宜栝樓枳實湯為主，若內鼻腔狹窄所致者，用外治法點除，使其鼻腔空間加大，方能一勞永逸。

九、又有一種梅核氣，「咽中如有炙臠」症，是屬水停胃內外的人，經常太陰（脾濕）痰厥頭痛，自前額經百會、後腦勺、肩背腰、坐骨神經，乃至整條膀胱經皆痛，頭重昏矇如騰雲駕霧，時天旋地轉，喉中如有痰或如發炎，脾濕不能生肺金，肺氣不利，故鼻中常如有涕，但擤又擤不多，鼻如塞，觀之又無實質的鼻塞，胸中氣短窒悶，吸不上氣彷彿心臟跳動將停，胸顫肌緊，脇肋滿脹，胃亦脹滿，

此症類似中醫的百合病，或臟躁症，皆為腦神經內分泌不足，神經傳導介質太稀薄或太黏稠，大腦皮層活動受抑制、半規管水腫所致。此症應用半夏天麻白朮散加人參。

十、肝經火鬱也會引起梅核氣，其症是耳鳴與頭痛並見，甚至

耳聾。患者多易怒、煩滿不舒、脇下痛、善太息，或作梗而梅核氣發作，即喉中有痰卻一直嚥不下去，此症常用「柴胡清肝湯」或「龍膽瀉肝湯」來清肝瀉火。

十一、肝腎陰虛時會造成上焦火旺而咽乾，喉嚨會因咽乾而梅核氣發作，這種情況宜滋肝腎之陰，梅核氣可得舒緩，如六味地黃丸。

十二、患妥瑞氏症的人，常會無緣無故的咳嗽，咳嗽陣發，喉嚨不舒，這是由於腦部某種成份過於亢奮之故，它也是梅核氣的一種，妥瑞氏病西醫沒有藥，只能控制一輩子，中醫可以治的好，但要非常耐心的服藥。

茲舉數例以為說明：

（1）王先生，男性，為加拿大的中醫師，人胖，常覺咽中有物，如有物貼住，吞之不下，吐之不出，形容此異物若好不容易咳出時，則如粉圓般之黏結，剛開始給予栝樓枳實湯，服藥雖效，但不能完全，後聽其呼吸聲粗，觀其內鼻腔狹窄，故用鼻病外治點藥法祛除，約一個月半結痂脫落後，呼吸暢通，鼻腔加大，黏結痰所造成的異物感從點藥後即少有發生。

（2）楊先生，自患有感冒咳嗽治療後，即遺留下動不動即產生喉嚨要清一清，咳一咳方舒的症狀，自己的喉嚨老覺得有異物卡住，此症即中醫所稱的「梅核氣」，此症說嚴重又不嚴重，說是病輕卻又十分不舒服，長久以來，看過許多西醫，西醫都說是喉嚨敏感，服藥不效。轉看中醫，中醫又照本宣科，開給半夏厚朴湯加減，因為效果不彰而來求診，問明病史，了解了來龍去脈，是餘熱未盡也，開給銀翅散和桑菊飲，給藥一星期，藥未服完即癒。

（3）陳〇琿先生，患有自律神經失調症，不能入睡，同時患有「咽中如有炙臠」的症狀，常在不自覺間發出「嗯……嗯……」的咳聲，他向有名的精神科大夫訴說，稱給中醫看的結果謂之為「梅核氣」，該主治大夫（姓江）笑說；「什麼梅核氣，該是發霉的霉吧！」，陳先生無奈的向我訴苦，我聽後也是一臉的無奈，中西醫的觀念何其不同，怪不得有那麼多看不好的患者仍在無邊的苦海徘徊。看陳先生的鼻腔狹窄，咽喉乾燥，無痰，決定給予百合固金湯合桑菊飲，潤其肺燥，清其咽喉之炎症，服藥一星期即改善甚多，後又續服而癒。

（4）陳○禎小姐，血壓向來都是低的離譜，抵抗力甚差，經常發出乾咳「嗯……嗯……」之聲，沒有痰，咽喉黏膜是乾燥的，此症多年來經常如是，聽其聲像是有一點鼻塞，但又無涕，喉微乾痛，綜合諸症，為風熱未除，給藥銀翹散加黃連、射干，很快即癒。

（5）沈○均女士，51年次，因咽喉老是不舒，如有一顆酸梅卡在咽喉，吞不下又吐不出，只好多次求治西醫，西醫說她患有「慢性咽喉炎」症，很難醫好，只好轉求中醫，那時我在鶯歌某中醫診所服務，她說別的中醫師開給的處方藥大抵都離不開半夏厚朴湯加減，她斷續服用數月無效後不知所措，後找到了我，她素有鼻過敏史，又兼胃腸不佳及睡眠差，其職業為某飯店副理，個性開朗，工作稱職，故與情志不暢關連不大，但其唇暗應與常吹冷氣有關，久吹冷氣則體寒，經四診合參後認為本病為虛症，應為鼻涕倒流所致，開給小青龍湯8克、腸胃散6克的合方，複診即言進步，四診後未再見其人，後隔兩個月又來，說上次服藥後，以為病已全好，心中甚是欣喜，沒想到最近病又發作，我說依妳的職業，妳很可能吃到不少的涼冷瓜果類。她聽了之後嚇了一跳，問我這跟吃瓜果有什麼關係？我說非常有關係，因為瓜果冷，不適合妳的體質，易生痰飲而再度形成倒流，於是她終於說出最近常吃中秋節後別人送來飯店的西瓜、香瓜，本想不吃可惜，沒料到又惹來了「梅核氣」，此次五診又照原方再服，她服完此藥後病又以為好了，便去日本遊玩五天，回來之後又跑來複診（是第六診），說怎麼去個一趟日本病又發作？怎麼吃不會斷根？我一聽她是去日本，就知道一定是吃太多的生魚片，因吃生魚片必會沾芥末，性味辛辣刺激，則必生痰，痰積多了就又形成了梅核氣，她說想不到吃會影響這麼大，本病終於在衛教之下治癒。

（6）葉〇鎗先生，為蒸汽浴的老闆，有肝膽脾臟手術史，曾為喉間如有物卡住所苦，自覺吞不下吐不出，喉間不知是什麼原因常有吐不完的痰，看過西醫也看過中醫，總是失望而歸，形容此症已有多年，我檢查其鼻腔及喉嚨，除了喉嚨有一點淋巴小結之外，就是有一點痰卡在那裡，加上因為有如上手術史，故排便功能較差，開給小青龍湯及腸胃散，服用一星期即有感覺，至第二星期感覺更為明顯，但症狀還是有一些，見他排便已趨正常，改方全用小青龍湯，三診來言此次進步更多，好似已無此病存在，再拿同方想把療效更為鞏固持久，之後來診果然如願。

現代醫學沒有「梅核氣」的病名，皆稱此症為慢性咽喉炎所致的喉嚨過敏，或推說成心理因素，心理因素沒有解決本病難以痊癒，但經驗上本病並非全為情志所引起，鼻病引起者亦不乏其人。本病只有中醫古籍才有詳細記載，因此西醫對「梅核氣」並無良方，而中醫雖有藥方記載，但時至今日疾病症狀形成的原因有了變化，也就不能一直在條文上打轉，應有所改變發揮，在並非泥古而不化的條件下，治療此症才不至於掛一漏萬，才能得心應手。

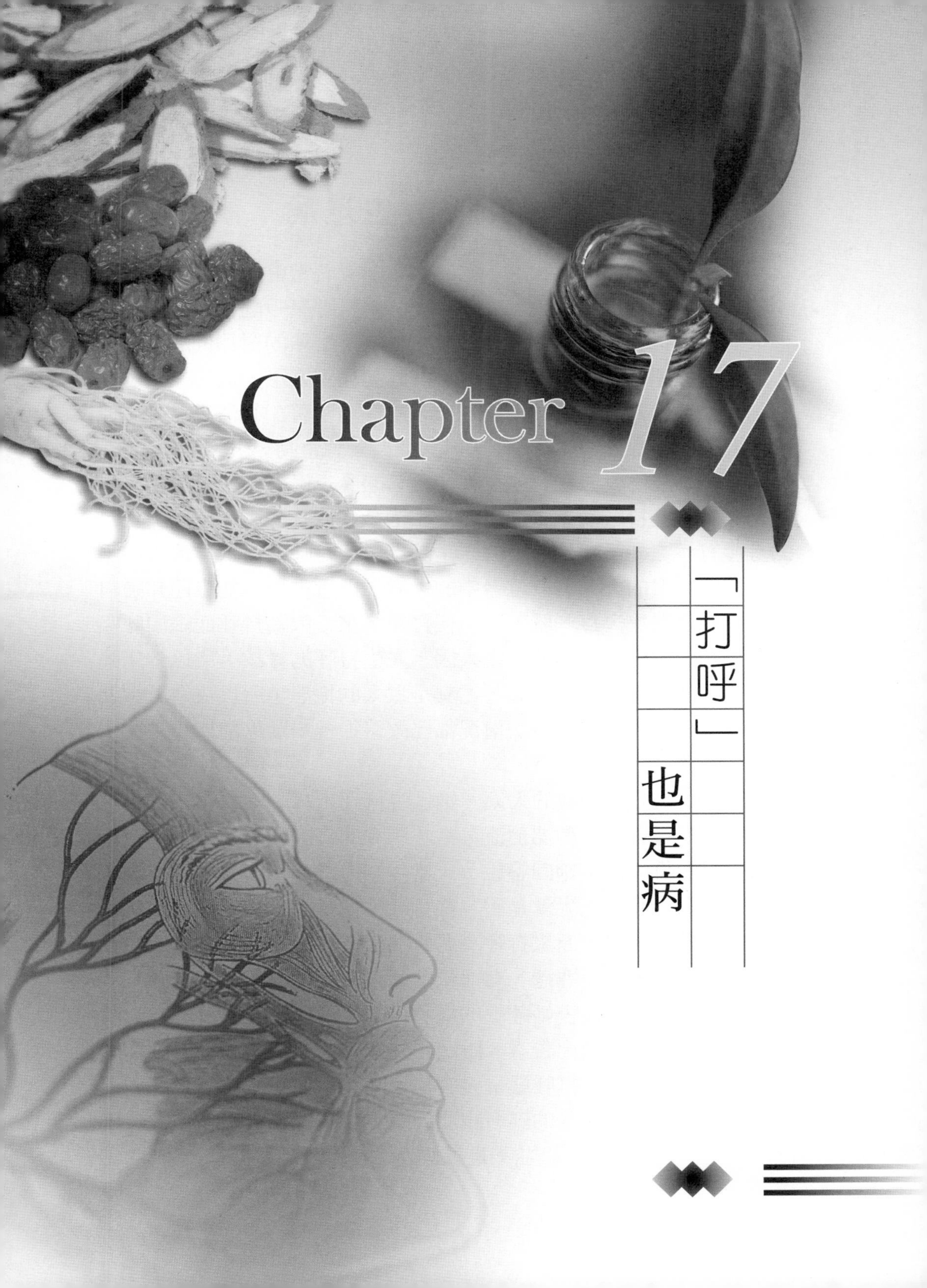

Chapter 17

「打呼」也是病

第十七章 「打呼」也是病

有一位朋友他告訴我說，他的太太睡覺時常會打呼，常吵得他不能入睡。他跟他太太說：「你晚上睡覺打呼聲吵醒我的睡眠」，他太太聽了以後，不但沒有感到歉意，還不耐煩的對那位朋友說：「是你自己睡覺習慣不好，自己不好睡還怪別人」，他的先生不好責備她，只是非常納悶的轉過身來，靜靜地躺著，心情有點亂，他的太太也轉過身去，沒幾秒工夫，又開始鼾聲雷動……

這件事情使我注意到，在許多門診的鼻炎患者群中，有不少患者是專為求治打呼而來，他們除了求治鼻炎症狀的減輕，使對自己的身體有益之外，另外的目的，是讓自己的打呼能從根本治癒而不會去防礙枕邊的人。有一位台中的患者，已近古稀，他自己知道自己的打鼾很嚴重，每一躺下不久便打起鼾來，因為打呼而張口呼吸，所以咽喉常覺乾燥，他的太太因為先生打呼的緣故，所以分床睡了，為了他自己也為了家人，尤其是太太的抱怨，所以決定上台北來治療鼻子，現在他的一切情況都已改善很多，跟以前比起來已覺得相當滿意。

另一位是五十多歲的太太，她也會打呼，鼻中常會發出「吭」、「吭」的怪聲音，鼻涕倒流，常吐不完的痰。我問她：「妳怎麼知道自己有打呼？」她回答說：「當然知道啊！我的先生跟小孩也常跟我提及，我的先生就是因為我打呼吵他，所以不肯跟我睡……」哦，我心有所悟，原來打呼真的會打出家庭問題，而且這不在少數，記得報紙曾經報導過，有一位美國人的太太，因為長年受不了先生的打呼，嚴重侵害她睡眠的權利，卻又改變不了事實，造成精神上的崩潰，憤而提出告訴，訴請法院離婚，法院當庭判決離婚成立，判決的理由是，打呼嚴重侵害他人睡眠的自由，可見打呼不是小問題而是大問題。我的許多親朋好友及較熟的患者很多都是分床睡的，他們分床睡的原因並不是感情因素，而是為了打呼。

另外，報上也刊登有關「打呼」的醫療資訊，某年9月，來自美國、日本、巴西、中國大陸和香港等國家和地區的七十多位醫學專家在北京召開了為期四天的「國際鼾症研討會」，專家們認為：打鼾不僅影響他人休息，也會給打鼾者本身帶來危害。

打鼾有一個長達十二字的學名，叫「阻塞性睡眠呼吸暫停綜合症」。醫生們發現，打鼾的主要原因是人們在睡眠時上呼吸道發生不完全性阻塞，造成「缺氧呼吸」。長期的缺氧呼吸可能引起頭痛、記憶力減退、嗜睡，久之可能誘發呼吸系統、神經系統疾病，使冠心病、肺病或心律紊亂等心血管疾病加重。醫生相信，打鼾嚴重者呼吸暫停時間會越來越長，甚至會由「暫停」變為「永停」，在睡眠中猝死。

中醫治療打鼾，若是下鼻甲肥厚者點藥去之即可改善，若下鼻甲並未肥厚，到了中年以上肌肉無力，躺下時鼻甲下垂一樣會打鼾，可藉鍛鍊體力及做深呼吸而改善，鼻子都無異樣的可服散腫潰堅湯（這是南部一家中醫醫院所報導的試驗有效的處方），或麻杏甘石湯、葛根湯、苓桂朮甘湯、柴胡桂枝湯及大小青龍湯等加白芷、細辛、遠志、蒼耳子，亦有功效，不妨試試。

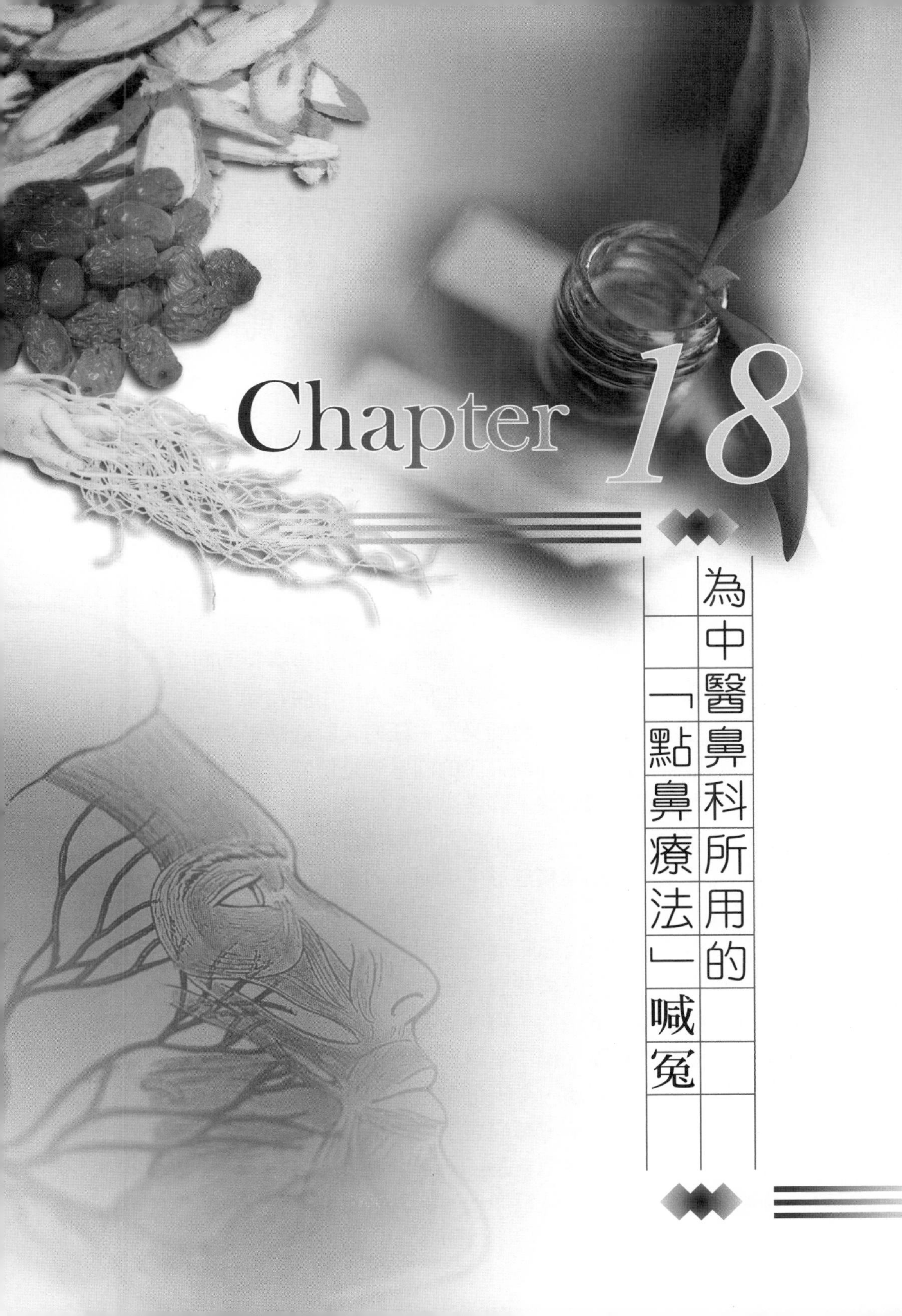

Chapter 18

為中醫鼻科所用的「點鼻療法」喊冤

第十八章 爲中醫鼻科所用的「點鼻療法」喊冤（轉載自十多年前的報紙，文爲一位中西醫師所寫）

前一陣子，亦即大約1998年1月10日左右，台北○○總醫院耳鼻喉科某主任在報上發表言論，說用中醫「點鼻療法」治鼻會產生很多的後遺症，諸如：頭痛、潰爛、沾黏、變形等等，許多案例都是由他們處理善後的負面言論，看了實令人危言聳聽，還附帶聲明：治療鼻病一定要找像他們那樣的耳鼻喉專科醫師才好，不要去找專科醫師以外的人治療，言下之意就是最好不要去找中醫。

這樣的一篇報導發表下來，著實讓中醫從事鼻科的同道大大地錯愕與震驚，不知如何是好，我們的國人不用說在崇洋心理作祟之下，一定認為大醫院專科醫師又是主任的人說的話絕對是事實，而把它奉為聖旨，除此之外的人說的話當然是假話，也當然不會去相信，這一則消息一傳開來，許多患有多年鼻病曾經想要求治中醫採試點鼻療法的人，一時駐足不前而採取懷疑以及觀望的態度，中醫鼻科的聲望及其門診業務無形中受到空前重大的打擊，一下子變得門可羅雀。

像這樣子僅是做負面報導的新聞，誤導了中醫的鼻科，把好的中醫鼻科也一竿子打下去的態度是極其不智，也是對兢兢業業專精於研究或從事點鼻療法的中醫師極不公平的，我們都知道，任何療法都有其優點及缺點，絕不是絕對的，西醫開刀手術一樣有成敗，手術方法一樣有好與壞，今天這個方法很好，但也許明天就被淘汰，中醫點鼻療法對於治療鼻病雖不能治萬病，但以目前治療頑固性的鼻病來說，不得不承認它是一種不可缺少的方法，只要技術純熟、小心翼翼、應用得當，很多型態的鼻病都可藉此方法治癒或改善，是不能完全因少數人的失敗而全部否定它。我雖然同意總醫師對少數經驗不足的中醫師，在技術尚未純熟及用藥方法不當的情況下便從事點鼻療法而惹來後遺症表示同聲的譴責，但也替有多年經驗、技術良好，替無數鼻病患者解除痛苦、默默貢獻的優良中醫鼻科同道喊冤。

點鼻療法於民國75年左右在台灣各地盛行，據說此法是大陸某醫學博士在一九七八年於北京所舉行的世界傳統醫學研究會中所發表的學術論文，其用意是用中醫的點鼻療法來取代西醫開刀療法，而這種方法的起源是始於元朝末年名醫李東垣所編著的《諸病總論祕法鼻門》內的一篇，台灣在引進這種方法之後，僅僅數年間便風行於全台各地，為什麼此法能夠在短短的時間內風行呢？原因是較具有代表性的過敏性鼻炎、鼻塞、鼻竇炎、倒流、打鼾、慢性咽喉炎等，其他較特殊的有因鼻炎而引起的頭痛、耳鳴、不聞香臭諸症，尤其對於容易感冒、咳嗽、過敏性氣喘的患者常能因施以此法而症狀獲得大大地改善，總結起來，這種點鼻療法只要掌握的好，優點是多於缺點的，因方法簡便、功效宏偉，患者又不易心生恐懼，都較易於接受，故普遍受患者的肯定，所以點鼻療法為主的中醫鼻科界始終盛行不衰。因為這種療法常能治癒久經中西醫治療不癒的鼻病，難怪無端的引來對點鼻療法不甚瞭解的西醫們（包括少數中醫）排擠！

不錯，耳鼻喉科的專科醫師的確能治療許多中醫所不能治療的疾病，如鼻中隔嚴重偏曲、深部鼻瘜肉、鼻內腫瘤、鼻腔異物、歐氏管阻塞等，因為西醫耳鼻喉科醫師有受過較正規的手術訓練，但是，這並不意味所有的鼻科皆能治癒，有時還非得靠中醫的治本療法不行，中醫治病的觀點與西醫本質不同，中醫所論的鼻病不是純為解剖學上的鼻病，它是與臟腑、經絡密切相關的，因此某些時候，用西醫解剖學上立論的觀點不能把鼻病治好時，有時還得靠中醫理論用藥輔助，所以說，西醫的方法能把一部分的鼻病治好，而另外一群沒有治好的鼻病患者怎麼辦？他們最後還是有不少是來求治中醫的，特別是以點鼻療法為標榜再配合中藥內服而治癒的患者也是不計其數，這是千真萬確的事，為什麼西醫一味的否定中醫的點鼻療法，全面的否定它的療效，僅提出負面的不當言論去打壓它呢？名醫難道就沒有開刀失敗的例子？

點鼻療法既然由大陸的某醫學博士提出，就一定有它的道理存在，其原本的用意無非是用中醫的點鼻療法來取代西醫的手術療法而已，當然這種取代是部分的而不是全面的，站在病人的立場，那是一種福音，只要是好的方法就要加以肯定，事實上，台灣的中醫鼻科界在引用此法後，的確也治好不少的鼻病患者，其中包括過敏性鼻炎、鼻塞、鼻出血、打鼾、眼睛癢、耳鳴、頭痛、不聞香臭、慢性咽喉炎，以及易感冒的體質等，當然這其中也耳聞過少數病例因點鼻療法不當所造成的後遺症，但那畢竟是少數，站在同道的立場，我們有督促檢討改進的必要，但也不能因為此事件，而全盤否定它的功效啊！

從77年起，筆者即研究點藥療法並開始以此法替鼻病患者治病，至今已二十餘年歷史，治癒患者不計其數，這些鼻病患者中絕大多數症狀都能得到改善，有的還根本治癒，至今已經十餘年或二十餘年不再復發，很少有副作用的存在，因此普遍受患者的肯定，如果沒有中醫鼻科在默默的貢獻，真還不知有多少久治不癒的鼻病患者仍沉伏於病痛的苦海中。如果西醫耳鼻喉科醫師真能治好所有的鼻病，就不會有那麼多的病患流落到被號稱為不科學的中醫？耳鼻喉專科醫師不能治好的鼻病，並不代表中醫鼻科的醫師就一定不能治，因此，○總耳鼻喉科主任所發表的言論實有待商確。

總之，點鼻療法配合中藥內服可以改善並治癒許多鼻病的症狀，如能善加應用，且又應用得法，吾人是不能否定它在醫學上存在的必要性。

中醫治療鼻病本來就遵循古籍使用外治法以彌補內服法之不足，是很正常的事，《醫宗金鑑・外科心法鼻部》，曾言鼻痔可用磁砂散逐日點之的記錄，表示鼻病的外治法早已存在的事實，中醫本來就可正當使用，可惜中醫鼻科界卻被一粒老鼠屎打壞了一鍋粥，被民眾檢舉，故90年4月20日衛生署第90061101函不准以「鼻黏膜燒灼術」治療過敏性鼻炎，筆者深感遺憾，於96年4月20日去函衛生署，要求做更明確的解釋，以維護守法的中醫師的權益，使有所遵循。

衛生署96年4月30日回函內容為：「按本會90年4月20日衛中會字第90061101號函所稱以「鼻黏膜燒灼術」治療過敏性鼻炎，乃指部分中醫師以所謂「獨創療法」，未遵循中醫典籍所記載之適應症、方法及藥物，逕行以腐蝕性藥物塞入病患鼻孔中，燒灼鼻黏膜，標榜一次根治過敏性鼻炎之方法。這種方法由於未遵循中醫典籍之處理方法，曾造成嚴重傷害，經行政院衛生署認屬醫師於業務上之不正常行為，應依違反醫師法第二十五條規定論處。台端執行本項業務，如確實遵循中醫典籍所記載之適應症、方法及藥物，即不受約束。」

照回函所述：

1、只要不強調「鼻黏膜燒灼術」，改以「鼻病外治法」稱之，即不觸法。

2、「鼻病外治法」所治的範圍甚多，許多鼻病都會因之而改善，當然包括過敏性鼻炎，但本法不是專為治療過敏性鼻炎而設，而是把過敏性鼻炎引起的頑固性鼻塞治好後，連帶過敏性鼻炎及其他的症狀也跟著大幅度的改善，所以不強調專治過敏性鼻炎即可。

3、治療任何鼻病都需要其他的相關配套措施，才能有明顯的療效，故不會標榜一次根治。而且鼻病外治法也不是治鼻病的唯一選擇，還須配合內治法及其他保健方有成效。

4、所用的外用藥都是遵循《本草備要》所記載的方法去使用，沒有什麼不對。故使用本法是合乎其所規範的，並無違法。患者應可放心。

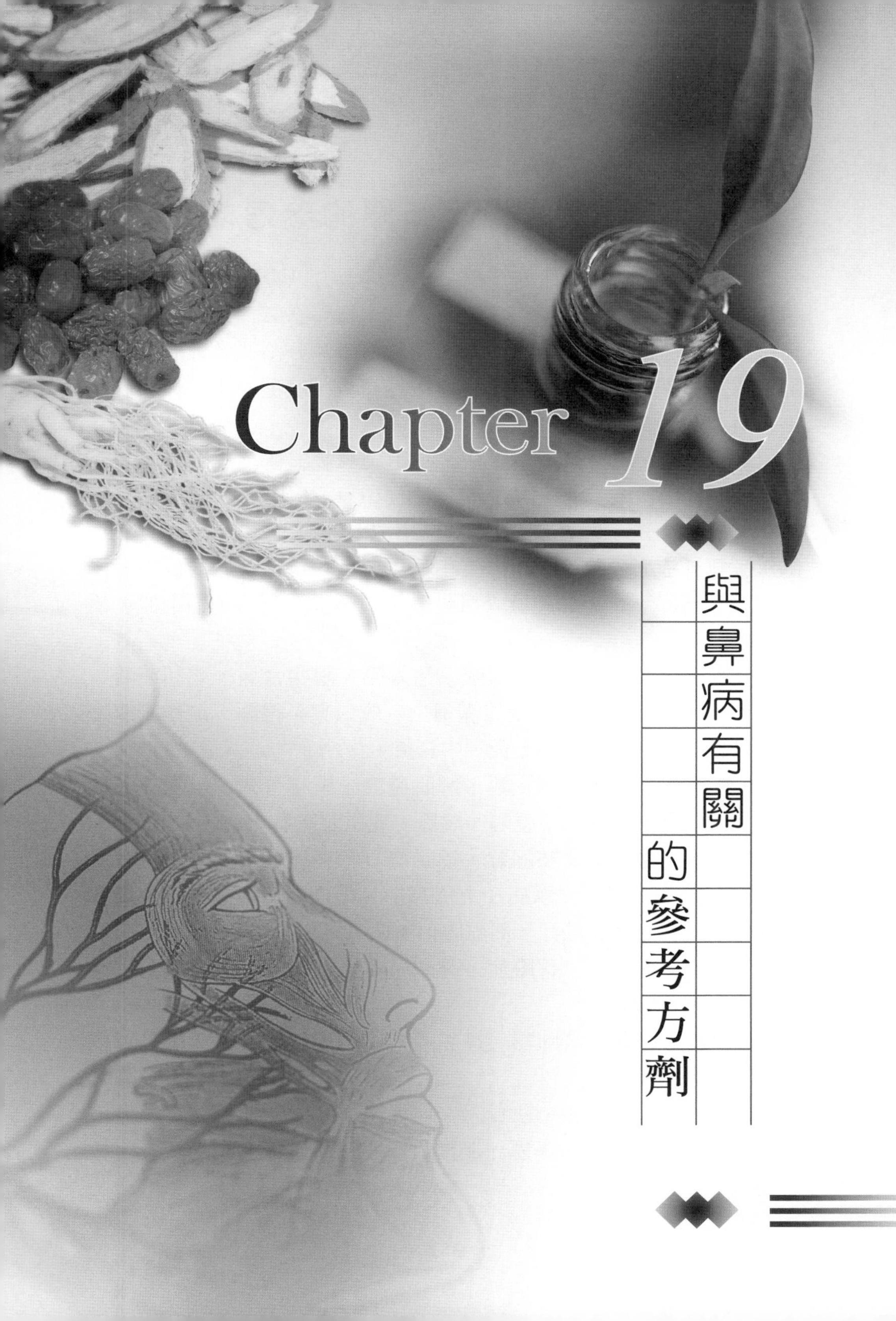

Chapter 19 與鼻病有關的參考方劑

第十九章 與鼻病有關的參考方劑

1.小青龍湯：解表散寒，溫肺化飲。本方以發表逐水為主要目標，因為表邪不解，而心下胸中，又有水毒與寒氣，由於水氣動搖衝擊，致發生咳嗽、喘息、乾嘔、浮腫及涎沫分泌過多等症狀，如邪解水去，諸症自清。故亦用治過敏性鼻炎、噴嚏連連、鼻涕過多，有時亦有流淚的症狀。

2.玉屏風散：益氣固表止汗。應用於身體虛弱、皮肌鬆懈、容易感冒、汗出疲倦、病後體虛汗出不止，或痲疹出後體虛餘熱。

3.麻黃附子細辛湯：強心發汗。治少陰病，始得之，反發熱，脈沉，無裡症者，或寒咳，腰背引痛，甚則咳涎，及腦齒俱痛者。打噴嚏、清涕不止、鼻腔檢查可見鼻黏膜腫脹。可興奮腦中樞，治不聞香臭。

4.葛根湯：發汗解熱除項強。治太陽、陽明合病，或利或嘔，或小便少，或發熱無汗，或喘滿不食，成口噤不得語，欲作剛痙。可治鼻炎、副鼻腔炎、咽喉炎、中耳炎。

5.桂枝湯：發汗解熱止嘔，解肌發表，調和營衛。治傷風傷寒有汗、頭痛發熱、鼻鳴、乾嘔、惡風，或微惡寒者。

6.荊芥連翹湯：清熱解毒，治風熱耳腫疼痛。本方應用於耳病、鼻病及其他化膿症。以病在上焦為主，尤以腺病性體質，皮膚帶黑褐色，手掌足蹠有油汗，而脈腹俱緊張者，用之最效。

7.清鼻湯：鼻炎、蓄膿症、鼻塞。本方為葛根湯之加減方，適用於鼻炎及蓄膿症。

8.辛夷清肺湯：清肺熱。鼻生瘜肉、肥厚性鼻炎、流膿鼻涕，兼鼻塞者適用。

9.辛夷散：散風寒、祛風濕、通鼻竅。感冒初期引起之鼻塞不通，鼻流清涕。應用於鼻塞、肥厚性鼻炎、蓄膿症、副鼻竇炎•鼻瘜肉等。

10.蒼耳散：疏風清熱。治鼻淵（鼻流濁涕不止）、鼻塞、打噴嚏、流鼻水、鼻黏膜腫脹。

11.補中益氣湯：補中益氣，調補脾胃。體質虛弱，易疲勞，貧血，已趨慢性化者，病後調理，虛弱體質改善，虛弱者感冒適用。

12.排膿散：排膿止痛，使內癰膿從便出。發炎嚴重並有化膿性腫物，紅腫疼痛者適用。

13.四逆湯：強心溫厥止利。凡鼻炎久病虛寒者都須用之。

Chapter 20

鼻病與咳喘關係

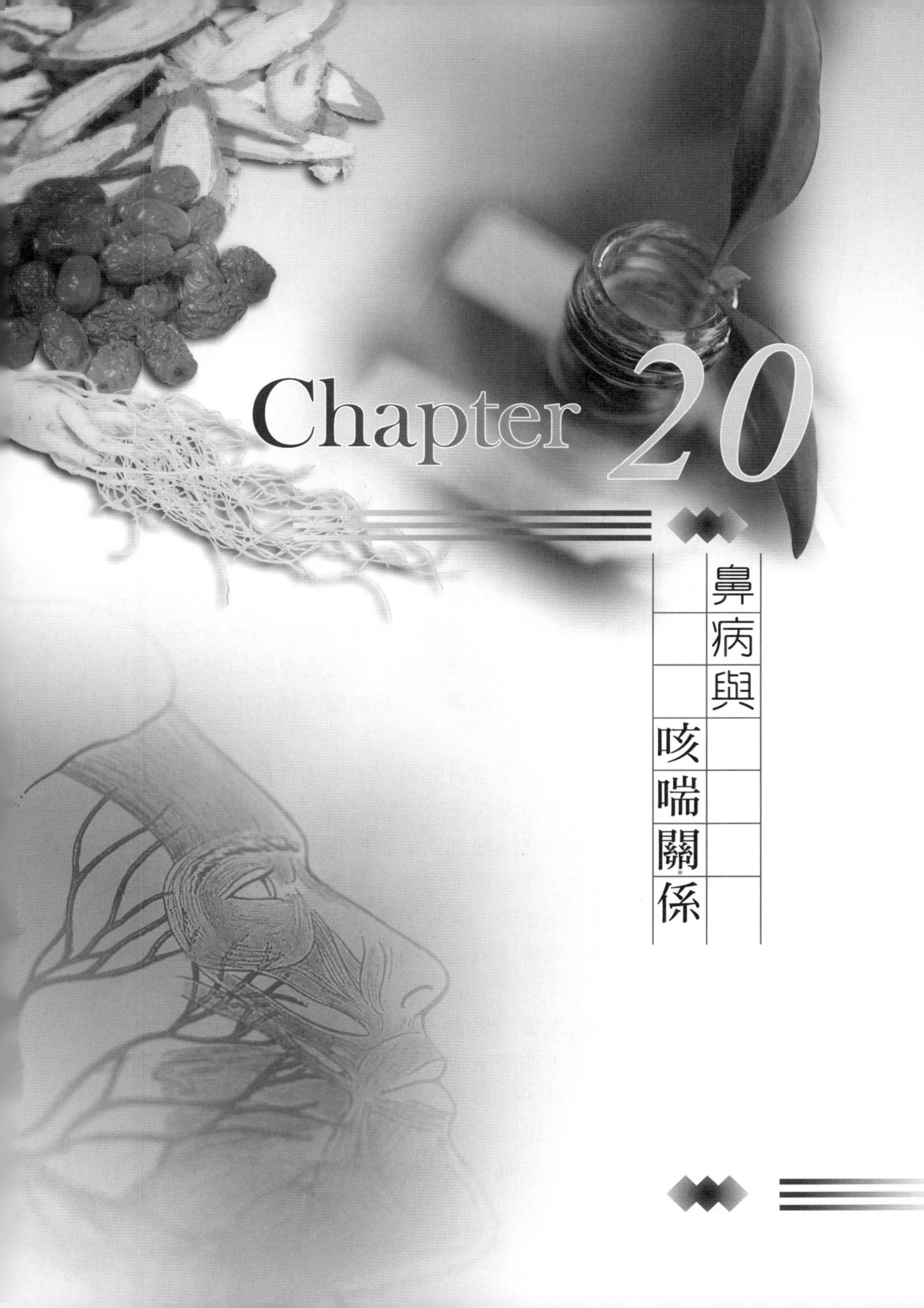

第二十章 鼻病與咳喘關係

在談鼻病與與咳喘關係之前，先讓我們看一則研究此病的相關訊息：

「過敏性鼻炎——哮喘的前奏。」

哮喘（即支氣管哮喘）是一種由於變態反應、植物神經功能失調而引起的廣泛性、可逆性支氣管痙攣。其發病率近年來呈增加之勢。這種肺部常見病在美國約有患者八百萬之眾。僅管哮喘的發病機理至今尚不十分清楚，但近年來的研究發現，有相當一部分哮喘與過敏性鼻炎有密切聯繫，過敏性鼻炎許多可成為哮喘的前奏曲。

中國醫學認為「鼻為肺之竅」。鼻子是人體呼吸系統的第一道門戶，鼻腔內鼻毛的機械阻擋和纖毛運動，使吸入的空氣得以過濾清潔，從而可保護下呼吸道乃至肺部的正常功能。如果鼻腔發生毛病，這種有益的呼吸過濾作用喪失，取而代之的是張口呼吸，對咽喉、支氣管乃至整個呼吸系統都產生不利影響，往往成為誘發哮喘的「觸發點」。

早在八〇年代初，國外學者研究發現，過敏性鼻炎半數伴有哮喘，其中80%過敏性鼻炎的發作先於哮喘。八〇年代末，有人證實季節性過敏性鼻炎病人存在季節性支氣管痙攣。每當春暖花開之季，哮喘病症便應運而生，花粉季節過後，其氣管痙攣隨即消失。但在吸入微量的支氣管收縮劑時，又會出現氣道痙攣，這說明患者有氣道高反應體質。研究表明，氣道反應性的高低與哮喘發作的輕重有密切相關。

以上的訊息透露出過敏性鼻炎，確實與哮喘的發生機率高低有絕對的關係，過敏性鼻炎的患者較容易罹患氣喘，而氣喘的病人在發作之前常帶有長期的鼻子過敏史，或者是其他的長期鼻病史，例如：鼻塞、鼻涕倒流、鼻茸、鼻竇炎等。

筆者小時候約三或四歲有一點記憶時，即患有嚴重的氣喘，記得晚上都是趴在墊高的棉被上一面喘一面睡覺，非常痛苦，一直到天亮，母親看了很不捨但是又無可奈何。小時候鄉下少有中醫，即使有也不知道要請懂中醫的大夫來看，全家大小的病都是請葉大夫到家裡來打針，病久了，左鄰右舍都知道我患有氣喘的毛病，大家都叫我氣喘小孩。隨著年齡的增長、氣喘減少，這件事就漸漸被淡忘了，直到高二時氣喘又一次發作，記得也是一直咳喘到天亮，整晚都沒有睡好，一連三天都是如此，非常痛苦，這病之後，就莫名其妙的染上了鼻竇炎，現在回憶起來，應該是身體虛受了涼、咳喘發作加上西藥吃太多，事後又不知要用中藥調養（我念高中時那有什麼中醫）之故。我被鼻竇炎困擾了很久，每天都流黃鼻涕，老是鼻塞。我姊夫是西醫，鼓勵我去台北榮總開刀，那時因為鼻竇炎一直治不好，所以差一點聽他的話開刀去了，還好沒開成。

當兵時因常出操的關係身體變好，沒什麼病痛，鼻竇炎在不知不覺間也消失了。退伍後念大學時病才又開始發作，記得大一時，跟同學爬合歡山，人家一點都沒事，而我卻一直鼻塞，每幾小時就要噴一下鼻子，玩得好不愉快。

記得三十三歲才剛考上中醫不久，因咳嗽吃西藥久不癒的緣故，某一天忽然氣喘大發作，心臟砰砰跳，一分鐘跳一百多下，幾乎不能呼吸，那時我還在新店租房子，中醫師是剛考上的，對治此病沒有任何經驗，我的太太及我的岳母不得已，一人一邊把我攙扶著送到附近的陳小兒科打針吃藥，才把氣喘漸漸平息。

那件事令我印象深刻、永生難望。又有一次，大約距離現在九年前，我在土城中央路一段開業時，可能太疲勞及工作壓力大的緣故，因為一次嚴重的感冒、咳嗽、發燒、喉嚨痛，病情弄得十分複雜，也許自己用藥經驗不足、處理不好，後來只好找附近的耳鼻喉科看，該耳鼻喉科的醫師因我咳喘的厲害，（整晚都在咳及喘，導致家人連續好幾天都不能睡覺）燒又三十九度多，都不退之下勸我到亞東掛急診，醫院雖幫我打點滴退燒，但還是搞了一陣子才退，醫師開給我的藥是支氣管擴張劑、咳嗽阻斷劑、化痰劑及吸入式的類固醇，可是咳喘依然嚴重，這時聽我一起念中醫的同學告訴我，她的父親也因氣喘而長期用吸入式的類固醇，導致氣管纖維化沒有彈性，最後氣切而亡，後來想起還沒考上中醫時，我的岳父也是這樣去逝的，我聽了心裡十分害怕，因此在連吸了兩個月的類固醇後發現效果不好，又聽到以上不好的消息之後，心想若再吸下去我豈不後果跟他們一樣。

所以決心要靠自己從中醫中藥裡面找出把此病治好的方法，還好在眾多治驗之下最後終於悟出解決這些疾病的捷徑，因為親身經歷此病痛，所以才能寫出〈中醫退燒有一套〉、〈診治咳嗽的祕訣〉以及一些〈診治感冒咳嗽氣喘經驗談〉的文章。從以上自己親身經歷的敘述來看，我本身並沒有過敏性鼻炎，但有鼻竇炎，我的鼻竇炎到底怎麼發生的，自己也不清楚，小時候為什麼氣喘會發生在我身上，我更摸不著頭緒，我的母親曾告訴我說，阿婆也有氣喘過，是不是因為就這樣就叫做有遺傳因素呢？我不敢肯定。

既然鼻病（或過敏性鼻炎）跟咳嗽、氣喘有密切的關係，那麼反過來說，治好鼻子的一些疾病，是不是咳嗽及氣喘跟著也會好呢？從我多年來的實際臨床經驗看，答案確實是肯定的，幾乎鼻病一治好，感冒的次數便明顯的減少，氣喘的發生率也跟著下降，幾乎80%的病人都有明顯的感受到。後來我用鼻病外治法治好自己的鼻病，又注意身體的保養，咳喘就很少發生了。如果你有鼻病，那麼要治好氣喘，或減少咳嗽、把身體養壯，千萬不可忽略治好鼻病的重要性。

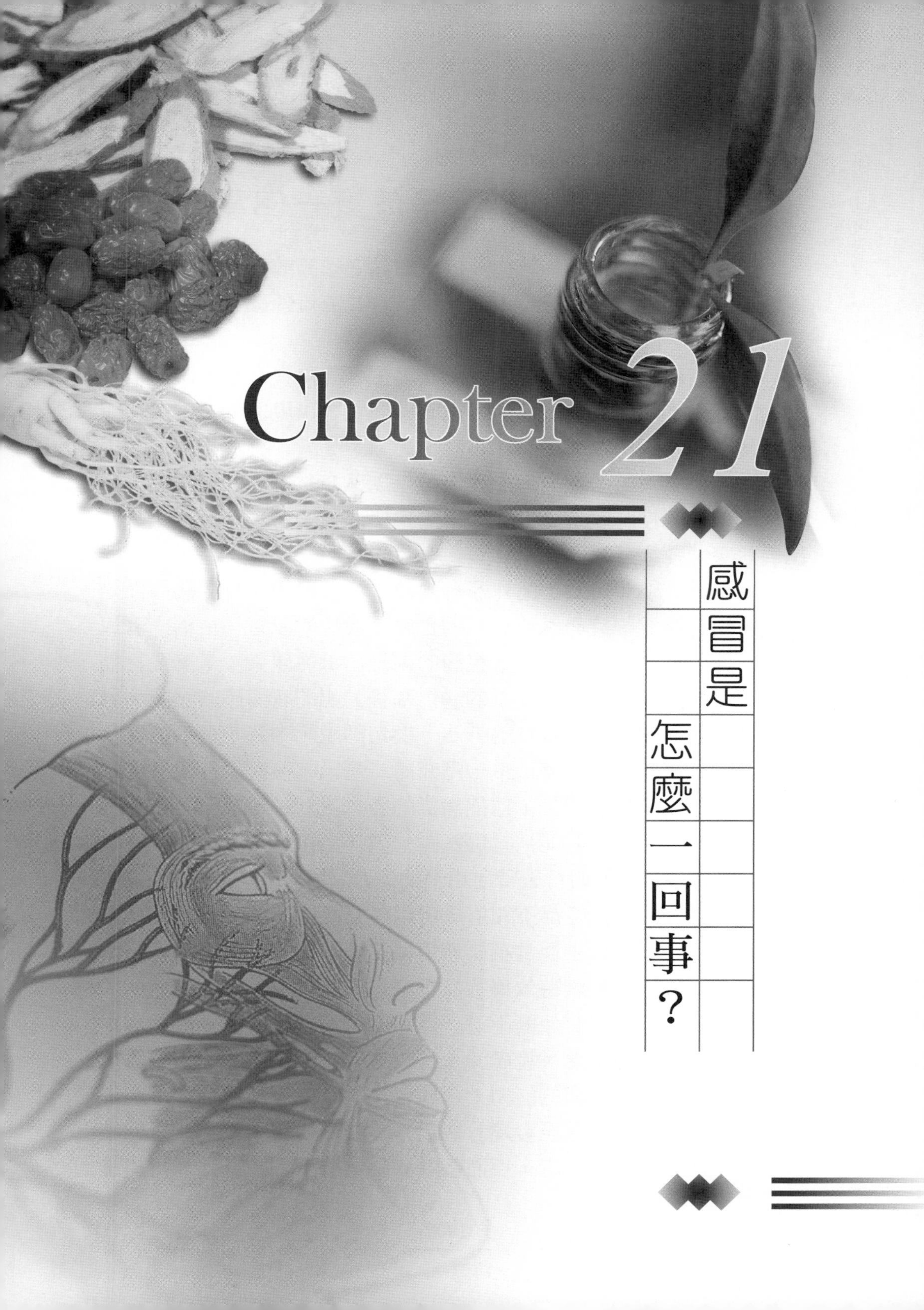

Chapter 21

感冒是怎麼一回事？

第二十一章 感冒是怎麼一回事？

感冒是四季常見的外感病，但以冬、春季節較易發生。感冒包括現代醫學的上呼吸道感染、流行性感冒。流行性感冒有較強的傳染和流行性，傳統醫學稱之為「時行感冒」。

感冒因外邪而致。一般多在氣候變化、冷熱失常、人體衛氣不固之時感受外邪而發病的佔大多數。外邪之中以風邪為主。由於四時氣候不同及個體差異，而有夾寒、夾熱、夾暑、夾濕之別，其中又以風寒、風熱為多見。但臨床上還是以風寒為多。肺合皮毛，開竅於鼻，病邪侵肺，首先侵犯肺衛，致使衛氣閉鬱，肺氣不宣，而出現惡寒、發熱、鼻塞、流涕、咳嗽等症狀。

感冒是因外邪而致，此外邪有兩種，沒有發燒、身重痛而僅是鼻子癢、打噴涕、流鼻水或咳嗽的是屬一般性的感冒，俗稱「著涼」，而除上症外兼有發燒、身重痛的則是病毒性感染，是屬流行性感冒。中醫自漢朝醫聖張仲景的《傷寒論》起即有明確的記載，所以自有一套處理流行性感冒的方法，換句話說，中醫是可治療流行性感冒的，而且效果不差，常一劑知而二劑已，後來又有溫病的名醫吳鞠通著《溫病條辨》，他把病毒的觀念帶到中醫裡來，以彌補《傷寒論》之不足，若能把《傷寒論》與《溫病條辨》思想兩兩結合，則病毒性感染的時行感冒治起來就輕而易舉了。

但大部分的老百姓都不知道，所以碰到此症，絕大部分都認為非找西醫不行。所以中醫常英雄無用武之地，只有望洋興嘆的份。目前西醫對病毒有什麼特效藥嗎？答案是仍然沒有，只有對症狀控制而已。症狀控制沒有什麼不可，但是就是不能吃太久，否則容易變生他病，要知道鼻塞、流鼻涕、打噴嚏、咳嗽、喉嚨痛甚至發燒等是人體本身自我防衛的能力，這些自我防衛就是利用鼻塞、流鼻涕、打噴嚏、咳嗽、甚至發燒等機制來達成。西醫所發明的感冒藥，不但不能對抗感冒病毒，反而都在打擊這些自我防衛：「抗組織胺、假麻黃素」讓鼻塞打開，使鼻涕減少、不打噴嚏，「氣管擴張劑、類固醇」讓氣管門戶大開，讓痰的分泌減少，表面上症狀改善了，事實上，卻是「門戶洞開，引狼入室」。在中醫這就叫做傳經，把外邪引到內裡。林醫師說：在台灣，過敏性鼻炎與氣喘的發生率隨著診所的越普及反而越來越高，原因何在？很多人沒想到：基本原因是感冒藥吃太多了，將免疫力給破壞，身體的防線由第一道的鼻腔，退到最後一道的肺泡所致。原來一直吃感冒的西藥不但不能「治病」，反而會「致病」。

是的，從臨床上觀察，確實很多人本來只是小感冒的，結果藥越吃越久，最後吃到胃痛、全身無力了才跑到中醫這邊來，他們很多人都不知道吃西藥吃太久很可能又另外製造一個疾病，直至開藥的醫生告訴他；「你回家多休息就好，不要再吃了」患者方才恍然大悟。

咳嗽和氣喘關係密切，兩種症狀常同時出現。以咳嗽為主症者，多見於急慢性支氣管炎及其他呼吸系疾患。氣喘是氣息促迫，呼吸困難，但喉間有哮鳴聲者，稱為哮喘。傳統醫學中的哮喘，不但包括現代醫學中的支氣管哮喘和哮喘性支氣管炎，其他心肺疾患有呼吸困難者，如心臟功能衰竭、肺腺癌等也可致咳及喘（五臟皆有咳），亦可參考本病進行辨證論治。

肺主氣，司呼吸。正常時氣道通暢，肺氣宣降，呼吸正常。如外邪、痰濕等壅塞氣道或肺氣虛弱，腎不納氣，則氣機不暢，宣降失常而發生咳喘。因此，從病因來說，可分為外感與內傷兩大類。

外感咳喘是肺本身的病證，多因風、寒、燥、熱等外邪襲肺，肺氣鬱閉不宣而發病。這類咳喘多屬實證。

內傷咳喘，雖有肺虛，但大多是他臟有病累及於肺所致。其中痰飲常是一個重要因素。痰和飲都是臟腑病理變化的產物，稠濁者為痰，清稀者為飲。其來源多與脾虛不能運化水濕，或脾腎陽虛不能溫化水濕有關。其他如肺腎陰虛內熱偏盛，也可灼熬津液，化為痰濁。平時痰飲伏於體內，儲存於肺，即所謂「伏痰」、「伏飲」

，往往在氣候、飲食、情志、勞倦等因素的誘發下，導致氣鬱痰壅而作咳作喘。如氣道阻塞嚴重，喉間有哮喘聲音，則成為哮喘。內傷咳喘雖多有痰邪，但其「本」虛，故為本虛標實之證。

久病咳喘，肺氣虛弱，肅降失常，則呼吸短促；腎氣損傷，氣失攝納，則呼多吸少，動則更甚。這類咳喘則屬虛證。

總之，中醫治療本病要分清虛實，詳細辨證論治用藥，實者瀉之，虛者補之，一定可以把此病克服。

Chapter 22 中醫退燒也有一套

第二十二章　中醫退燒也有一套

談到退燒，老百姓的觀念皆以為西醫西藥比較快，藥一吃，不到半小時汗流一流，燒就退光了，可是問題是，大部分的人燒退了不久後就又燒起來，為什麼呢？因為西醫不管任何型態的發燒，也不管體質若何？絕大部分都用解熱鎮痛劑，沒有詳辨原因，因此，服藥之後，燒雖然暫時退了，但很快的燒又發作起來，雖然有的有效，沒效的也很多，弄到最後，把患者越治越虛，對於無效的人還不得不找中醫去收拾殘局不可。所以「退燒」不是只有用西醫西藥才是唯一的方法，中醫退燒也有一套，西醫急救退燒確實甚快，但燒退後常有復燒的可能，而中醫的好處是能詳加以辨證論治以治其本，燒退了就不再燒，最好的方法是，中西醫長處結合共同來退燒，只可惜這個方法在台灣限於醫療法令的規定，還是行不通，只好各走各的路，到最後是醫者遺憾，而病人倒楣。

西藥的解熱鎮痛劑是屬於苦寒性質，苦寒藥最易攻伐人身的陽氣，人無陽氣則無以安身立命。人一旦陽氣不旺的時候，最易受寒，如若加上天氣突然的轉陰變涼，寒氣就直中我們的身體，陽氣受傷了就開始惡寒，惡寒就是機體正在跟外來的邪氣做一番格鬥的反應，邪正交爭下便發燒了，發燒就是要逼寒邪外出，如果陽氣來復，機體發燒至某個程度把汗流一流，便可把寒氣逼退，病就不知不覺好了，這就是內經裡講的「寒者熱之」的治療原則，就是說一受到寒邪襲擊的人一定要經過發燒這個階段，才能把邪從汗逼出，所以受到寒邪的人，我們醫者若用藥，當然要用辛溫或溫熱的藥，才能助他一臂之力把汗逼出。

發燒是人體免疫系統在作用，亦即陽氣在作用，我們應用麻黃湯、桂枝湯、葛根湯、生薑、蔥白、附子等辛溫的藥讓病人熱上加熱，甚至還要蓋上棉被，吃熱粥，助其發汗才是，怎麼可以在機體作用的時候是加上冰枕（以前小學課本是這樣教的）逆其道而行或吃苦寒藥（解熱鎮痛劑）戕害生機呢？中醫退燒要用熱藥，西醫退燒則用苦寒，這是極其不同的地方。在苦寒劑重傷其陽之下那當然是只有燒退了又燒！搞到最後，病人元氣大傷，演變成六經傳變，那豈不是又製造另一個新的病人？

早在二千多年以前，醫聖張仲景所著的《傷寒論》內，就有詳盡的記載當時傷寒病的治法，傷寒病其實甚為類似現代的流行性感冒病毒，症狀是突然發熱、無汗、頭項強痛而惡寒，有的發熱、口渴、項背強痛，有的是發熱、有汗、惡風、頭痛、鼻塞、脈浮而緩，他都一一的把這些疾病用中藥克服，最有名的就是麻黃湯、桂枝湯、葛根湯，當然還有其他六經傳變以及醫者誤治之方，可見退燒在二千多年前即有正史記載的病例，後人沿襲《傷寒論》的用藥方法，治癒了不少與發燒有關的疾病，在現今病毒猖獗的時代，吾人不能泥古而不化，今人又必須結合清朝吳鞠通著《溫病條辨》的病毒學說，這樣在退燒的用藥領域上方有所精進。

我讀過《傷寒論》、《溫病條辨》，也看過曹穎甫先生所寫的《經方實驗錄》，因而曾大膽的試用對於發熱、無汗、頭項強痛的患者，用的是麻黃湯煎劑，對症時效果甚快，但有時其結果並不如預期的理想，病人燒不但沒有退，而且還比原來更燒，不知道是用藥劑量不夠，還是服用方法有瑕疵，還是自己辨證不明，後來只好再翻閱其他書籍，並加以長久的思索，最後領悟出，今人所患的流感病毒與古人的純為傷寒疫病病機可能不同，麻黃湯證是脈浮緊，流感發燒是浮緊而數促，且流感常併發急性咽喉炎或扁桃腺炎，麻黃湯、桂枝湯、葛根湯症等並無喉嚨痛症狀的記載，此為明顯的不同，因而必須改變思考的方向，而銀翹散等卻無頭項強痛，也無惡寒，因此有必要把古人用藥的方法加上今人的病毒觀念，結合在一起，這樣子退燒的治癒率才能大大的提高。

我把流感所引發的發燒像《傷寒論》一樣歸類為四型，（一）麻黃湯證型，（二）桂枝湯證型，（三）葛根湯證型，（四）麻黃附子細辛湯證型（五）其他證型。不管什麼證型，在實際用藥時，都要詳加辨證。另外，不管什麼證型，不管有沒有咽喉乾痛等證，都必須結合清熱解毒及抗病毒的中藥作為輔助藥才會有效，中藥的清熱解毒藥亦為苦寒藥，但它確有抗病毒的作用，此為與西藥之不同。

茲舉實際數例以為証明：

一、96年1月7日，廖小姐來診，症狀是發熱惡寒，頭項強痛，無汗，口不渴，頭很重，脈浮數，這就是病毒所引起的流行性感冒，類似傷寒論所述的太陽病，「太陽之為病，脈浮，頭項強痛而惡寒。」但太陽病又分有汗跟無汗，脈浮數與浮緩，有喘跟無喘等區分。而且太陽病還在表，所以都不會口渴，這些都是重要的辨證指標，患者只知道發燒了，知道頭重、骨節痛及非常的怕冷，不會注意到口渴的問題，所以口渴與不口渴，有汗還是沒有汗，惡風還是惡寒，喉嚨痛不痛都是專業醫師必須要問清楚的。

瞭解了病症就可以大膽的處方：

麻黃湯10克、大青葉2克、板藍根2克、葛根2克，共三日份，96年1月10日告之燒全退，但症狀卻轉換成咳嗽、痰少、喉嚨痛，症狀換了，處方當然也要跟著變化，不過，我發現，經過高燒的病人，常有喉嚨痛的後遺症，原因是病毒感染及水分的流失，腎陽虛的人不能升發津液以滋潤咽喉黏膜所致，因為有這個後遺症，所以喉嚨充血發紅敏感變成咳甚痰少的咳嗽症狀，因此，初期用大青葉、板藍根預防，之後用黃連、射干、牛蒡子收尾的觀念就是由此而來。

麻黃湯是治主症的，大青葉、板藍根用在抗病毒，葛根幫助解肌生津也治頭項強痛，藥有對症，雖然是科學中藥粉還是有效。

二、林○國先生，是我診所以前的推拿師，96年某月因發燒遲遲不退而來，來之前已經吃過西藥了，所以症狀已不是標準的桂枝湯證，《傷寒論》的桂枝湯證是：「太陽病，發熱汗出，惡風，脈緩者，名為中風」。這裡有提到發熱汗出，但不具有咽乾，林先生雖發熱汗出，但具有咽乾，雖脈浮緩但還是帶數，餘邪尚未清出，故處方中還必須加上咽乾（咽喉黏膜充血）的中藥。我的處方是：

桂枝湯10克、牛蒡子1.5克、大青葉1.5克、板藍根1.5克

隔不了多久，他因另一個咳嗽久久不癒前來，自訴前述發燒之症，藥未服完即癒。

三、96年1月6日，住在花蓮的弟媳婦突然發高燒，惡寒，全身骨節酸痛，問之沒有汗，也沒有流鼻涕，但喉微乾痛，具有口渴的現象，這在西醫叫做流感併發扁桃腺炎（或咽喉炎），而照傷寒論的說法，認為病已傳經至陽明，變成太陽陽明並病，須用葛根湯發汗解肌，葛根湯是治外感無汗、惡寒、項背強急之發汗劑，加上抗流感病毒的中藥順便清利咽喉，病便有轉機。因此處方為：葛根湯12克、大青葉2克、板藍根2克

上藥只服一天，燒便全退，高燒退了，剩下的感冒餘邪便容易處理，第二天的症狀變成鼻涕倒流（但不多）、頭重、咽癢、咳嗽，但咳不是很厲害，病演變至此，已向溫病風熱的方向發展，於是改方：銀翹散12克、杏仁2克、貝母2克，服藥不數日而癒。

四、95年12月20日，印刷業的黃老闆帶著當兵回來的兒子來我家求診，他說發燒已連續四、五天，燒服西藥退了，但退後燒又起來，好幾次都是這樣，體溫大約是39.7度，症狀會頭痛、喉乾、微咳，喉乾癢紅，大便祕結，鼻黏膜紅出血，人倦，這就是發燒當時在邪正交爭發燒時，為求速效，西醫都給苦寒的退燒劑，一再重複的傷了陽氣，機體無力抵抗外邪，導致傳變併發症，我僅給粉劑葛根湯9克、清咽利膈湯7克，3日份藥未服完，燒就退光了。

五、97年3月24日晚上十時，陳先生開車帶著四歲大的女兒陳○晴來到我社區的樓下，他說：「我的女兒感冒發燒已一個星期多，燒退了又燒，反反覆覆，已連續換了四位醫生病還沒好，整個人躺在那裡，吃西藥之後，人變得沒有胃口，大便一沖即散，一日數行，好像快掛了，心裡很急，已經沒有辦法可想，只好求助於你……。」聽後，我拿著手電筒到他的車裡看其女兒的舌苔，舌苔是黃的，把其脈，其脈促，摸摸頭，仍有餘熱未清，綜合病情研判，本為風傷於表，應用溫熱藥發汗解表，西藥寒涼，服藥過多，小兒為稚

陽之體，不耐攻伐，重傷其陽，引邪入裡，病情方演變至此，速給予藿香正氣散合葛根湯，次日晚來電告知，小孩燒退，已可活繃亂跳了。「還好你救了我的女兒」，陳先生這麼說。

2012年1月2日，我的大兒子發了高燒39.7度，而且喉嚨痛講不出聲音來，發燒的原因是歲末參加跨年晚會，一直到天亮才回家，1月1日睡了一天，1月2日早上發熱又惡寒，一點力氣都沒有，我開給麻黃湯加黃芩、黃連、山豆根，服了一天，有流些汗了，燒也退了一些，1月3日喉嚨還痛，改方葛根湯加黃芩、黃連、山豆根，又流了不少汗，燒又退更多，1月4日早上一覺醒來，症狀全消又可上班了。我的太太在2011年12月末也曾發熱、惡寒、身重痛，全身無力，軟綿綿的躺在床上，她也沒吃西藥，我按其病症開給麻黃湯加黃芩、石膏，給兩天份，藥未服完病就好了，我的小兒子習慣熬夜晚睡，把身體弄虛了，也在2011年12月初發燒，我開給葛根湯加減也是一天多就好了。說中醫退燒慢，那是沒有常識的。

多年以前，曾看過《華陀》中醫雜誌一篇大陸醫師的報導，謂感冒的發燒或是一般常見的發燒，通常服該藥一、兩帖即能解除。方用：麻黃二錢、桂枝二錢、生石膏四兩，煎水服之，我曾把該湯劑改成粉劑試用，因為台灣有健保，健保只能開藥粉，湯劑不在健保給付之列，粉劑試用的效果不好，有的還根本無動於衷，甚至吃多了會造成拉肚子的情況，吃多了還引邪入裡，更是得不償失，我思索後認為無效的原因在於石膏，石膏用煎，只取其氣味，若用藥粉，則變成吃下大量的石膏，對於脾虛的人則造成拉肚子的困擾。所以要用此方退燒，還是要辨證清楚，非陽明氣分熱證，石膏還是少用，石膏甘辛而淡，體重而降，乃寒涼之劑怕引邪入裡，應慎重為佳。

《實用中醫方劑學》內有關解表退熱劑記載甚多，都是大陸現代常用的驗方或飲片，錄之如下可為臨證參考：

一、感冒退熱沖劑：

大青葉一兩、草河車五錢、板藍根一兩、連翹五錢，每日一袋，一日三至四次，熱開水沖服。

主治感冒發熱，上呼吸道感染，急性扁桃腺炎、咽喉炎。對病毒性流行性感冒，有效率達93%。

二、感冒寧：

四季青葉、大青葉各一兩、防風、紫蘇、荊芥各五錢。每服一袋，一日三至四次。主治感冒，見發熱、頭痛、鼻塞、流清涕等證。

三、蔥豉桔梗湯：

蔥白七根、桔梗、豆豉、山梔、連翹、淡竹葉各三錢，薄荷二錢，甘草一錢。治風溫初起，見頭痛身熱、微惡風寒、咳嗽咽痛、口渴等。用於輕度感冒、咽炎。出自《通俗傷寒論》

四、清解湯：

薄荷四錢，蟬蛻三錢，生石膏六錢，甘草一錢五分。用於溫病初得，頭痛、周身體節酸痛、肌膚壯熱、背微惡寒、無汗、脈浮滑等證。出自《衷中參西錄》

引起發熱的原因有很多，有感風寒的發熱、感風熱的發熱、感風溫的發熱、傷暑的發熱、肺結核的低熱、虛勞過度的消耗熱，因其他疾病邪正相爭引起的發熱，也有骨蒸勞熱，更有許多檢查不出來不知道原因的不明熱。

茲舉一例，於2003年5月SARS流行期間，傅女士突患骨盆腔炎發燒不退，下腹悶脹，腰酸似折，精神倦怠，病發連續兩星期，曾多次進出西醫婦科診所，但仍無功而返，因為燒老是不退，西醫要把她送至SARS醫院觀察，她嚇得當晚九時許打電話來，要我空中診病，為了救人，問明症狀，認為此仍單純婦科疾病，並非SARS感染。

處方：柴胡三錢、黃芩三錢、牡丹皮三錢、地骨皮三錢、銀花五錢、蒲公英五錢、杜仲四錢、桑寄生四錢、六汗二錢、白朮三錢、茯苓三錢。

叫她趕快配藥來服，她放下電話隨即到中藥房抓藥煎服，次日一大早打電話來，謂燒已全退光，人也舒服多了，這就是因婦科病而引起的發燒，為什麼西醫婦產科的退燒藥治不了呢？答案在於西藥的解熱鎮痛劑成份全世界都是一樣，退燒都是解熱鎮痛劑。至於發熱的型式及表現出來的症狀又有許多的不同，有：A、壯熱惡寒（發熱跟惡寒是同時發生的）。B、發熱汗出惡風（兩個症狀同時存在）。C、發熱無汗口渴。D、蒸蒸發熱。E、日晡所發熱。F、持續性低熱（消耗熱）。G、虛勞的微熱。H、少陽住來寒熱（熱一陣冷一陣，發熱與惡寒是分開的）。I、潮熱，只有感到熱（體溫未必升高），不會感到冷，此熱是一陣陣的如潮水一般。J、一面發燒，一面拉肚子。K、便祕積熱太久發熱等等。

為了因應各種型態及不同的發熱，古人創造了許多實用的方劑，把它整理出來以為參考。

一、太陽病，頭痛發熱，身疼腰痛，骨節疼痛，惡寒無汗而喘者，麻黃湯主之。

二、太陽病，發熱汗出，惡風，脈緩者，名為中風。宜桂枝湯。

三、太陽與陽明合病者，（謂太陽之發熱，惡寒無汗，與陽明之煩熱不得眠等證同時均病，表裡之氣，升降失常）必自下利，葛根湯主之。

四、病發熱頭痛脈反沉，若不差，身體疼痛，下利清穀，當溫其裡，宜四逆湯。

五、發汗後惡寒者，虛故也，不惡寒但熱者，實也，當和胃氣，與調胃承氣湯。

六、太陽病，重發汗而復下之，不大便五、六日，舌下燥而渴，日晡所小有潮熱，從心下至少腹，鞕滿而痛，不可近者，大陷胸湯主之。（大黃、芒硝、甘遂）

七、太陽病，桂枝證，醫反下之，利遂不止，脈促者，表未解也。喘而汗出者，葛根黃芩黃連湯主之。

八、少陰病始得之，反發熱脈沉者，麻黃附子細辛湯主之。

九、傷寒四、五日，身熱惡風，頸項強，脇下滿，手足溫者，小柴胡湯主之。

十、柴葛解肌湯（傷寒六書）：主治外感風寒，寒鬱化熱，見惡寒漸輕，身熱增盛，頭痛肢楚，目痛鼻乾，心煩不眠，眼眶痛，舌苔薄黃，脈浮微洪。

十一、桑菊飲（溫病條辨）：主治風溫初起，見發熱不重，微惡風寒，咳嗽，口微渴，舌苔薄白，脈浮數，對於表熱不重而咳嗽明顯者更為適宜，是治療風溫咳嗽的主方。

十二、銀翹散（溫病條辨）：外感熱病初起，見發熱重，惡寒輕，無汗或汗出不暢，頭痛，咳嗽，口渴，舌尖紅，苔薄白或微黃，脈浮數。

十三、香薷飲（和劑局方）：主治夏月乘涼飲冷，外感於寒，內傷於濕，見發熱惡寒，身重身痛，無汗，腹痛吐瀉，舌苔白膩，脈浮緊者。

十四、香蘇散（和劑局方）：外感風寒，內有氣滯，見惡寒身熱，頭痛無汗，胸脘痞悶，不思飲食，舌苔薄白，脈浮，胃腸型感冒可用此方。

十五、麻杏甘石湯（傷寒論）：主治外感風熱，熱壅於肺，見發熱口渴，咳逆氣喘，鼻翼煽動，有汗或無汗，舌苔薄白或黃，脈浮滑而數者。（支氣管炎）。

十六、升麻葛根湯：麻疹初起，疹出不透，見發熱惡風，噴嚏咳嗽，目赤流淚，舌紅苔白，脈浮數。

十七、秦艽鱉甲散（衛生寶鑑）：主治「風勞病」，骨蒸勞熱，肌肉消瘦，唇紅頰赤，困倦盜汗，咳嗽，脈細數等證。（秦艽三錢、鱉甲五錢、地骨皮三錢、柴胡三錢、知母三錢、當歸三錢、烏梅二錢、青蒿二錢。）

十八、荊防敗毒散：主治流感感冒等外感熱病初起、怕冷、發熱、劇烈頭痛、肢體酸痛、無汗、鼻塞、苔薄白、脈浮數等證。

十九、清骨散（證治準繩）：主治陰虛，見潮熱，或低熱不退，消瘦，唇紅顴赤，舌紅少苔，脈細數等證。

二十、清瘟敗毒飲（疫疹一得）：主治一切火熱之證（氣血兩燔），身壯熱，大渴引飲，嘔吐，頭痛如劈，煩躁若狂，神昏譫語，甚則發斑吐衄，舌紅唇焦，六脈沉細而數，或沉而數，或浮大而數。

其他還有開竅劑的紫雪丹、至寶丹、安宮牛黃丸、牛黃清心丸、蘇合香丸、玉樞丹（紫金錠）等諸劑。

以上列舉僅是常用的退熱方劑，這些常用的方劑就已那麼多，可見中醫退燒的方式包羅萬象，不是隨便單一方劑就可解決的。因引起發熱的原因很多，見發作時的症狀各有不同，故採取退熱的措施時，還得詳細辨證方行，這是中醫較複雜的地方，不過只要藥有對症，用中醫的方式退燒，也必可圓滿成功。

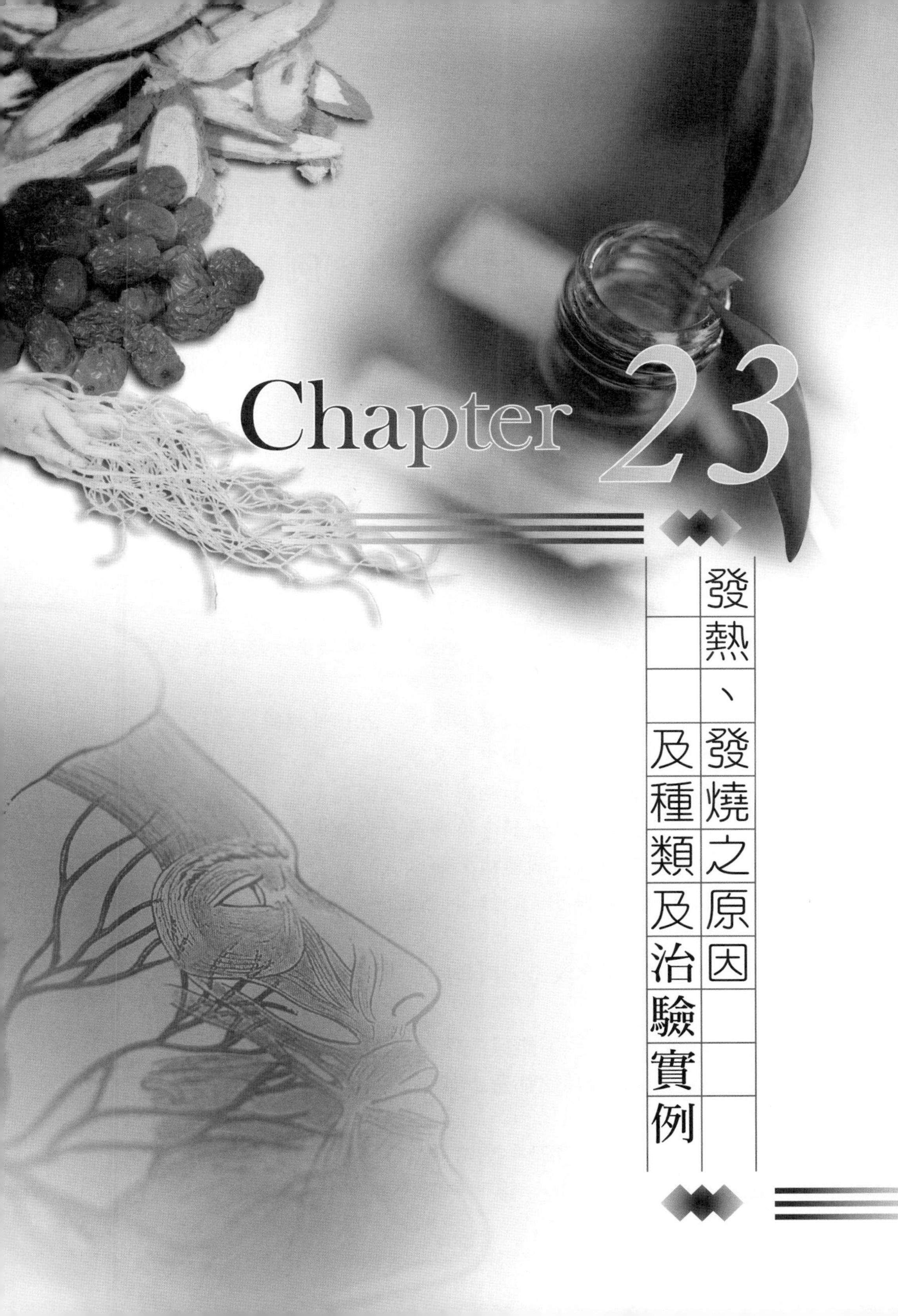

Chapter 23 發熱、發燒之原因及種類及治驗實例

第二十三章 發熱、發燒之原因及種類及治驗實例

發熱（發燒）的原因很多，並不是只有如上所述而已，還有很多原因會引起發燒，有許多時候的發燒病因並不是現代科學儀器可以測出的，是故中西醫學都能融會貫通最好，但要達到這種境界，是要花時間專心研究須下一番功夫不行的。現代醫學與漢方醫學對發燒的看法並不相同，因此治療的方法上各有差異。現代醫學對發熱的看法認為：

1.急性感染症，例如濾過性病毒、細菌引起者，有流行性感冒、肺炎等。
2.細菌的二次感染引起者，例如咽頭炎、急性扁桃腺炎等。
3.高熱兼頭痛，例如日本腦炎、流行性髓膜炎等。
4.高熱兼耳痛，例如中耳炎等。
5.高熱兼胸痛，例如胸膜炎、心膜炎等。
6.高熱兼腹痛，例如急性腸炎，食物中毒、腎盂炎等
7.高熱兼腰痛、關節痛，如風濕關節炎。
8.由惡性腫瘍引起，如淋巴腫、白血病、其他血液疾患。
9.原因不明之疾患，例如膠原病、結節性動脈炎等。

漢方對發熱之看法不能只依賴體溫計來決定，必須由四診來綜合判斷，各種形式的發燒都有，其中以外感證引起者為最多，主要區分為：

1.外感：有外感風寒及外感風熱之分，又有陽虛外感。

2.內傷：有邪在少陽、陽明熱甚、熱結胃腑、陰虛生熱、陰盛

格陽、蓄血之分等。

驗案舉例：（雖然以下驗案是多年以前所記錄的，卻仍值得參考，考慮之後還是列出，因為中醫對於發燒、發熱的資料難以取得，絕大部分的發燒病人在得病的第一時間都找西醫去了，會直接找上中醫的都是西醫那邊看沒效了才會輾轉過來，來的也是鳳毛麟角寥寥無幾，所以蒐集這樣的病例是耗費很多時間，非常不容易的，雖然資料是舊了點，但還是值得參考。）

一、流行性感冒發燒

民國八十餘年時，有一位吳○霖小妹妹，77年次，住在土城市，經常感冒、咳嗽、流鼻水，有時便莫名其妙的喉嚨痛發燒，過去未來診所前，每有感冒病症皆是求治於西醫診所，因為體質較差的緣故，每次患病都要服藥甚久，把原本即虛弱的身體越搞越差，服藥後都會產生胃口不好及無精打采的副作用，因此很希望能找一家可靠的中醫診所來換中藥調養，看看體質會不會改善，看看感冒次數會不會減少，於是她媽媽找上了我。我根據症狀，若急症則先治其標，標緩後方能圖治其本。慢慢的服藥調養後，體質漸有改善。有一次又似外感風寒，莫名其妙的喉嚨痛發燒，體溫已有三十九度以上，要我診治，當時流行性感冒正在流行，心想其發燒多少應與此有關，經檢查喉嚨顏色發現泛紅，其脈浮緊而數，當時開給清咽利膈湯與麻黃湯之合劑，囑其每隔一小時服用一包，直至中病後再把服藥之時間拉長，據言，此藥每服後即發汗，次日高燒即退，且次日起燒均不再發，之後，每遇有發燒之症即來看診取藥，皆能功成而退。

羅○佑小妹妹，78年次，住在土城市，於85年3月某日的晚上正值欲打烊之際，由其母帶著敲門前來，謂小孩發高燒，心急如焚，要求診治，症狀亦同吳小妹妹，亦開給前方相類似的藥，服法相同，次日，其母因腰酸前來復健推拿，帶著羅小妹妹同來，我量其體溫已恢復正常矣！

二、發燒兼有惡寒、一身酸軟無力

徐○雄先生，是我的姊夫，住在花蓮縣吉安鄉，73年5月28日來訴，有發熱惡寒的現象已經好幾天了，自訴聲音微啞，一身酸痛、軟弱無力，按其寸口脈浮緊數，知其為外感風寒，應用辛溫之劑散其表寒，則其病可癒，因給予下方：

荊防敗毒散6克、葛根湯6克服兩日後，隨即恢復常人。

6月7日，徐姊夫又來找來，告訴我四天前因出公差到南部，回程中坐上冷氣汽車，由於冷氣過強，不一會兒即高燒近四十度，發燒的部位是從前額經腦頂沿後循脊椎兩旁而下，順著兩腿後面至足小指外側出其端，奇怪的是前胸腹、前腿、及兩手足的內側均不發燒，小便赤澀量少，並無咳嗽流鼻水之現象，當即前往附近一家西醫診所求治，該西醫除給予打針之外，還驗其尿，認為是「腎臟炎」之故，乃囑其少吃鹹物，並應妥為休息一番。徐姊夫大為緊張，乃遵照吩咐，不敢吃鹽，連續早晚打針吃藥三天，但令他懷疑的是，打了三天的針了，為何燒仍不退，小便仍然量少如故呢？故不得不於次日來診所問我，我診其脈浮而急，知風寒客於陽經之表鬱而化熱，此乃傷於足太陽膀胱經，足太陽膀胱經乃水臟，受熱薰蒸，故小便赤澀而量少，檢驗雖有發炎之現象，但此乃為假象，其治不在膀胱（或腎臟），應引藥入足太陽膀胱經驅散其在表之寒邪，病方可癒，而不能把它當作腎臟發炎來治療，若客於陽經之寒邪久居不退，則恐有傳經之變，是故即以荊防敗毒散合葛根湯予服。

次日復來，言腰以下已不燒，小便亦較舒暢，唯頭暈之感覺未消，改方以川芎茶調散合葛根湯予服，兩日後電告病已痊癒，小便亦恢復正常，此時已沒有「不准吃鹽」顧忌了，不治腎而腎病自癒，病之根本治癒，標病隨之消失，這就是中醫妙於西醫的地方。

徐姊夫以往是從不吃中藥的，認為中藥很慢沒有什麼效用，可是經過這一次的「教訓」之後，已開始對中藥另眼相看。

三、風寒外感微熱用葛根湯

陳〇珠女士，28年次，住在板橋市漢生西路，85年2月4日來診謂罹患感冒，覺得全身骨酸無力、想睡，身微熱又有畏寒之狀，鼻塞、流鼻水，頭目昏重，按其脈浮有力稍數，開給葛根湯合川芎茶調散各八克的科學中藥，服一、二日即癒，3月26日又發生如前同樣之症狀，要求拿2月4日之感冒藥即有效，不必更換，因症同，故照方給藥。亦兩日內痊癒。

葛根湯為中藥發汗解熱劑，對於脈實之外感無汗惡寒、項背強急時甚為有效，它的功效介於麻黃湯與桂枝湯之間，與麻黃湯不同的是，麻黃湯不用葛根，乃未發熱時用之發汗者，葛根湯則必用於病人發熱後無汗而兼項強者，配合川芎茶調散之疏風解熱，以治療風寒外感所致之頭目昏重、鼻塞痰盛，故患者能於一、二日內治癒。

四、少陽往來寒熱之發燒

記得民國72年，我代理陳理事長於他的板橋診所的時候，有一次，有一位年輕的小姐由其母親陪伴同來，事隔已久我早已記不得她的名字了，當時她向我訴說她發燒已經四天了，連換了兩位西醫，打針吃藥各兩天，但高燒仍然持續不退，問我有沒有中藥可以退燒？我說有，診其脈弦急，詢問之有嘔吐（一日數次）、口苦之症狀，自訴發燒的症狀乃是發燒與發冷交替，亦即發熱一陣子之後，隨即又一陣發冷，很明顯的，這就是中醫《傷寒論》所謂的少陽往來寒熱，為外感寒邪徘徊於半表半裡之症，與瘧疾不同，即給予小柴胡湯和解其表裡之邪，其母拿著中藥抱著半信半疑的態度離開了診所，兩天後，該患者及其母親來言，服藥後諸症均除，想再吃兩天，為的是以防再發，吾診其脈已復常態，慶幸當時初出茅廬的我並沒有漏氣。小姐的母親問我這是什麼病？我答說：「是少陽病。」她奇怪的問：「什麼叫做少陽病？我怎麼沒有聽說過？為什麼西醫沒跟我說？」我答說：「少陽病就是邪在半表半裡之間的病，就是餘邪未清的意思，如果西醫會跟妳說那是少陽病，今天妳也不用找我們中醫了。」她默默微笑著，含著感謝的眼光離去。

五、傷於暑、傷於食的發燒

有一小孩約八歲左右，我已忘記其名字，由其爺爺帶來看病，謂該小孩已發燒數日，西醫打針數次燒仍然不退，我把其脈數促，摸其額頭確有發燒的現象，因他是個小孩，小孩總不免貪食涼飲，故細心訊問數日前有無發生過肚痛、拉稀、或嘔吐之症狀，小孩之爺爺言：確曾有過此症狀發生，且伴有輕微咳嗽與納差的現象，詢問至此，我大抵初步了解了大概的狀況，掌握了病機，我想這就是所謂的「腸胃型感冒」吧，因而給予藿香正氣散，日服四次，藥只給兩日份，一星期後該老人來言，藥未服完病就好了。

他日，另一小孩，名叫徐〇雯者，才滿五歲，亦同患腸胃型感冒，亦發燒打針不退，同樣給予藿香正氣散，僅服一日份即癒泰半，其母來言該藥甚效。

從上例可知，中醫之治退燒不純為解熱發汗、見燒退燒而已，若為不同型態的發燒，還得變方不可，不能一味的只給退燒藥，中醫的辨證實有其奧妙的理論存在。

六、不同類型發燒治驗

李〇惠女士，43年次，住在土城市仁愛路，她一直都是我的老患者，跟著我已十餘年之久，對於她的體質算是相當的了解，十餘年之中，除了其他內科病症之外，在此斷續治療的過程之中，卻也發生過多次不同類型的發燒不退症，每一次的發燒均給藥三日份科學中藥，還好都有效果，都能在三日份的中藥未服完之前即已基本穩定，現條例舉出分別說明：

（1）83年5月5日時，症狀是低熱不退，體溫老是37.3度左右，自覺全身肌肉燒灼，時有畏風骨楚之感，頭部昏重，呼吸不暢，我給予感冒退熱沖劑的粉劑8克、葛根湯8克，三日內熱退病癒。

（2）84年6月17日時，患流行性感冒、喉嚨痛、發燒，體溫約39度以上，頭痛體痛、骨酸欲吐，給予麻黃湯8克合清咽利膈湯8克，藥後隨即病癒。

（3）84年6月23日，患不明原因之低熱，體溫時高時低，有往來寒熱之現象，身有汗且畏風，給予柴胡桂枝湯16克，服完即癒。

（4）84年10月6日時，全身酸痛，發燒微有惡寒，口渴欲吐，肚痛泄瀉，給予葛根黃芩黃連湯8克、腸胃散8克，三日內即熱去便順，此為太陽、陽明並病之熱痢，合腸胃散之原因乃在使其腸胃之積熱去盡，並寓有調整腸胃功能之意。

以上四例皆為使用中醫之觀點辨證論治治癒各種發燒之實例。值得一提的是，她在每次發燒時，皆已服用西藥在先，因都未效方才前來求診，因在她的觀念裡總認為發燒當然要先服西藥比較快之故，這就是對中醫的缺乏認知。中醫中藥能在未有精密儀器的環境下治癒她各種不同類型的發熱，足見傳統醫學有其不可磨滅的價值，其特長應以保存並發揚光大。

七、有汗之發燒

王〇霞小妹妹，76年出生，住土城市學府路一段256巷〇號，84年11月6日來診，其母言，她女兒喉嚨痛、發燒且全身是汗，服藥好久都沒有好，問我中醫有沒有藥能幫她女兒退燒，王小妹妹的脈是浮數無力，咽喉紅，身上是濕的，照漢方理論，太陽中風、脈浮緩、有汗、惡風，是用桂枝湯方，但她卻又是數脈，可見是在體弱的情況下得到上呼吸道感染等引起體內抗體之抵抗，因此應合清咽利膈湯方為對症，考慮結果為清咽利膈湯6克、桂枝湯6克，給方囑其頻服，複診時為11月10日，其母自訴女兒服上藥之後的次日即汗止燒退，現在轉為咳嗽，要求治療咳嗽，我開給止嗽散麥門冬湯的合方，不數日即癒。

桂枝湯可解有汗之發燒，但不能治上焦喉嚨痛，因此需借清咽利膈湯清熱之力，互補長短，故王小妹妹之病可癒。

八、濕邪留戀與膀胱結熱之發燒

宋〇炎先生，38年次，住在台北縣新莊市，與我有遠房親戚之關係，小學、中學也同學過，但一直沒有連絡，直至83年以後才知道我在土城市裕民路開業，至此之後，每有小疾則必來光顧。84年4月24日，不幸染患發燒不退之疾，症狀是人很疲倦一直想睡覺，身雖發燒卻時有惡寒，舌苔白膩，泛惡、納差、食不下飯，此症為何？現代醫學的科學儀器甚難測出，中醫則把它歸為溫病類，是濕邪留戀不去之症，據言，得此病之前，曾在外面工作十幾天，返家後才發現異樣，此應感受六淫之邪，夾雜水土不服之氣而發，應以芳香化濕，酌予清利濕熱，開方如下：藿香正氣散5克、甘露消毒丹6克、佩蘭1克，4日份。

其夫人他日因某病前來看診，詢問之下，方知服藥後隨即病癒。服上藥之前，因認為發燒必找西醫，沒想到打針吃藥也沒有效，所以才決定於4月前來應診看看，沒想到藥一吃病便好了，連稱開藥斷病準確如神。

又一次，時值85年1月11日，亦為出外工作回來之後發病，症狀為高燒不退，頭暈神疲、尿頻而量少，大便亦難出，身發熱、惡風甚，其脈浮數促，先是到附近西醫診所看診，服藥數日病情並無轉佳之跡象，該醫師亦說不出發燒之原因為何？後由其夫人開車帶他前來看診，我根據其發燒之症狀，認為是風邪尚未表解而結熱膀胱所致，給予下方：麻黃湯10克、八正散6克，三日份

據言，三日份之藥未服完即舒，服完藥後病癒，甚言中藥之奇妙。

發燒的原因甚多，總應以精確的辨證論治為依據，認證清楚，下藥就能準確，看了以上諸多例子，還說中醫不能退燒嗎？

九、感冒發燒喉嚨痛

蔡〇順先生，25年次，住在土城市裕民路92巷〇號，84年3月9日初診，症狀是發燒，喉痛、項強、骨酸、惡寒、無汗，脈象浮數有力，照理，脈浮、頭項強痛而惡寒為太陽病，脈浮，雖然看起來，病與太陽病症狀頗為類似，但太陽病無脈數及喉嚨痛，故若單用太陽之麻黃湯恐無濟於事，因本症除傷寒外感外尚有喉嚨痛，故應合清上焦之清咽利膈湯（或任何清熱解毒的方藥）以治之方有效，喉嚨痛為流行性感冒所稱之上呼吸道感染，容易併發高燒，中藥應用清熱解毒之劑，無汗、惡寒、項強、頭痛、骨酸則為傷寒外感之表徵，麻黃湯解表之邪熱從汗出而解，清咽利膈湯治上呼吸道感染，合方當能治療本病。於是，開方如下：清咽利膈湯8克、麻黃湯8克，共二日份，二小時吃一包。

3月1日複診，言服藥後，熱已稍退，喉嚨痛亦減少，再予處方：清咽利膈湯7克、麻黃湯9克，二日份，二小時吃一包。

數日後，因他病來診，言上藥服後，病即自然痊癒，未再復發，此為應用中藥治療發燒之例。

十、扁桃腺炎高燒不退

洪〇鴻，女性，24歲，住在台中市復興路一段〇號。76年6月14初診，那時，我正在台中中國醫藥學院攻讀現代醫學班，原本我是住在花蓮的，因要來往台中唸書頗為不便，乾脆就在台中縣大里鄉的十九甲開業，這樣完成學業會比較方便。記得那天正好是星期日晚上，因為剛開業不久，那時又沒勞保，為了多賺點生活費，所以比較晚打烊。那天，洪小姐到本診所應診，她先是到隔壁的內兒科急診，但內兒科醫生看她發燒近39.5度，而且已好幾天，不敢接手，乃勸其到大醫院掛急診打點滴，無巧不巧，該患者因再過兩天就要結婚了，有很多事情要辨，嫌住院麻煩，又要人照顧，所以就想再找找看有沒有其他的診所會醫此病的，剛好我的診所就開在該內兒科的隔壁兩間，星期天晚上，大部分的診所都不開門的，沒有辦法，只好走進來看看中醫，碰碰運氣。她說她已經發燒好幾天了，每次都燒到39.5度左右，有吃西藥，也有打針，總是燒退了下來不一會兒又燒，醫生檢查說是扁桃腺發炎，當時我量其體溫確實是三十九度半，按其脈象浮洪滑促，檢查扁桃腺紅腫甚嚴重，按理服西藥數日又有打針，扁桃腺及發燒應能控制才對，為何數日的治療會完全無效？因此以脈象言，應腑有積熱（邪已傳腑），乃問她排便情形，她回答說已數日未如廁，且口乾舌燥、咽痛不能眠，此症合中上二焦實熱之涼膈散症，乃急投涼膈散之加減方以瀉上、中二焦之實火，救肺存陰，方如下：

涼膈散6克、石膏1.5克、黃連1.0克、元參1.0克、桔梗1.0克、牛蒡子1.5克、荊芥1.0克、防風1.0克，共二日份（為什麼只開二日份而不開三日份呢？原因很簡單，因那時沒勞保，誰都不想花錢）

次日接到電話，說服藥後排便許多，次日燒即明顯減退，還剩些微頭暈、鼻塞、流清涕、喉痛、咳嗽而已，不很嚴重，囑人再來取藥二日份，這次處方如下：

荊防敗毒散6克、銀召散6克，二日份，用科學中藥給的。

婚後不久曾介紹她的親戚來此，都說她的病如果沒有我可能就不能如期結婚。非常感謝我。

十一、溫病高熱不退

先說明病情經過：

呂〇良先生，54年次，住在中和市華福街42巷，於82年7月29日來診，當時的情形是，已連續發燒五天，在亞〇醫院診治打點滴四次之外，尚有服用所開具之西藥，但就是燒不退，醫生說是喉嚨發炎，他本人甚為納悶，為什麼僅是喉嚨發炎就治不好呢？最後只好找中醫試試，他最後找到了我，他來時的脈象是浮數緊，觀其喉嚨紅腫乾甚，問大便已五日未行，有面紅赤之象，知為上、中二焦實火，乃處方以清上、中二焦積熱：

涼膈散7克、石膏3克、元參1克、黃連1克、桔梗1克、牛蒡子1克、荊芥1克、防風1克，計三日份

次診言，服用上藥僅一日份便燒退喉不痛，連連稱讚中藥之效。

發燒一症，原因繁多，與感冒有關的發燒則是常與流行性病毒有關，按以上兩例，乃溫熱病中之時疫，在天氣急驟變化時最易發生，譬如說，早上天氣很好，中午悶熱，下午突然大雨傾盆，若在這個時候感受溫熱之邪，易導致咽喉疼痛，則很快併發高熱，若其人體質本為燥實，則易轉變為陽明腑熱，此症之治療法則除驅風清熱之外，當需泄腑熱使大便出，如此方可不治燒而燒自退，若一味的給予西藥的解熱鎮痛劑等的對症治標療法則有失偏頗，易導致失敗，這就是西醫上用藥的缺失，它的缺點也就是中醫的長處。

十二、呈溫病型態之發燒

75年7月22日，我剛從台北回來，戴婦是我以前的老患者，她匆匆忙忙的抱著八個月大的小男孩走進診所來，神色緊張凝重，要我為他診斷治療。小孩的名字叫戴〇辰，當時，小孩頭上還打著塑膠袋的點滴，看看當時的情況，我不免也有些緊張，據說，從發病起至今已有五天了，高燒老是不退，在花蓮的〇〇醫院住了兩天一夜，仍然找不出病因，聽到我回來的消息，便馬上辨理出院，要我替她的小孩診療，難得她對中醫那麼有信心，只好免為其難的接下這個棘手的小患者，初生之犢不畏虎，我有意想試試自己的實力。

首先，從望診上看，該小孩第一眼給人的印象是面色紅赤，同時整身的皮膚也都呈現紅赤之色，眼屎濃黃而黏，嘴唇上下周圍爛焦起泡，好似剛被火或開水燙到一般，其樣貌如照片所示，舌頭深紅色，口中發出一股燒焦的燥臭氣，甚是難聞，腹部扣診，有異常鼓聲，此是聞診，再從問診上得知，此小孩發燒已有五日，數日來皆不大便，口渴甚，小便深色，應是腹實滿、胃津被劫、溫邪化熱、熱鬱化火之氣營兩傷之證，切診得知小孩脈洪數而實，摸其骨骼

結實，應是可攻下之體，此四診所得知者。

小孩患病時間正是夏日炎暑，溫邪最易化火，綜合以上所述，當為溫邪傳入營分，使得氣營兩傷，治療之法，須用清熱解毒、養陰涼血，並酌予攻下，方能急救其標，胸中既已成竹，即謹慎給予處方：

清瘟敗毒散合清營湯之湯劑，每次服藥皆加五分重之犀角（當時未管制）沖服，我親自為他煎藥，晚七時服一次，夜十一時再服一次，藥味很苦，還好小孩大概口渴得厲害，也分不出苦與不苦，便一口一口的吞下去了，因為戴婦要求住在診所，以便照顧，也就答應她了。次日三時，也正是三更半夜時分，高燒仍然未退，我勸她稍微忍耐，只要有拉肚子，燒必然會退的，過不了一會兒，小孩開始拉屎，都是一些臭穢的綠褐色糞便，我知這下必然有救，便安然的上床睡覺去了。次晨七時許，她告訴我，體溫已降到攝氏37.3度，我又叫她再餵小孩一次，直至中午，體溫即已完全恢復正常，看看肌膚的顏色也淺了許多，嘴唇周圍的爛水泡也開始結疤，小孩也比昨日頑皮活潑多了，因此我「准」其出院，不用說，戴婦高興之情不可言喻，第三天小孩的神態膚色更比以前不同，她拿了一個「紅包」送我，連聲謝謝，我卻之不恭，只好收下了。她並說：「我就知道你能治好我小孩的病」，當醫師的人，能即時解除患者的痛苦，又還有什麼比這個更快樂呢？

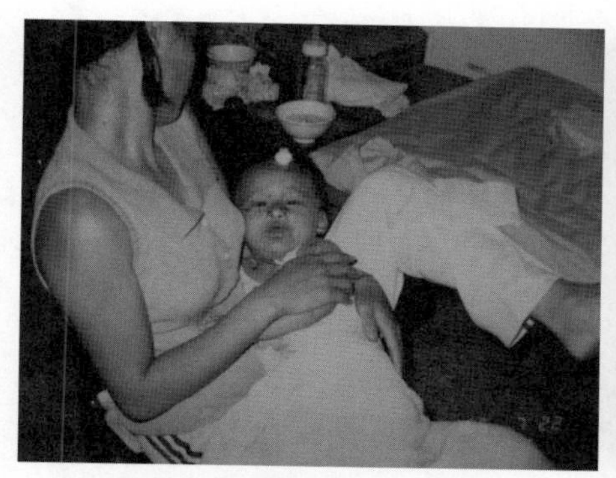

發燒前額上還有打點滴的痕跡

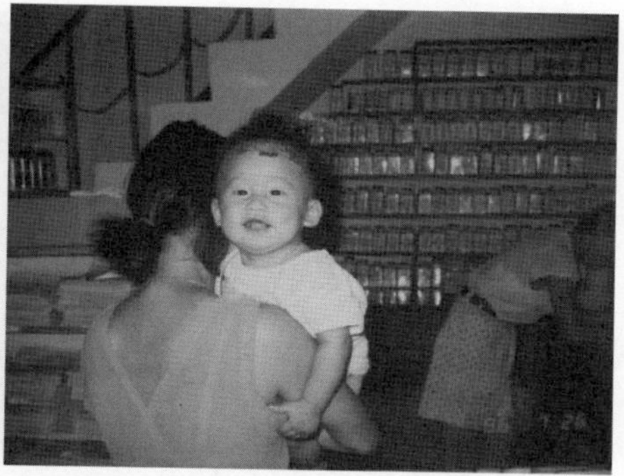

發燒退後的第三天臉上露出笑容

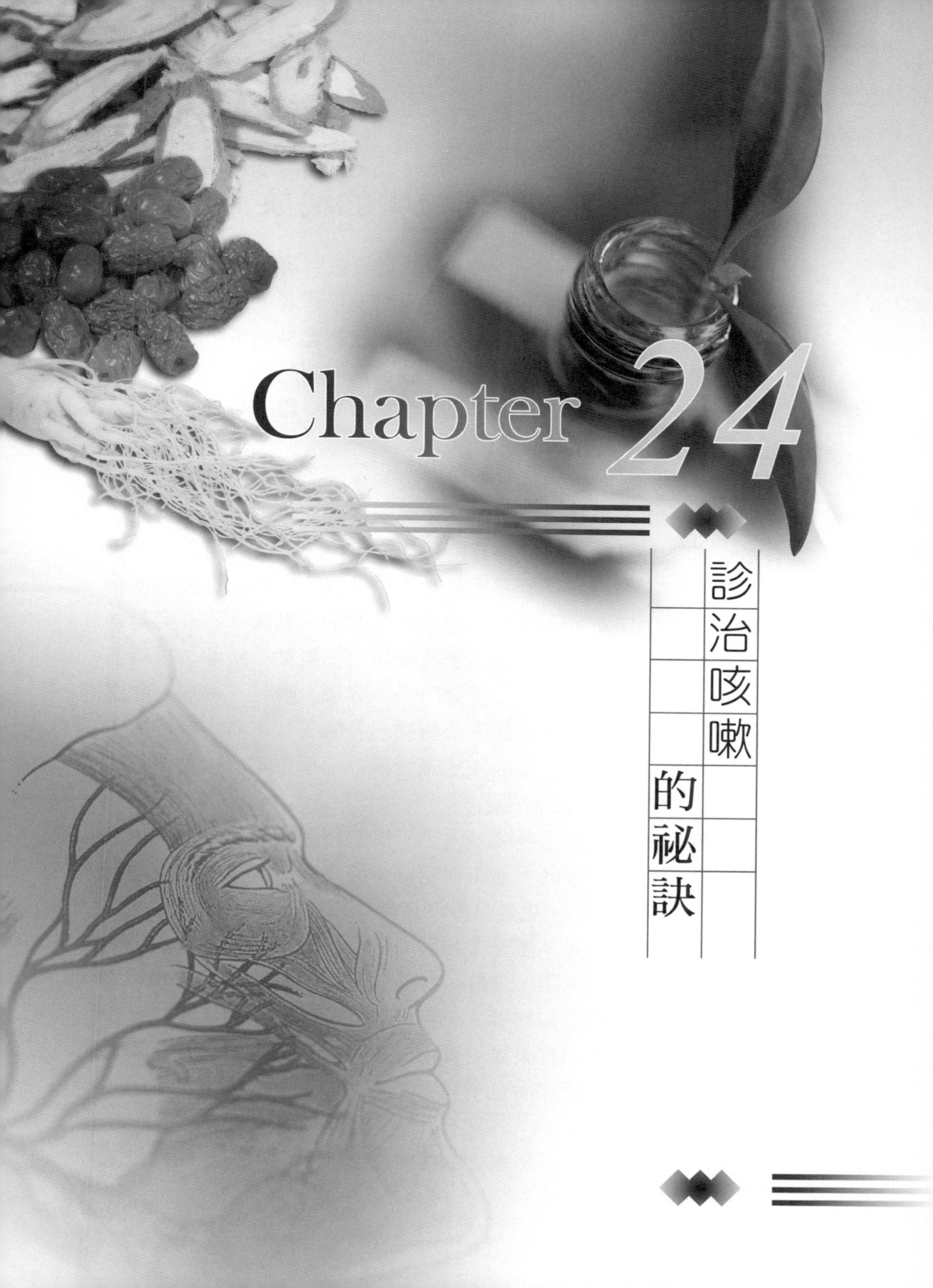

Chapter 24 診治咳嗽的祕訣

第二十四章 診治咳嗽的秘訣

咳嗽看起來像是很平常的病，但一旦嚴重時可就不是那麼好玩，因此病併發其他症狀者不勝枚舉，絕對不可輕忽，但要在錯綜複雜的咳嗽病症裡在甚短的時間內治好它，並非容易的事，經我多年的研究，只要抓住主要病機，辨證正確，掌握藥的特性，再遣方用藥，多數都可達到預期的效果，要做到這樣的步驟，是有奧祕的，就讓我娓娓道來。

咳嗽一症，眾醫皆怕，有句俚語說的好：「土水師怕抓漏，醫生怕治嗽」，這就是說，咳嗽雖然是很平常的病，但碰到病情錯綜複雜的，卻不容易掌握治療，有時聽起來沒痰，你認為是乾咳，其實是風寒束肺所引發，不能光用潤燥之劑，碰到咳嗽、鼻塞、涕黃、咽痛、發熱、惡寒及全身酸痛的，則又要抽絲剝繭，不能老是固守成方，在有痰、無痰、易咳、難咳、痰白、痰黏、痰黃、痰綠、有涕、無涕、涕白、涕黃、口淡、口渴、喉癢、喉乾、喉痛、喉脹感、發熱、惡寒之間，要抓住主要病機，發病主次，自主要矛盾中詳細區分找出重點所在，這樣才能確切掌握治療重點，縮短療程，要做到這些，著實要花費許多心思。

咳嗽屬於時病，變化多端，所謂「風善行而數變」，也許早上來的症狀跟晚上的又不同，無時無刻都會發生變化，尤其是陰雨連綿、天氣忽冷忽熱之際，更是咳嗽最易發生的季節。

咳嗽症狀因人而異，體質虛寒者，一受風寒即喉癢、乾咳，隨後即鼻塞、流鼻水、胸悶、骨酸、神疲，隔了一、二天，乾咳也變成有痰的咳嗽了，體質偏熱者，一犯風熱即咽乾刺痛、無痰或痰少、胸悶氣憋，症狀虛中會夾實，實中又會夾虛，或虛實夾雜者不乏多見，故治法亦隨人隨症而有不同，差之毫釐即失之千里，不可不慎。

曾見有人初犯風邪流鼻水、咽癢、鼻塞聲重者，醫者卻給予麻杏甘石湯、桑菊飲、麥門冬湯再加四味單方，結果越吃越咳，還搞到聲音發不出來，這是藥不對症之故，也有醫者一聽到患者主訴咳嗽無痰，在沒有觀看咽喉變化的情形之下，即不分青紅皂白的開給麥門冬湯，結果搞到最後病越拖越長難以收拾，此即為辨證未明所形成之誤醫，乃醫者之罪也。我也看過同道開方複方五個，單方24味，全部加起來有29味，我真不知這樣的處方是在治什麼病？

有人患上感冒咳嗽卻無動於衷，能拖就拖，問他為什麼原因不看醫生？答案卻是不喜歡吃藥！討厭吃藥。這種人大概都是體質壯碩抵抗力較強很少生病或排斥吃中藥的人，或者根本不注重自己身體的保養，算是一位個性「鐵齒」之輩，但有的人患上感冒咳嗽則是痛苦萬分，嚴重時則是日夜無時不咳，分秒不得閒，呼吸喘悶、胸部刺痛，搞到最後甚至影響到工作及睡眠，有的則是夾雜著鼻塞流涕、咽乾痛癢，一拖再拖，使人身心俱疲，影響及生活秩序，到最後還是不趕快看醫生尋求治療不行。

有病看醫生治療是對的，但是說實在，看醫生不是每個人運氣都這麼好，有的人藥一服就好，有的人雖按時服藥，症狀卻依然如故，甚至有的還變本加厲，因為感冒咳嗽症狀錯綜複雜，是風寒束肺還是風熱侵襲亦或流行性病毒感染，很難區分確診，不容易抓住主要矛盾，「醫生怕治嗽」的道理就是從這裡來，同樣是醫生，但他面對同一患者所下的判斷及處方卻不盡相同，沒有標準答案，因為此症的範圍牽連甚廣，它的變化也相當莫測，早上的症狀是這樣，至中午則開始起了變化，一到晚上又全變了樣，所以不是很有經驗的醫師是很難掌握重點的，因此就形成有的人有效，有的人沒效的情況發生，所以對一個患者而言，找一位對內科有素養的醫師是非常重要的事，相對的，對一位醫師來說，用謹慎的態度去做醫術的精進以面對患者更是必要的課程。

中醫治療咳嗽是根據表裡陰陽、寒熱虛實，並結合西醫的病毒學說去辨證論治的，它非常注重四時的節氣與氣溫的變化，因為它會影響人的機體能量的改變，也參考病史的演變及咳嗽的類型，如內熱感風的咳嗽、秋氣傷肺的燥咳、肺腎陰虛的久咳、肺腎陰虛兼肝氣沖逆的午夜咳、濕熱內伏的咳嗽、沉寒在肺的久咳、寒邪戀肺的寒咳、燥痰黏連的的痰咳、痰多帶泡的濕咳、脾虛的慢性咳嗽等，再加以綜合判斷，抽絲剝繭各個擊破，是著重引起咳嗽病因的祛除，調整機體陰陽，增強其免疫力，而不是一味的強調阻斷咳嗽中樞或抗過敏等那樣的症狀療法而已，是迥然不同於現代西醫的療法的。

中醫把咳嗽大體分為：風咳、寒咳、熱咳、濕咳、燥咳、痙咳、炙臠咳……等諸種，風咳者，風寒束肺，亦即傷風感冒所引致之咳嗽也。風為百病之源，其性也急，人體免疫能力處於低下時，易受外邪入侵而患感冒、鼻塞、流鼻水、咳嗽。寒咳者，其脈浮緊，乃其人體質素虛，衛表不固，忽感風寒，先是鼻水如泉而下，接著頭重目昏、畏寒人疲，聲音忽變啞啞然，這種型態的咳嗽，剛開始的一、二天不見得有痰，只覺得咽癢欲咳而已，二、三日後，風寒之邪入裡漸深，影響肺部機能之變化，寒痰由是而生，之後，痰方由清稀轉為黃濁，此時咳亦變劇，痰一咳即出，視診咽喉不痛不紅，只覺得咽壁濕濕然如有水覆蓋狀。熱咳者，脈浮滑數，體格壯實黝黑者居多，平素怕熱不畏寒，舌苔微黃或黃濁，有的帶有口渴（此口渴也許平常就有，要與感冒時才發生的口渴分辨）之現象，感風熱即鼻塞涕濁或黃綠（或不一定有濁涕），伴有頭昏目澀、神疲口乾，咳時咽痛劇烈、痰黃難出，檢查鼻及咽之黏膜常呈紅乾的型態。濕咳者，脾虛之人居多，稍咳即有痰出，具有咳不完的痰，鼻涕亦多，常隨咳而帶出，聽診肺部有濕囉音，舌苔常呈濕膩不化。燥咳者，咽乾紅無津、痰黏喀痰不爽，或根本無痰，每發必咽癢而咳劇，觀其鼻、咽、唇之黏膜皆乾而紅，無涕，咳時咽不痛，此多為肺燥，火氣上逆之故（故咽癢有寒、熱之分）。溫病之咳，脈浮滑，咳不甚，但咳無痰，涕亦不多，自覺頭昏神疲，鼻、咽、唇黏膜泛紅。梅核氣之咳則似咳非咳，咽中如有炙臠，終年如是，咽壁常有濾泡突起或黏膜瘜肉樣增生，或是有鼻涕倒流黏於喉壁間。另外，臨床亦發現到，平素即有鼻炎、鼻塞者，則每遇咳嗽必先咽痛，且咳時劇烈，咳甚久方有痰出。午夜沖逆之咳常在半夜，喀痰不爽，白日如常，應給予平肝滋陰。一起床即咳，咳一陣子方緩者，大抵為寒邪所侵，應驅風散寒。還有一些其他奇奇怪怪的咳，挫傷氣岔也會氣鬱而咳，五臟內傷亦會演變成咳嗽，因非常見之咳故在此不多贅述。

至於治療之法，則根據四診八綱，寒則熱之，溫肺散塞袪風乃第一首要。熱則寒之，止咳化痰之同時，加上清熱消炎之劑以解其併發之炎症。濕則燥之，利濕化痰為基本法則。燥則潤之，補肺滋肺潤燥可癒。溫病之咳，則以辛涼平劑或輕劑以解之。慢性鼻炎、鼻塞所致之咳，除內服咳嗽藥外，還當應用鼻病外治或雷射法外治使變性的下鼻甲黏膜改變以求治療鼻疾，方能根除或預防此類咳嗽之發生。治咳方劑甚多，皆是古人從實驗中得來的寶貴經驗結晶，每個成方皆有其主治的病症與其特殊的功能屬性，苟能充分瞭解方義及其應用時機，應能確切掌握病情而藥到病除，若方症合拍，中藥的收效常能一劑知而二劑已，中藥的副作用少，服後少有昏昏欲睡的副作用，礙胃的機會亦不大，故以中醫中藥治療咳嗽是既安全又有效的方法，實應值得提倡。

茲大略例舉常用治咳之方劑如下：

一、寒咳：應溫肺袪風散寒，如麻黃附子細辛湯、小青龍湯、苓甘薑味辛夏仁湯、金沸草散、參蘇飲、人參敗毒散等。

二、熱咳：以清肺瀉肺消炎為法，有頓嗽散、麻杏甘石湯、瀉白散、止嗽散，黛蛤散、清肺湯、人參瀉肺湯、涼膈散、荊防敗毒散等諸方。其中以喉頭炎、扁桃腺炎之輕重為治熱咳辨證之首要重點。

三、濕咳：以溫肺化飲、燥濕化痰為法外，尚需兼顧脾胃，立方有：二陳湯、六君子湯、金水六君煎、蒼白二陳湯、半夏厚朴湯、清濕化痰湯、杏蘇散、幼科杏蘇散、香蘇飲諸方。

四、燥咳：以清肺潤肺滋陰為法，方用麥門冬湯、清燥救肺湯、補肺阿膠湯、百合固金湯、沙參麥冬湯、栝樓枳實湯等諸方。

五、溫病之咳：則以辛涼之劑輕宣為法，有銀翹散、桑菊飲、桑杏湯、三仁湯等諸方。

六、肺腎陰虛的久咳用麥味地黃湯。

作者對於風寒束肺之咳嗽特擬一方，若能善以加減應用，對於常患風寒咳嗽之咳家而言，應有莫大助益。方如下：

麻黃、杏仁、甘草、白前、桔梗、生薑、半夏、紫菀、款冬花、牛蒡子、荊芥、細辛、代赭石、梅片。

其加減法如下：

1.鼻水多加防風、紫蘇、蔥白。

2.痰飲多加浙貝、橘紅、茯苓。

3.咳時咽痛，白前易前胡，款冬易百部，去生薑、細辛、半夏，加黃連、射干、大青葉。或本方合清咽利膈湯，比例為二比一。

4.頭痛重加川芎、白芷、防風。

5.咳而兼喘者可合小青龍湯或三子養親湯。或把本方之麻黃劑量加重，再加貝母化痰。

上方定名為「寒咳散」，作者應用本方的加減治癒不少各型各色的咳嗽患者，可以省掉應用許多複方的麻煩及藥物的囤積，例如，咳嗽痰多兼胃腸不佳、大便不爽，可用寒咳散合腸胃散，簡單又明瞭。茲舉數例以為說明：

1.陳〇貞女士，62歲，看診日期為96年3月6日，症狀：咳嗽痰少、咽紅痛、口乾、微喘、涕不多，大便一日數行。處方：麻黃2克、杏仁2克、前胡1.5克、桔梗2克、紫菀 2克、貝母2克、射干1.5克、黃連0.5克、甘草1克，以上為一日份量，取藥三日，結果服藥三日後，諸症皆癒。

2.范〇妹女士，41年次，96年3月26日來診，症狀為：頭暈痛、咽癢欲咳、痰多且黃、涕黃，伴有腰酸，也是先服西藥，但自訴每次服西藥則胃痛，因而想改服中藥而來看診。根據所表現的症狀，給予如下：

處方：荊芥1.5克、防風1.5克、白前1.5克、桔梗1.5克、紫菀1.5克、貝母1.5克、牛蒡子1.5克、麻黃1.5克、杏仁1.5克、生薑1.5克，給藥三日，也是服完即癒。一般醫者都會認為痰黃即是熱，或是支氣管發炎，臨床上不完全是對的，她的痰黃是前面的症狀服藥未能即時控制轉變而來，只要痰黃但易咳且量多，涕也白黃量多，還是寒症轉化居多，重點還是祛風化痰。早上醒來痰黃，咳一陣子痰又變白色，此亦為寒，所以早上痰會變黃，乃是氧化的作用，只有整天痰都是黃濃黏時才是熱或由寒轉熱。熱性的咽癢有荊芥、防風、桔梗、牛蒡子，若還不行才用黃連，寒性（鼻涕及痰還在透明如水階段）的咽癢要用生薑去牛蒡，若咳已數天或更久，涕痰變黏，或已服西藥過後則用乾薑。風去即咽不癢，咽不癢，咳隨之減輕。

3.宋○順先生，76歲，常因咳嗽來診，天稍涼即感冒咳嗽，咳時痰白，胸悶微喘，有涕但不多，自訴氣管甚弱。咳一發作即拖延甚久，來此治療後，進步甚速，療效令他滿意。

處方：麻黃1.5克、杏仁1.5克、乾薑1.5克，半夏1.5克、紫菀1.5克、款冬1.5克、白前1.5克、桔梗1.5克、貝母1.5克、白果1.5克，服一星期即癒。

4.吾兒柏均於96年1月間曾患咳嗽，有痰色白，流鼻水，喉嚨痛，因病初起，故應及時發散風寒、宣肺止咳，酌予清熱之劑為要：

處方：麻黃1.5克、杏仁1.5克、生薑1.5克、半夏1.5克、白前1.5克、桔梗1.5克、紫菀2克、貝母2克、射干1.5克、黃連0.5克，服三日份即癒。

5.游○卉小姐，73年前，96年1月26日罹患外感風寒咳嗽症狀：頭目昏重、鼻塞鼻癢、項緊骨酸、咳嗽痰白、咽痛發燒、鼻涕倒流，也是自行服西藥退燒，但燒退了又來，來診時我認為是風邪入侵夾雜病毒，只要風邪退咳嗽就會好，燒亦應可隨之而解，

處方：麻黃1.5克、杏仁1.5克 前胡1.5克、桔梗1.5克、紫菀2克

、貝母2克、牛蒡子1.5克、荊芥1.5克、百部1.5克，給藥六天，複診雖燒已退，但咳仍甚，痰黃難出，涕濁喉紅，改方：麻黃1.5克、杏仁1.5克、前胡1.5克 桔梗1.5克、栝樓仁2克、貝母2克、射干1.5克、紫蘇1.5克、生薑1.5克，三日份，三診言胸口已不痛，涕痰轉白，咳痰仍有，處方：麻黃1.5克、杏仁1.5克、紫蘇1.5克、生薑1.5克、荊芥1.5克、紫菀2克、款冬1.5克、白前1.5克、桔梗1.5克，三日後告知症狀皆除，基本痊癒。

對於感冒咳嗽，我的看法是：依症狀、情況、病史而定藥，病怎麼來，就想辨法讓它怎麼去。打噴嚏、流鼻水、鼻塞聲重的則給予解表散寒之劑，可用荊芥、防風、麻黃、生薑、紫蘇 蔥白，其中荊芥、防風不管風寒或風熱皆可應用，寒甚涕如水則生薑必加，咳嗽痰稀的用紫菀、款冬花，款冬為治嗽要藥，因其性溫，故宜治寒嗽，痰稀量又多可用橘紅，痰轉白濁而黏，用紫菀、貝母，痰黃黏難出是瓜蔞仁、貝母的天下，痰綠黃腥臭可加冬瓜子、魚腥草，桔梗含皂苷，可化痰排膿，桔梗甘草湯又為清利咽喉之要藥。配白前、前胡可降氣化痰止咳，咳嗽伴有咽癢的，則用荊芥、桔梗、牛蒡子即已足夠（風寒的要用生薑或乾薑），若咳至咽痛，射干、黃連、山豆根、板藍根為必用，咽喉黏膜乾燥的咳嗽，酌用紫菀、百部，（熱咳則用元參、麥冬），若咳嗽兼發燒，抗病毒的大青葉、板藍根、連翹（或乾脆用一味的黃連亦可）則要考慮加入，若咳嗽發燒但咽不痛燒不甚，則表去熱自可退。麻黃、杏仁、甘草為三拗湯，可宣肺解表，無涕、痰少、咳甚時，黃芩、桑白皮、枇杷葉、桑葉、麥冬都應當考慮，咳嗽變化多端，聽其音並觀其行，察其鼻咽黏膜的變化來採取適當的用藥措施是非常重要，這是醫者應該努力的方向，尤其在健保採用科學中藥的時代，要用每一味藥的特性，按病症自組藥方靈活應用去克服複雜多變的咳嗽病症，才能事半功倍，才是當今最佳的方法，不要複方太多，藥越簡單越有力也越好。

◆常用感冒咳嗽單方特性如下：

一、荊芥：唇形科。主要適用於感冒風寒、發熱惡寒、無汗、頭痛、身痛等症。也可配合辛涼解表藥或清熱解毒藥治療感冒風熱惡寒、目赤咽痛等症。

二、防風：繖形科。主要用於祛風解表、發散風寒，與荊芥作用相仿，故兩藥往往配合應用。

三、生薑：薑科。生薑辛溫發散，功能為散寒解表，治感冒輕症，往往能得汗而解，也可用作預防感冒藥物。

四、半夏：天南星科。用於痰多咳嗽。半夏性燥，具化痰功能，以脾不化濕，聚而成痰者為主，為治濕痰的要藥，適用於痰濕壅滯、咳嗽氣逆等症。

五、白前：蘿摩科。用於痰多咳嗽，本品善於降氣化痰，為肺家咳嗽要藥，適用於痰多壅肺、咳嗽氣促等症，不論寒熱，俱可應用。

六、前胡：繖形科。功能降氣祛痰、宣散風熱。主治痰熱喘咳、風熱頭痛、胸膈滿悶、嘔逆。前胡為肺經專藥，辛而能散、苦而能泄、寒能清熱，故無論風熱襲肺、邪熱鬱肺、痰多咳嗽之症都具治療作用。寒飲咳喘不宜用。

七、桔梗：桔梗科。功能為化痰止咳、利咽開音、宣暢肺氣、排膿消癰。且桔梗開提氣血，表散寒邪，清利頭目咽喉，開胸膈滯氣，為諸藥之舟楫，載之上浮，能引苦泄峻下之劑，至於至高之分而成功，養血排膿，補內漏。

八、麻黃：麻黃科。功能為發汗、平喘、利水。麻黃善於散風寒、透毛竅，主要用於外感風寒、惡寒發熱、無汗的表實證。麻黃能宣暢肺氣而止喘平咳，主治外邪侵襲，肺氣不宣所引起的咳嗽、氣喘等症。

九、杏仁：薔薇科。本品苦泄降氣，功能止咳平喘，適用於各種咳嗽氣喘之症，無論新久、寒熱均可配合應用。本品尚有潤腸通便、治咽痛聲啞之功。

十、葶藶子：十字花科。功能為利尿、強心、化痰、平喘、消腫。臨床運用於慢性氣管炎急性發作、痰多稠黏、色黃、胸悶不能平臥時。

十一、貝母：百合科。功能為化痰止咳、消腫散結、潤肺瀉心。用於熱痰咳嗽、燥痰咳以及肺虛久咳，為化痰止咳要藥。

十二、紫菀：菊科。功能為鎮咳、祛痰、鎮靜。主治慢性咳嗽、咳血症、慢性氣管炎、肺結核之咳。（專治血痰，為血勞聖藥）

十三、款冬花：菊科。辛溫純陽。現代藥理有鎮咳、祛痰和平喘作用。為治嗽要藥。前人經驗認為本品溫而不燥，有邪可散，散而不泄；無邪可潤，潤而不寒。因此，一切咳嗽，無論寒熱虛實，只要與肺經有關，都可用之。

十四、紫蘇：唇形科。紫蘇辛溫，外開皮毛，故可發散風寒，開宣肺氣，應用於風寒表證，惡寒、發熱、頭痛、鼻塞、無汗兼有咳嗽。

十五、百部：為百部科。功能為溫潤肺氣、止咳，能抗菌、抗病毒。用於一般咳嗽、肺虛久咳、百日咳及肺癆咳嗽等症。本品甘潤苦降，有良好的止咳作用，凡新久咳嗽、寒熱咳嗽，用之皆宜，尤為肺癆咳嗽之要藥。

十六、射干：鳶尾科。功能為清火解毒、消腫散血、化痰利咽。主治咽喉腫痛、咳逆上氣。治喉痺咽痛為要藥。凡孕婦勿用。

十七、桑白皮：桑科功能瀉肺平喘、利水消腫、止咳。用於肺熱咳喘，本品藥性寒涼，專入肺經，功能為清瀉肺熱、止咳平喘，適用於肺熱喘咳。禁忌：多尿、哮喘、虛寒者勿用。

十八、牛蒡子：菊科。功能為疏散風熱，適用於風熱表證、溫病初起。對於風熱上擾咽喉腫痛為要藥。本品具有祛痰、止咳作用。凡體弱及便溏者忌用。

十九、栝樓仁：葫蘆科。能清上焦之火，使痰下降，為治嗽要藥。又能蕩滌胸中鬱熱垢膩，生津止渴（丹溪曰：「消渴聖藥」。）瀉者忌用。

二十、魚腥草：三白草科。功能為清熱解毒，排膿消癰、利尿通淋。用於肺癰、咳吐膿血，以及肺熱咳嗽等病症，為治肺癰之要藥。本品又為治療痰熱咳嗽、痰黃而稠的常用之品。

咳嗽的辨證論治除四診之望、聞、問、切外，診視咽喉及鼻黏膜的色澤及乾濕變化亦相當重要，大抵屬寒咳，濕咳者，病初起時咽壁色澤並不會太紅，其色如手掌之顏色，咽壁上可看到覆蓋水狀之津液，但若咳甚或咳久時，咽壁由於急速或長久之充血或病毒之感染，顏色則轉為深紅，有的成片狀，有的呈血絲狀，用藥必須改變，屬熱咳或燥咳者，咽壁黏膜則較紅較乾，津液較少，咽壁黏膜越紅越乾則痰越向黏稠改變，痰越黏稠，咳出就越不容易，咽喉黏膜充血紅赤越甚，過敏則越甚，癢痛咳嗽隨之更易發生。黏膜的變化還要跟所表現出來的症狀相配合，有的咳時咽痛，有的不咳不痛，有的不咳吞口水亦痛，故所下之藥亦隨症、隨黏膜之變化而不同，臨床上觀察咽壁瘜肉及咽喉黏膜色澤乾濕之變化，應是決定清熱解毒或宣肺降氣及燥濕化痰、潤肺止咳的下藥之重要參考指標，如再配合病史、咳嗽的久暫、咳嗽的型態情狀、脈象及自訴，則對咳嗽的整個病情掌握更能清晰，如只憑四診而忽略了咽喉黏膜的變化而草率處方，往往形成誤判，是難以全盤掌握病情，療效當然不能提高。這是作者長期診治鼻病中所領悟的治咳心得。

◆對於時方之應用，從長期實踐中得出的規律，特錄之於下：

一、初感風寒，自覺頭目昏重，鼻塞流涕者，因咳尚未發生，用川芎茶調散，若上症兼有微咳，十神湯甚效，若鼻塞流涕甚者，用川芎茶調散7克、辛夷散5克、生薑2克、合方治之頻服甚效，此症項強痛者，宜川芎茶調散合葛根湯，脈沉形寒流清涕不止者，川芎茶調散7克、麻黃附子細辛湯5克、生薑2克，少陰病脈沉細者直接用麻黃附子細辛湯加生薑甚效。

二、上症若屬素有痰飲之寒象，一感風寒除鼻塞流清涕外，必隨之而胸悶氣促而喘，此風寒入肺之始也，速予小青龍湯加厚朴、杏仁，有頭痛鼻塞者，小青龍湯合川芎茶調散，流涕鼻塞兼喘，則宜小青龍湯、辛夷散合方治之。

三、一感風寒則頭項強痛、骨節酸楚、畏寒畏熱、鼻塞流涕、時而咳嗽者，用荊防敗毒散，若無汗惡寒甚，荊防敗毒湯合麻黃湯，若有汗、骨楚、畏風甚，用荊防敗毒散合桂枝湯（口渴者合葛根湯）。若天陰濕重之倦怠骨楚，與前症不同，應予薏苡仁湯。

四、感風寒後，既流鼻水又兼咳者，可參考前述單方之用藥，咳痰不爽無特別強調咽癢者，止嗽散加麻黃、杏仁、桑白皮，風熱的咽癢、咽不舒但不痛，則上方加牛蒡子去桑白皮，若咳嗽陣發氣從胸中上逆者，為寒邪入裡，止嗽散9克、麻黃1.5克、杏仁1.5克、黃芩3克。咳有痰有涕但不甚者，杏蘇散治之，若咳甚痰多，寒咳散甚為適用。

五、流鼻水鼻塞、咳甚、痰少、咽乾微痛者，止嗽散加麻黃、杏仁、射干、黃連，上症若痰多易出，咳時咽痛者，可用寒咳散加適量之清咽利膈湯，若咳痰不爽又加咽痛，止嗽散10克、清咽利膈湯5克的合方亦效。若一開始即無痰無涕，喉乾、喉痛、時咳時不咳，用銀翹散加清咽利隔湯甚效。扁桃腺發炎兼有喉嚨痛時，普濟消毒飲和清咽利隔湯很快可癒。

六、咳甚痰多夾雜清涕者為寒咳散症，患此症者，不管大人、小孩都有可能，大抵與不注意保暖感受風寒而發，小孩尤其與夜間「踢被」有關，大人則喜吹冷氣、衣服單薄關係密切，故此病之因，其來有自，素體虛寒者，尤應注意，事後之保養，改變「踢被」與「吹冷氣」「衣服單薄」的習慣，勿食冰品涼飲、多鍛鍊身體是最有效的方法，若一面服藥一面「踢被」、「吹冷氣」或常吃冷食，則無異開門揖盜，咳必纏綿難癒。

七、若小兒咳嗽，早晚為甚，咳如水雞聲者，此射干麻黃湯症也，有涕、鼻塞、咳甚欲嘔者合幼科杏蘇散甚佳，若無水雞聲，只是咳甚欲嘔、痰多夾雜清涕者，則以幼科杏蘇散合金沸草散為宜。

八、咳甚咽乾痰少之陣咳，弦數或弦緊脈居多，若有微涕，以頓嗽散合止嗽散加適量之黛蛤散治之，若無涕咽紅乾，屬燥咳之屬，用補肺阿膠湯合麥門冬湯治之，清燥救肺湯亦為適用之方。若初感風寒即咳甚、鼻塞、鼻音重，咳時咽痛者，止嗽散合麻黃、杏仁、加黃連、射干良效，咳痰不爽又咽痛者，成方可用止嗽散與清咽利膈湯之合方亦可。

九、咳時咽不舒，連前胸亦痛者，柴陷湯合止嗽散有效，火逆上氣之咳，痰不爽無涕咽乾者，麥門冬湯主之，總之，咳嗽之症要分有涕無涕、痰多痰少、痰的顏色質量、咽乾咽痛之程度、以及口渴與否，方能準確論方遣藥。所應注意者，胃腸不佳者口渴最易發生，未咳之前即有口渴，還是咳後才口渴應做詳細之區分。

十、呈溫病型態之咳，則與風寒之咳略有不同，症狀是鼻微塞或不塞，咳嗽輕微，咽、鼻、唇之黏膜紅乾，帶有些微之口渴及頭目昏倦症狀，銀翹散為辛涼平劑，桑菊飲為辛涼輕劑治之，若此症咳多則銀翹散加杏仁、貝母，渴甚加天花粉，若咳不多而鼻塞多、咽乾不舒者，加味桑菊飲治之，若溫病之初得，頭目微熱、咽乾微痛、口渴倦怠者，此清上解表湯證。承上症若已成咽紅咳甚時，則以銀翹散合頓嗽散治之。

十一、若咽已痛，又兼咳聲陣發、痰黃黏難出、咯痰不爽者，用藥以清熱解毒、宣肺降氣、止咳化痰為法，待痛腫消，咳必趨緩，此時有涕加疏風解表藥，無涕加潤燥藥，自擬之熱咳散對此症甚效。

十二、咳久失聲者，若咽不甚痛，可用麻杏甘石湯合桑菊飲，若咽乾口渴，以沙參麥冬湯滋肺胃之陰，咳甚咽乾又無涕無痰者，補肺阿膠湯、麥門冬湯、清燥救肺湯皆可視情況參考應用。

十三、若其人體弱，素有鼻過敏史，一感風寒便咳喘兼發者，華蓋散主之（可合幼科杏蘇散並治），痰多咳少帶喘及涕多，為小青龍湯適應證，小青龍湯之證，其咽喉常夾有清稀泡沫之痰，喘定，以苓甘薑味辛夏仁湯化其餘痰，恢復期應調理脾腎，或以六君子湯，或以補肺固肺之藥調理，應可預防此症之發生，肺熱痰白黏黃之喘，以定喘湯主之。

十四、咳嗽痰黃而量多涕少之症，寧嗽散最妙，組成為：桔梗、茯苓、生薑、石斛、半夏、貝母、紫蘇子、薄荷、桑白皮、杏仁、橘皮、甘草。方之主治為：咳嗽痰甚、痰黃質稠、呼吸氣促、食欲不振或有寒熱者。

十五、痰白微涕、久咳不癒、體素虛或年老之人，或服西藥過久陽氣已傷者，以參蘇飲治之。

十六、咳久傷其肺陰，要用滋陰之法，如入夜則喉癢而咳，無痰無涕、聲音乾乾的即是，用麥門冬湯加滋陰降火湯最妙。但也不是說所有的夜咳皆視為傷陰，有句話仍需參考，「日咳三焦火，夜咳肺家寒」。故有些夜咳要用熱藥，如止嗽散加麻黃、杏仁、重用乾薑。

熱咳散之處方：麻黃、杏仁、甘草、石膏、黃芩、黃連、前胡、桔梗、紫菀、百部、射干、牛蒡子、桑白皮、元參、梅片少許，有膿痰時方加珠貝、栝樓仁、魚腥草、冬瓜子。

婦科心法有云：「若因起動太早，或感風寒者，用旋覆花湯。因陰虛火炎，上爍肺金而嗽者，宜麥味地黃湯。因瘀血上沖入肺而嗽者，宜佛手散加桃仁、紅花、杏仁、川貝母、延胡索破其瘀血。」

總之，治咳之法要掌握病情之主次輕重，抓住主要矛盾點，給予精準的下藥，病輕藥輕，病重藥重，不要亂槍打鳥，否則將事倍功半，徒然耽誤患者病情。當標緩之後，要注重調理，以鞏固根本，無喘的用保肺散以補土生金，咳而兼喘的，用固肺散以增強免疫力，這樣才不致輕易再次染上咳嗽。

以上為多年前所寫的文章，如今用藥更有精進，許多複方已不用，因為用藥要越少越好，這樣才能力專，可看下面近年治驗心得。

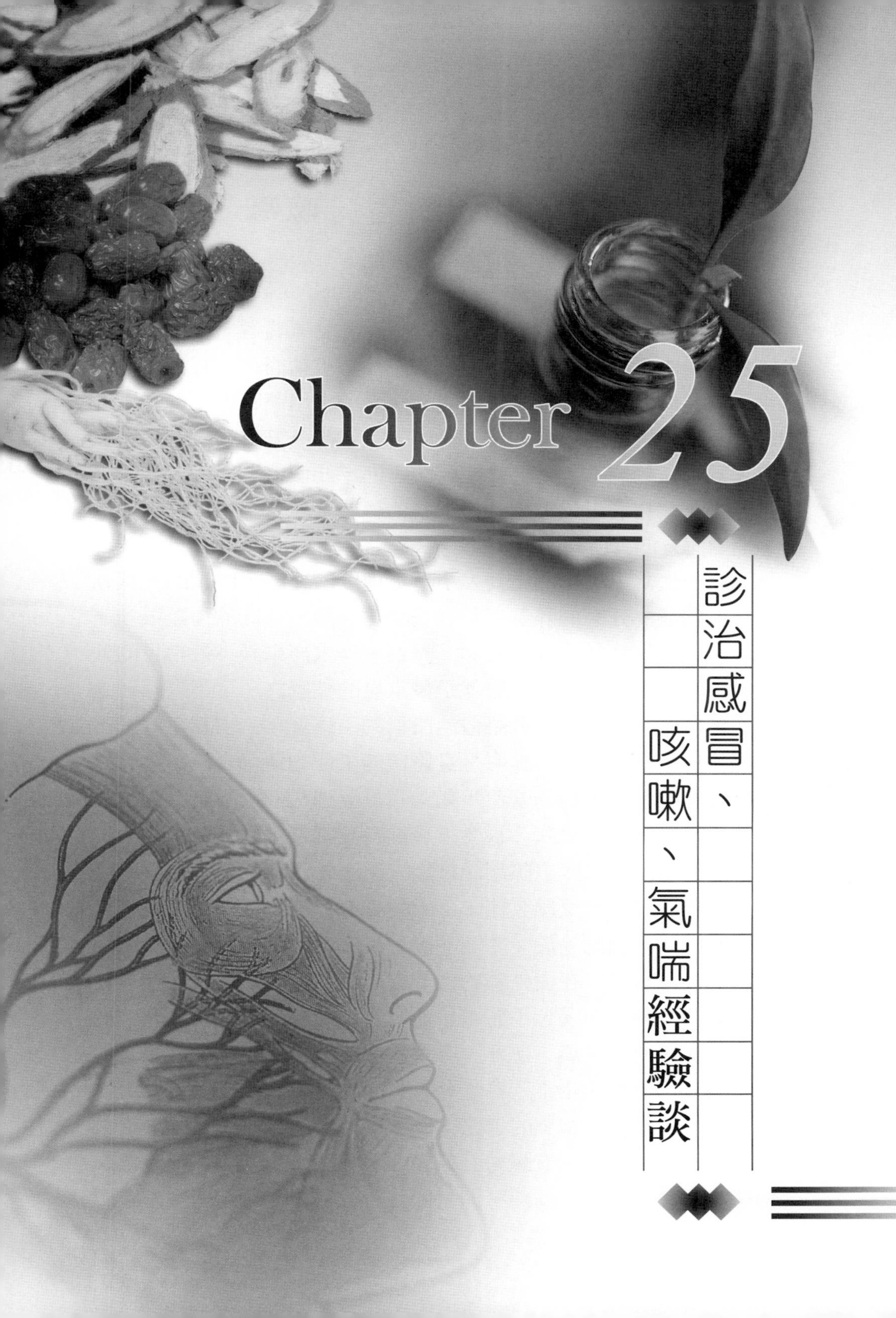

Chapter 25

診治感冒、咳嗽、氣喘經驗談

第二十五章 診治感冒、咳嗽、氣喘經驗談

行醫近三十年來，診治咳嗽或由咳嗽併發氣喘者無數，我從眾多治癒經驗中尋求一些規律，把這些規律力求精簡化為有條理後，再用之於臨床並證之於臨床，發現給病人處方用藥時方便多了，且在時效及療效上皆能增強許多，可謂省去了許多繁雜的複方用藥的思考，及囤貨的成本，這種簡便經濟原則，能使醫者與病人之間兩者都能獲益，作者不敢藏私，特把診治經驗整理寫出，以為野人獻曝，期對病友能有所幫助。

人的一生當中，總會碰到大小不等程度的外感，所謂的外感就是外來的邪氣，外來的邪氣侵犯到我們的身體。外感的種類很多，現僅就吾人最熟悉的咳喘、流涕、發燒、身重痛來談，最常見的外感分風寒及風熱，感冒、受寒就是最常見的外感之一，不過感冒是受到病毒感染的侵襲，也就是俗話所稱的「感冒」，但真正的感冒與風寒的症狀稍有不同，風寒是身體機能欠佳的情況之下不注意保暖而罹患上的，即俗稱的著涼，如：吹冷氣過久或過強，有汗出的情況之下電風扇直對著吹，喜食冰冷飲料，常進出於溫差太大的工作環境，天冷時在起床之際忘記披上衣服，外出時脖子忘記圍上圍巾，老人對於溫度的反應欠佳，冬天睡覺時忽略在背後墊上電熱毯保暖等諸因素，因此易於受寒而咽癢，引起咳嗽痰多的機體反應，但無發燒、身重痛。在受外邪的侵襲當中，體質燥熱者易演變成風熱，其症為身熱、口渴、不惡寒，而感冒是鼻塞、流涕、發熱、惡寒、身重痛，此「發燒、惡寒、身重痛」為感冒與風寒受涼最大的不同。另外一種說法是：「鼻子、氣管、皮膚為我們身體五氣風、寒、暑、濕、燥、火進出的道路，此風、寒、暑、濕、燥、火之氣是為五臟調理運用的，五臟對五氣調理不適所產生的症狀稱為傷風、傷寒、傷暑、傷濕、傷熱，即是感冒。」得了上述諸證，輕者調

養數日即可病癒，不影響生活工作起居，重者不然，是會嚴重影響身體健康、影響生活起居及工作步調的，故不可不慎。曾聞一位住在社區隔壁的中老年人，每至凌晨五、六點則咳嗽陣發，咳聲傳遍千里，隔壁鄰居常被吵醒，我宅正住隔壁，受害最深，十餘年來常聽如此咳聲擾人清夢，不勝其煩，故久咳不癒除了影響自己，讓病情更加惡化外，也影響到別人的生活步調。中醫尤為重視外感，因「風為百病之長」，很多疾病皆藉由此途徑傳變甚至惡化，故不可等閒視之。

感冒與風寒（風熱少）及其併發的流鼻水、鼻塞、打噴嚏、倒流、咳嗽、喉嚨痛，及氣喘、頭痛、發燒、身重痛、體倦等，若病症拿捏不清是不易治療的，外感的病症變化多端，常一日數變，今天症狀如此，明天也許就不一樣了，難以抓住病機，掌控變化的速度，所以醫師怕治嗽，其原因即在此，因為開藥應付不了病情的多樣變化，因此治療以上諸症是絕對要小心謹慎，病怎麼來就讓它怎麼去，正所謂外邪入侵即當引邪出從表而解，這就是中醫診治此等疾病的原則。

那麼要怎麼辨證論治呢？我們可以運用四診八綱的方法來判斷，四診是望聞問切，八綱是陰陽表裡寒熱虛實，病人一來即可望其病容，身體胖瘦形狀，發燒的病人，臉色稍紅，摸其額頭熱燙，不確定時可用體溫計量之最準，咽喉痛者望其咽喉顏色的深淺即可瞭解其中梗概，發燒的病人脈象皆促或數緊，戴著口罩進來看病的人幾乎都有感冒、咳嗽、流鼻涕的病徵，聞病人講話的聲音，即可知鼻塞的嚴重程度，聽病人咳痰的聲音，即知易咳或難咳，痰多或痰少，望咽喉紅暗的深淺，可以判斷疼痛的程度及咳嗽的久暫，望咽壁的乾濕程度，檢查鼻黏膜的顏色及鼻塞的程度，也有助於病情的判斷，氣喘者可加用聽診器以明辨病情，再詳問病史，有無服過西藥或中藥？有否常吃生冷？有否衣著溫暖？及睡眠是否充足？把自己所判斷的結果與病人所訴互相印證，再決定用藥原則，如此四診合參後謹慎用藥，再把最有效的用藥組合起來，自可把療效提高，以下僅就各種治咳案例舉實例說明：

（一）久咳不癒變喘的案例

吳先生，70歲，素有咳喘史，多年不癒，自本病發生以來一向是以服西藥為主，誰知西醫治療數年下來，不但沒有改善還變本加厲，甚為困擾，因久咳不癒以為自己得了肺結核，最後不得已才至防老協會檢查，還好該協會的醫師認為是支氣管擴張，肺並無異樣，但還是拿兩個月的藥回家吃，兩個月的藥吃完後病情並無進展，仍然咳甚、涕少，吸氣則喘，自訴背不能吹風，一吹電風扇則咳，聽其講話氣促聲小，按其脈急而濇緊，此證按中醫說法是進入中醫的腎不納氣階段，除此之外，尚有口臭、苔黃膩、胃腸差等等的陽明腑症，他說以前身體一向硬朗還算健康很少生病，不知怎麼最近幾年病況連連，連一個小咳嗽都要搞那麼久，藥越吃越糟，病越來越重，他這一番訴說真是病人之痛。我把其脈弦急，聽其音喘促，知其氣管縮小痙攣，必須給予擴張宣肺、引邪外出的藥，因已病久故須溫肺化痰止咳，此症才有改善之望，當即給予處方：麻黃3克、杏仁1.5克、前胡1.5克、桔梗1.5克、紫菀2.0克、款冬花2.0克、乾薑2.0克，共給藥7日份，這是99年9月21日初診的情況，複診為9/28，自言病情有些微改善，三診10/7言咳喘已鬆，痰也較容易咳出，不會像之前稍動即喘，處方還是不變，10/18訴說怎麼又喘悶起來，改方麻黃4克、杏仁1.5克、白前1.5克、桔梗1.5克、紫菀2克、款冬花2克、浙貝1.5克續服，10/26來言服上藥後咳喘較前好很多，且痰也較易咳出，11/29來時自訴喘已不會，只剩微咳，改方麻黃2克、杏仁1.5克、桔梗1.5克、紫菀2克、款冬2克、白前1.5克、浙貝1.5克，囑其續服至不覺得難過為止，再治氣管胃腸等疾病。自2012年時來拿藥時是做保養用的，因他已很久沒有發作了，最後的處方都是一樣，麻黃2.0克、杏仁2.0克、白前1.5克、桔梗1.5克、紫菀2.0克、款冬2.0克、乾薑3克。

吳先生咳喘病史甚久，為何可服中藥粉迅速控制，乃至接近痊癒的地步，原因是中醫從基本病因上改善，被壓抑的咳嗽要宣發外出，這樣風寒才可表解，痰才能咳出，痰可咳出了喘才會鬆，要不然吳先生的咳喘病可就遙遙無期了。另一病例是劉先生，45年次，病例號碼：001236，素有糖尿病，2011/1/14初診，言十二天前因發燒咳嗽住院，醫師認為是肺炎必須打針退燒及服抗生素，住院十二天燒是退了，但每至半夜三時餘即猛烈劇咳，痰不多，胸很緊很悶很喘，口乾舌燥，大便硬，脈弦緊，給方：麻杏甘石湯7克、前胡1.5克、桔梗1.5克、黃連1.5克、栝樓仁1.5克、浙貝1.5克，給藥七日份，1/22複診言：服藥至第二天半夜即不咳了，喘也減少，但胸還是悶，改方：麻黃3克、杏仁1.5克、白前1.5克、桔梗1.5克、紫菀2.0克、浙貝2克、黃連1克、牛蒡子1.5克以善後。最後以射干麻黃湯收功，2011/6/21來治療膝蓋無力時，他自稱咳喘病已很久沒發作。

（二）鼻塞、流涕、喉嚨痛的兼治法

胡小弟，13歲，2010/10/5初診，在此之前常來治鼻子過敏的病，基本上鼻過敏是有改善的，但不幸最近染上風寒，其症鼻塞、流涕、有痰（此痰為涕多時倒流的痰），還兼有些微的炙欗咳，其實炙欗咳乃是本來就有的症狀，這個症狀只要鼻涕倒流醫好就可消失，除主症之外尚伴有喉嚨痛，額溫正常，從以上看這是最典型的風寒初感症狀，治法是去風寒治喉痛即可，開給川芎茶調散7克、清咽利隔湯5克，三日份即可，果然10/18又因傷寒復感來診時，問其前症服藥情況，答曰有效，這次又犯同樣如前症狀，鼻塞、流涕、喉痛，要求不用改方因前方10/5之藥有效，又三日份與之。三日後複診病情有變，從上症演變成咳嗽有痰且有涕，這表示任何症不可能永遠一成不變，因此給予咳嗽方，止嗽散加麻黃、杏仁、生薑，病很快就好了。

風寒初感如上症時該方給服應該有效，但若嚴重至伴有發燒、身重痛時即要變方，這樣才能應付多變的風寒感冒症候。

（三）鼻塞、咳嗽、喉嚨痛如何用藥？

風寒初感的時候易夾雜有喉嚨痛的症候，現代醫學稱之為上呼吸道感染，這個症候若未即時治療容易衍生他變，不可不慎，此症最簡易的處理方式，是用止嗽散加減，如2010年9月25日，柳小妹11歲，舌有血管瘤，苔白薄，脈細數，患的正是此症，鼻塞有涕、咳嗽痰白、咽癢欲咳，咳的時候喉嚨痛，不咳時不痛，鼻塞時會打呼，按症施治開給：止嗽散7克、麻黃1克、杏仁1克、黃連1克、牛蒡子1克，解表宣肺、化痰止咳、消炎清熱，共7日份予服，10/14因他病前來，言上症服藥有效，很快就不咳了，像這樣的風寒外感現象，中醫的處理方式甚效，表症除，喉痛消，咳嗽自會減少。

林女士，45歲，住樹林，99/10/6日因咳嗽來診・症狀咳嗽有痰，咽癢欲咳，咳時喉不舒，咳甚則不能睡，來診之前已服西藥一星期，因越吃越咳而前來就診，其他兼症尚有地中海貧血、經痛、頭暈、眠淺、胃脹、易拉諸症，身體抵抗力差，依症狀及身體瘦小而言，此等體質者不適合服西藥，故開給下方：止嗽散9克、麻黃1.5克、杏仁1.5克、黃連 1克、牛蒡子1.5克共3日份，他日因胃病前來複診時，自言該藥服完即癒，自覺比西藥快而且沒有什麼嗜睡、胃悶的不舒服等副作用。

楊女士，49歲，病例號碼：000656，99/10/12罹患上症，有流鼻水，講話時鼻音重，不過咳嗽並不嚴重，喉嚨刺痛感，開給荊芥1.5克、防風1.5克、麻黃1.5克、杏仁1.5克、黃連1.5克、山豆根1.5克、射干1.5克、紫菀1.5克，藥數日服完即癒。黃〇堂女士，11/9罹患咳嗽，咽癢欲咳，咳時喉痛，鼻涕青，有痰，沒有力氣，給方：止嗽散8克、麻黃1.5克、杏仁1.5克、黃連1.5克、射干1.5克，共3日份，11/29因頭痛來診言服上藥甚效，藥服完即癒。

後方與前方有共通之處，凡咳嗽痰時有時無，咽乾癢欲咳，咳時又不舒服的都可以此方加減，按經驗都有很好的療效。

洪〇傑先生，39歲，2010/11/3來診，言咳已一週以上，症狀是咳嗽痰少，咳甚方有少許的痰，常覺咽癢欲咳，喉並未感覺痛，但因痰不易咳出，又因咳已一個星期，痰涕不多，所以我還是開給止嗽散8.5克、麻黃1.5克、杏仁1.5克、黃連1克、牛蒡子1.5克的處方，共七日份，止嗽散雖用在止咳，但沒有消除上呼吸道的炎症，咳還是不容易好，所以要用黃連、牛蒡子消炎利咽，炎消咽順就不咽癢欲咳，咳嗽也就消失，所以他日複診時他告訴我，咳嗽藥很有效，藥沒吃幾天咳就好了，這是另一種咳嗽的類型。

如果鼻癢、涕多、痰白、鼻塞、倒流、咽癢欲咳、咳時喉嚨痛，這時就要變方，有位邱小姐40歲，做早市生意，所以經常半夜起床，三更半夜是最冷的時候，最易感受風寒，是故三天兩頭就感冒，一染上風寒，就如上症狀，因經常來診所光顧，所以我特別瞭解她的體質，隨即處方：荊芥1.5克、紫蘇1.5克、麻黃1.5克、杏仁1.5克、白前1.5克、桔梗1.5克、紫菀1.5克、款冬1.5克、黃連1.5克、細辛0.5克，2010/11/12來言上藥還蠻管用，很快即能止咳，要求照拿備用，從上方看來，咳嗽其實並不難治，辨證清楚了自然開藥有效。還有一位住在社區的畢太太61歲，也是打噴嚏、流鼻水，咳嗽痰白，咽癢欲咳，咳時喉微痛，如果病情不是很嚴重，可用幼科杏蘇散，一樣有效，畢太太複診時咳已甚輕，因有胃腸不舒故除咳嗽藥外還加胃藥予服。

（四）鼻塞、咳嗽、涕多、痰多如何用方

夏日夜臥常吹冷氣導致鼻塞、鼻過敏、咽癢欲咳、咳嗽痰白的例子經常可見，吹冷氣一直到天亮是現代人的通病，在密閉式的房間裡吹冷氣是風寒束表的主因，倒不是被傳染或感染到什麼病毒，如果是感染病毒，必然發燒、惡寒、身重痛，沒有發燒、身重痛就是著涼，如果著涼誤認為被傳染，那麼站在第一線的醫生最接近病人，那豈不就要天天被傳染，所以民間一有類似風寒症狀即認為是被傳染的說法是不見得對的，除非前面所說的有「發燒、身重痛」的症狀才能說是病毒。感冒和受風寒不同，最大的不同的是感冒兼有發燒、惡寒、身重痛、喉嚨不舒的症狀，例如陳先生，在台中念碩士，99年9月7日得了上症，鼻流清涕、鼻塞、打噴嚏、咽癢欲咳、咳嗽痰白，少氣體倦，並未發燒、身重痛，可見此症為標準的身受風寒，並非真正的病毒性感冒，故其治法只要解表、發散風寒、宣肺止咳即可解除諸症，處方：荊介1.5克、紫蘇1.5克、麻黃1.5克、杏仁1.5克、白前1.5克、桔梗1.5克、紫菀1.5克、款冬1.5克、生薑2.0克，給藥七日份即改善甚多，又七日份藥未服完即癒。服上藥為何有效？原因是此病表證居多，荊芥、紫蘇、生薑是解表散寒的，麻黃、杏仁是宣肺的，協同紫菀、款冬化痰止咳以加強療效，白前、桔梗宣降肺氣，表散寒邪，生薑溫肺散寒，止喉嚨癢效果甚佳，故諸藥合用剛好能治療上症。如果咳甚痰白且多，可加重紫菀、款冬的劑量，如有同症者皆可仿之。果真咳嗽流涕又發燒用藥就不一樣，要酌加退熱抗病毒的藥才可。

（五）鼻塞、流涕、咳嗽、喉痛、發燒、身倦中醫怎麼治？

中醫治病講求機體陰陽平衡，病怎麼來就讓它怎麼去，只要使身體的本能恢復基本的運作即可，並不需要用藥阻斷或壓制，更不需要與之對抗，感冒咳嗽也是一樣，不要老是應用阻斷咳嗽中樞或用抗組織胺的藥去對抗鼻過敏、流鼻水，嚴重時短暫的這樣做是可以接受的，若長久接受如此治法，則將對身體的抵抗力造成不良影響。咳嗽喉嚨痛了是不是要趕快用西藥控制才是唯一辦法呢？那倒不盡然，如：黃小妹，17歲，2010/4/8因感冒多天燒退了又燒，由其母帶著前來，當時症為：鼻塞、流涕、咳嗽、喉嚨痛，發燒不退，退了又燒，身倦、咽癢欲咳，咳嗽痰白、咳時喉嚨痛，兼有鼻涕倒流及長年的便祕，這樣複雜的病症處方時要多方顧及，且要一藥兩用方可，開給：止嗽散9克、麻黃1.5克、杏仁1.5克、黃連1克、大青葉1.5克，此方各方兼有顧及，果然三日後燒退咳減，喉已不痛，剩餘涕多咽癢欲咳，改方：止嗽散9克、麻黃1.5克、杏仁1.5克、生薑3克，又三日份後諸症均減。咳時兼有胸癢，此為寒入肺經，生薑改為乾薑溫肺逼寒氣出即可，果然又三日後諸症均癒，之後複診均為他病而來，詢問服藥後身體狀況皆逐漸復原，沒有像西藥服後頭暈重人疲之現象，自此次經驗後，每有感冒風寒之症皆直接來看中醫服中藥了。

于先生，2010/9/6來診時咳嗽已服西藥六天了，量其額溫還是37.9度，咳聲甚緊，聽其咳音似乎已進入支氣管，咳時夾有膿痰，咽紅，咽癢欲咳，處方：止嗽散8.5克、麻黃1.5克、杏仁1.5克、黃連1克、板藍根1.5克，三日份服後很快燒就退了，咳也止了，餘症再予改方數次治癒。

中醫處理咳嗽兼有發燒諸症，亦能得心應手，黃連、大青葉、板藍根清熱解毒，可治喉痛兼可退燒，在整個複方裡與其他解表藥起著協同的作用，故諸症能除，中醫治「發燒」很慢的流言不攻自破。

（六）初期鼻癢、鼻塞、打噴嚏、鼻水不止如何用中藥快速改善？

很多民眾會問，打噴嚏、流鼻水那麼嚴重，鼻水還是用滴的，擦都擦不完，看中醫會有效嗎？有些人更是直接否定中醫，認為直接去找西醫比較快，更有些人乾脆直接到藥房去買感冒膠囊去了，事實上這些認知及行為都不很得當。我們國家的教育很奇怪，教科書中總是很少提到中醫，怪不得老百姓對中醫常產生錯誤的認知，認為中醫只會推拿，不會看其他的病，難怪很多中醫的長處無法發揮。國家的法令也很奇怪，總讓電視的廣告「感冒流鼻水吃這顆伏冒就對了」或說「感冒用斯斯不傷腸胃喔」到處亂飛，給老百姓錯誤的觀念在電視上出現是很不智的，這其實就是變相的鼓勵民眾自購成藥不用看醫生了，也難怪很多人不知道中醫也可看流行性感冒諸症，很多人不知道中醫處理此症別有長處，這實在是教育的失敗、病人的悲哀。

受風寒著涼的普遍現象大多先是鼻音重、鼻癢、打噴嚏、流鼻水或接著流鼻水不止，有時流鼻水還是用滴的，除上症之外，有的人還伴有頭目昏重，頸項酸緊，或頭目虛眩及肩背酸痛，碰到這種情形中藥如何處理？還是按症處方最好，身體素寒的用：川芎茶調散7克、麻黃附子細辛湯5克、生薑2克合方甚效，一日三服，嚴重者可多次服用，即有效果，這是長久用藥經驗。

如：邱○○小姐42歲，素有鼻過敏史，而且相當嚴重，每一感風寒即鼻塞流涕不止，過去都是拿西藥服，但每次服西藥都是只能做症狀的短暫控制不能治癒，而且服西藥後全身昏沉無力，後來改吃上開的中藥後，即不再拿西藥吃了，因為她認為服上藥病情很快即能穩住，而且不會頭昏身倦怠，且精神越來越轉好，之後她每遇有此症即來拿同樣的處方，我的堂姪女也是一感冒就是鼻水流個不停，自從吃我的藥有效之後，就把剩餘未服完的藥謹慎的保存起來以備他日之用。可見治鼻塞、流鼻水的急症中藥一樣非常管用。如果一得此症容易演變成發燒體質者，可用下方：荊芥、防風、紫蘇、麻黃、杏仁、甘草、生薑、大青葉、板藍根，此方為三拗湯加減，都有明顯效果，讀者可自行斟酌判斷。

（七）咳嗽的後遺症變成乾咳無痰如何處理？

有許多人剛開始咳嗽痰似有似無，鼻涕也是一樣有時有，有時又像沒有，如果此時服藥不當則很容易演變成乾咳，也有的人是堅持不吃藥，最後演變成乾咳的，不管那一型的乾咳無痰都要用養陰潤燥的方法去解之，麥門冬湯、清燥救肺湯、百合固金湯、補肺阿膠湯等都是治此症的，如果尚有餘邪，感冒藥還是要加，2010年有一位黃○鄆先生，中年人，看起來人高馬大，因為是做早市的，所以經常感冒咳嗽，每犯一次咳嗽就要很久才會好，咳到後面大概都近乎無痰，據說很少醫生能治好他的病，所以不得已經常跑回楊梅看一位號稱專治咳嗽的老醫生，必須要吃他開的藥才會慢慢轉好，我聽完黃先生的主訴心中有數，我仔細聽他咳的聲音及望其咽喉的樣貌後，覺得這只是燥咳而已，藥宜養陰潤肺，有對症即會有效，病看多了就有經驗，慢慢的自會心領神悟，因此開給他清燥救肺湯及麥門冬湯的合方予之，囑其大膽服用，不想一星期後回診曰：「此藥甚效，比在楊梅拿的藥效果好多了。」可見對症的重要，治咳還是要八綱辨證，沒有所謂的祕方，藥症對了就有效。

戴先生41歲，不明發熱已一月有餘，看網路來我處診治，他說全身都熱，我認為是餘熱未盡，開給葛根湯加黃連、黃芩、石膏，次日即赴北京，還好服藥後熱退過了關，回台時又來複診（時為11月4日），額溫尚有，不過此時多了口渴及咳嗽的症狀，我認為是肺熱所致，開給麻杏甘石湯加前胡、桔梗、黃芩、桑白皮、元參、麥門冬，二日份很快的把病症解除，這是屬於肺熱的另一種咳嗽。

（八）咳至胸痛的案例

楊○嵐女士，49歲，2011/3/25來診，主述，流鼻水、打噴嚏、咽癢甚而欲咳，晚上咳個不停，痰是白色的，老是清喉嚨，咳至聲啞，也咳至胸痛，形容胸部整片都好像被人打到一樣，非常不舒服，按症開給：荊芥1.5克、紫蘇1.5克、麻黃1.5克、杏仁1.5克、白前1.5克、桔梗1.5克、紫菀1.5克、浙貝1.5克、黃芩2克，七日後上症皆癒。

2012/2/20有一位阮小姐，越南人，咳嗽、流鼻水發作時先到我診所的隔壁去打針吃藥，因她聽朋友說感冒打針吃西藥比較快，結果吃了六天的藥後更咳，只好來我這裡看看，她會講中文，用手一直比著正胸前，說有一股氣往上逆就會咳，咳嗽陣發，很不好咳，痰不多，要很用力才能咳出，我聽後即知又是一個吃控制的藥過多引邪入裡的疾病，變成了氣管炎，於是開給：止嗽散8克、麻黃1.5克、杏仁1.5克、黃芩3克，三日份，2/23晚上來即言咳已好多，不過若講話稍久仍會喉嚨痛，我把黃芩改成2克，加上黃連1克，三日後來就無此症狀了。

從上訴諸例來看，一般所見的咳嗽種類大抵都已包括其中，其中最實用的成方是以止嗽散為主，加上麻黃、杏仁構成一個基本方，其常用加減法如下：吞口水不痛但怪怪的，咳時方痛，或是咳時喉微刺癢痛，則基本方加黃連、牛蒡子，若咳時痛增，不咳時吞口水時亦微痛，則基本方加黃連、射干，若咳嗽時兼有發燒、身重痛、骨酸楚，則基本方加黃連、大青葉（或板藍根），若咳甚、咳聲陣發而痰不多，則基本方加黃連，桑白皮以瀉肺氣，喉無不舒者去黃連只用桑白皮就好，若咳甚喉脹、咽紅痰多者，則基本方加黃連1克、生薑2克共用，若咳時咽喉無不舒服，痰多且白，則基本方加重生薑即可，同上症但咳已數天或已服過西藥者，生薑易乾薑。痰轉黃濁時，則基本方加魚腥草。若病情變化多端基本方不敷應變時，則改成單味組成，如：涕多，咳多，痰多，則以下方為基本方：荊芥、紫蘇、麻黃、杏仁、白前、桔梗、紫菀、款冬花、生薑，喘多則麻黃加重，兼有喉嚨痛加黃連，微燒亦加黃連，鼻塞加細辛，咳至胸痛加黃芩，咳重痰黏則白前換成前胡，且款冬花換成浙貝，其他加減可參考案例內容，自行隨症變化，肺熱證型的才用麻杏甘石湯加方，肺燥的則以麥門冬湯加減，治溫病但熱不惡寒、口渴、喉阻、咽痛者，為銀翹散的主證，是辛涼平劑。桑菊飲的主治是：風溫初起，見發熱不重，微惡風寒，咳嗽，口微渴，舌苔薄白，脈浮數，是屬辛涼輕劑。

（九）患甲狀腺癌手術後服化療藥又罹患感冒咳嗽

2011年9月22日，來了一位鍾女士，49年次，住在帝國園林B區，因患甲狀腺癌手術後服化療藥，整個人精神恍惚，視物不清，因經來腰酸如折，腹痛，子宮有如下墜，每次經來都是拖拖拉拉，排便也散散的，我開給溫經湯合腸胃散，效果很好，對上述病情皆有改善，但在此病未癒之前因先生睡覺要吹冷氣，所以她很不幸的罹患感冒了，鼻塞、流涕、咽癢欲咳，喉嚨很緊，咳嗽陣發，所以除了痛經的藥外還得服感冒藥，我開給幼科杏蘇散加上華蓋散，三天就進步了，9/29又拿三天，服完後病也好了。

（十）有的人感冒時是鼻塞、身熱酸痛。

額溫37.5度、頭目暈重、人倦無力、喉嚨痛，流鼻涕，沒有咳嗽的症狀，此時開給的藥就要以單位組合各方兼顧，不然會掛一漏萬，2011/10/12晚上快下班時來了一位邱先生，他就是這種症狀，上次來時也是如此，時間是2011/4/23，服的藥是：荊芥2克、紫蘇2克、麻黃2克、杏仁2克、甘草1克、大青葉1.5克、板藍根1.5克、生薑2克，服藥未完病就好了，這次症狀也是一樣，藥當然也是相同。

（十一）咳嗽久治不癒用水藥出奇制勝

劉〇森先生，62歲，住在新北市樹林區，4/29來診，自稱從舊曆年即罹患咳嗽至今，沒有一天舒服過，咳嗽痰稠，且欲咳之前皆先一陣子喉嚨癢，接著便一陣子猛咳，咳至白黏稠痰出方休，他坐在診間候診時即戴著口罩猛咳，服西藥至今病情絲毫沒起色，檢視喉壁間有白色黏痰，咽喉微紅，有鼻涕倒流並有鼻涕流出之症狀，其他副症尚有腎萎縮、尿酸8.2、尿素氮偏高、攝護腺肥大及消化不良，我除了開給粉劑之外，認為病情嚴重要加服水煎劑方能收功，處方：

茯苓4錢 乾薑3錢 甘草1.5錢 五味子2錢
半夏4錢 杏仁3錢 前胡3錢 桔梗3錢
麻黃2錢 紫菀3錢 浙貝3錢 黃芩3錢共七帖。

5/5複診時言咳嗽進步很多，只剩微咳，但自覺服藥完後有尿不出的現象，改方：

茯苓4錢 乾薑3錢 甘草1.5錢
半夏4錢 杏仁3錢 前胡3錢 桔梗3錢
麻黃2錢 紫菀3錢 浙貝3錢 車前子3錢
赤勺3錢 梔子3錢 龍膽草3錢共七帖。

第三診為5/17，自述咳嗽服上方水煎劑後即不再咳，故未接著前來，除肺有些微痰飲外，就是睡眠很淺，我用粉劑給他，方是：人參養榮湯合苓甘薑味辛夏仁湯，這次來是因服咳嗽藥有效特地帶他老婆及媳婦來看診，中藥治咳嗽只要辨證正確，效果不輸西藥，甚至還超過西藥。

（十二）王〇涵小妹妹，今年7歲，2011/9/24罹患咳嗽，當時症狀為咳嗽痰白但痰不易咳出，而且喉嚨癢又兼鼻塞，因此開給止嗽散、麻黃、杏仁、生薑，但是感冒變化多端，早上症狀是這樣，一到晚上也許變發燒，王小妹本來沒發燒，只有咳嗽，但是她所上的安親班冷氣吹得很強，對於本就有感冒的人是一大禁忌，風寒再感之下身體抵擋不住便發高燒了，發高燒時正好碰到星期天，我沒有看診，便到〇東醫院掛急診去了，本以為藥拿回來吃了便沒事，沒有想到藥一直吃到11月8日咳嗽還沒好，她的阿嬤又帶她來看診，我給她一個衛教，感冒的西藥不能吃太久，不然會引邪入裡，病會變得更深，同時，在感冒當中，不能再吹冷氣，否則病很難好，她受到這次的教訓，暫時不敢再去安親班，也乖乖的吃我的藥，這次的藥開的是：止嗽散、麻黃、杏仁、桑白皮。

疾病之所以發生一定有其原因，感冒發燒、咳嗽、鼻塞、流涕……等病也是一樣，發病的時候用藥可以治，但病後一定要調理預防，避免同樣疾病再度發生，小孩之所以得上述諸疾，十之八九都跟晚上睡覺踢被或不蓋被有關，小孩怕熱易流汗，睡覺時動不動則踢被，有的甚至夜臥還吹冷氣吹到天亮，是故很多小孩病不容易好，雖然到處看醫生病還是反覆發生，年輕人則自以為體壯，常衣著單薄，就算已經得了感冒流涕諸症也不以為意，遲遲不看醫生，最後演變成鼻炎、肺炎……等他症，現代的年輕人都喜熬夜，白天很晚起床，運動量少，飲食不慎或不定食都是導致抵抗力差而引起感冒的主因，中年人為了生活，工作忙碌不堪，有的人士還要上夜班等等，休閒減少，無暇照顧身體，導致抗病力差而引起感冒咳嗽，身體壯碩的人士夏天睡覺冷氣直吹到天亮，都是外邪入侵的主因，老年人當天氣變冷時，衣著要保暖，晚上睡覺若天寒要用電熱毯，外出要戴帽子，才可避免風寒發生，營養要著重，適當的運動要維持，經常感冒容易受涼的人要找中醫調理身體，這才是最好的預防。

增補用藥經驗心悟參考：

（一）荊芥：

辛，微溫。歸肺、肝經。祛風解表，止血。1.用於外感風寒，頭痛、發熱惡寒、無汗等證。本品能祛風解表而性較平和。若配伍辛涼解表藥亦可用於風熱證發熱頭痛或咽喉腫痛，能疏散風熱，利咽喉，清頭目。治風寒證常與防風、羌活等配伍。2.用於風疹或麻疹透發不暢。能祛風止癢，宣散透疹。

（二）防風：

辛、甘，微溫。歸膀胱、肝、脾經。祛風解表，勝濕，止痛，解痙。亦可用於外感風熱，發熱頭痛、目赤等證。1.用於外感風寒所致的頭痛、身痛惡寒等證。本品能發散表邪，祛風止痛。2.用於風寒濕痺、關節疼痛、四肢攣急等證。本品既能祛風散寒，又能勝濕止痛。

注：荊芥、防風兩品是唯一風寒、風熱皆可使用的單方。

（三）紫蘇：

辛，溫。歸肺、脾經。發表散寒，行氣寬中，解魚蟹毒。用於感冒風寒，發熱惡寒，頭痛鼻塞，兼見咳嗽或胸悶不舒者。本品能發散表寒，開宣肺氣，定哮喘，可與生薑同用。

（四）麻黃：

辛、微苦，溫。功效；歸肺、膀胱經。發汗，平喘，利水。

1.用於外感風寒，惡寒發熱，頭、身疼痛，鼻塞，無汗，脈浮緊等表實證。本品能宣肺氣，開腠理，散風寒，以發汗解表。

2.用於風寒外束，肺氣壅遏所致的咳喘。能開宣肺氣，散風寒而平喘。

3.用於水腫而兼有表證，本品發汗利水，有助於消散水腫。

（五）杏仁：

苦杏仁性味苦，微溫；有小毒。歸肺、大腸經。功效為止咳平喘，潤腸通便。1.用於咳嗽氣喘。杏仁有苦泄降氣、止咳平喘之功，可隨配伍之不同而用於多種咳喘證。2.用於腸燥便祕。

甜杏仁性味甘平。功效與苦杏仁近似，滋潤之性較佳，用於虛勞咳嗽氣喘最宜。

（六）紫菀：

苦、甘，微溫。歸肺經。功效為化痰止咳。用於咳嗽氣逆，喀痰不爽，以及肺虛久咳、痰中帶血等多種類型的咳嗽。本品性味質溫潤苦泄，有較好的化痰止咳作用。

（七）款冬花：

辛，溫。歸肺經。功效為潤肺下氣，止咳化痰。本品為止嗽要藥，常與紫菀相須為用，以增強治喘咳的療效。因其性溫，故較宜於寒嗽。

（八）桑白皮：

甘、寒。歸肺經。功效為瀉肺平喘，利尿消腫。1.用於肺熱咳喘、痰多之證。桑白皮能清肺消痰而降氣平喘。2.用於浮腫、小便不利之水腫實證。本品能利尿消腫。

（九）白前：

辛、甘、平。歸肺經。功效為祛痰，降氣止咳。本品性微溫而不燥熱，長於祛痰，又能降氣。凡肺氣壅實、痰多而咳嗽不爽、氣逆喘促之證，都可應用。

（十）前胡：

苦、辛，微寒。歸肺經。功效為降氣祛痰，宣散風熱。1.用於肺氣不降，喘咳、痰稠。前胡具降氣化痰作用。2.用於外感風熱。由於本品辛散苦降，具有宣散風熱的功效，故對外感風熱，尤以風熱鬱肺而致咳嗽者，用之最佳。

（十一）瓜蔞仁：

甘，寒。歸肺、胃、大腸經。功效：栝樓皮清肺化痰，利氣寬胸；栝樓仁潤肺化痰，滑腸通便；全栝樓兼具以上功效。1.用於肺熱咳嗽，痰稠不易喀出之證。栝樓甘寒而潤，善於清肺潤燥。2.用於胸痺、結胸、胸膈痞悶或作痛等。3.本品既能清肺胃之熱而化痰，又能利氣散結以寬胸，故可通胸膈痺塞。

（十二）川貝母

苦、甘，微寒，浙貝母苦，寒。歸肺、心經。用於肺虛久咳，痰少咽燥，以及外感風熱咳嗽，或痰火鬱結，喀痰黃稠等證。川貝與浙貝都能清肺化痰而止咳，均可用於痰熱咳嗽。川貝性涼而甘，兼有潤肺之功，多用於肺虛久咳，痰少咽燥等證。浙貝苦寒較重，開泄力大，清火散結作用較強。

（十三）百部：

甘、苦，平。歸肺經。功效為潤肺止咳，滅虱殺蟲。用於新久咳嗽、百日咳、肺勞咳嗽等證。百部有潤肺止咳之功，暴咳、久咳均可用治。

（十四）乾薑：

辛，熱。歸脾胃、心、肺經。功效為溫中，回陽，溫肺化飲。用於寒飲伏肺，見咳嗽氣喘、形寒背冷、痰多清稀。本品能溫散肺寒而化痰飲。

（十五）牛蒡子：

辛、苦，寒。歸肺、胃經。功效為疏風散熱，解毒透疹，利咽散腫。用於外感風熱，咳嗽咯痰不利及咽喉腫痛等證。

（十六）黃芩：

苦，寒。歸肺、膽、胃、大腸經。功效為清熱燥濕，瀉火解毒，止血，安胎。用於肺熱咳嗽。本品長於清肺熱。若咳至胸悶，主方加黃芩即有效。

（十七）黃連：

苦，寒。歸心、肝、胃、大腸經。功效為清熱燥濕，瀉火解毒。本品雖為去中焦濕熱並具有解毒作用，但用在咳嗽兼有咽痛或發燒時亦有良好的治咽痛及退燒的作用，用藥簡單明瞭，為治咽喉疾患之要藥。臨床常用其治喘，其機會有時甚至多於麻黃。本藥性味苦寒，具利咽清肺之功，而無麻黃發汗之弊。咽喉乃肺氣出入之道，咽利路通，則喘哮可平。

（十八）麻杏甘石湯（傷寒論）：

功能為宣泄鬱熱，清肺平喘。主治：外感風邪，熱鬱於肺所致的發熱、口乾、無汗或有汗、百日咳、咳嗽氣急、脈浮數。此為汗後或下後，餘邪入肺之證。因為餘邪化熱，壅遏於肺，故呼吸喘促。

（十九）小青龍湯（傷寒、金匱）：

發汗行水，治咳平喘。主治：風寒客表，水飲內停，惡寒發熱，無汗，咳嗽、喘息、痰多而稀，苔潤滑、不渴飲，脈浮緊者，或痰飲咳喘或身體疼重，肢面浮腫者。

（二十）定喘湯（醫方集解）：

宣肺清熱、祛痰定喘。主治：外感風寒、內蘊痰熱，症見咳嗽痰多、氣促、或哮喘。本方治症是因風寒外束，痰熱內蘊，以致肺氣不能肅降，氣逆喘咳，故宜通肺氣，除痰定喘。

（二十一）蘇子降氣湯（和劑局方）：

降氣疏壅，引火歸元。主治：男女虛陽上攻，氣不升降，上盛下虛，膈壅痰多，咽喉不利，咳嗽虛煩引飲，頭目昏眩，腰痛腳弱，肢體倦怠，肚腹絞痛，冷熱氣瀉，大便風祕，澀滯不通，肢體浮腫，飲食有礙者。

說明：本證多見於體質虛弱者與老人。一般呈現上衝、多痰、心下痞硬、及身體下部無力。因為虛陽上攻，上盛下虛之故。尤以呼吸促迫及足冷，為其兩大主徵。其脈，多為弦緊或洪大，而無底力。

方義：治下焦陽虛，痰壅氣逆，為本證病機；喘促短氣，咳嗽痰稀，為本方主證。下焦陽虛，不能化氣行水，水泛為痰，肺氣上逆，挾其痰液上泛，則喘促短氣，呼吸不利，咳嗽痰稀；氣鬱痰滯，阻於中脘，則胸膈滿悶；礙其運化之常，則食少神疲。

（二十二）三子養親湯：

蘇子、白芥子、萊菔子。功能為降氣化痰。適用於咳嗽氣逆、胸悶痰多、胃納不佳、苔膩、脈滑等症。這是治療咳嗽痰多的常用方劑。蘇子降氣化痰，白芥子溫肺化痰，萊菔子消食化痰，都是化痰要藥，且有下氣降逆作用。三者應用，各有特點。如痰多氣逆，以蘇子為主；咳嗽胸痛，以白芥子為主；胸腹脹悶，以萊菔子為主。臨床上治療急慢性支氣管炎、肺氣腫等病，見咳喘痰多之症，常以本方與三拗湯、二陳湯配合，宜宣肺平喘與降氣化痰並用。

Chapter 26

難得的治驗病例

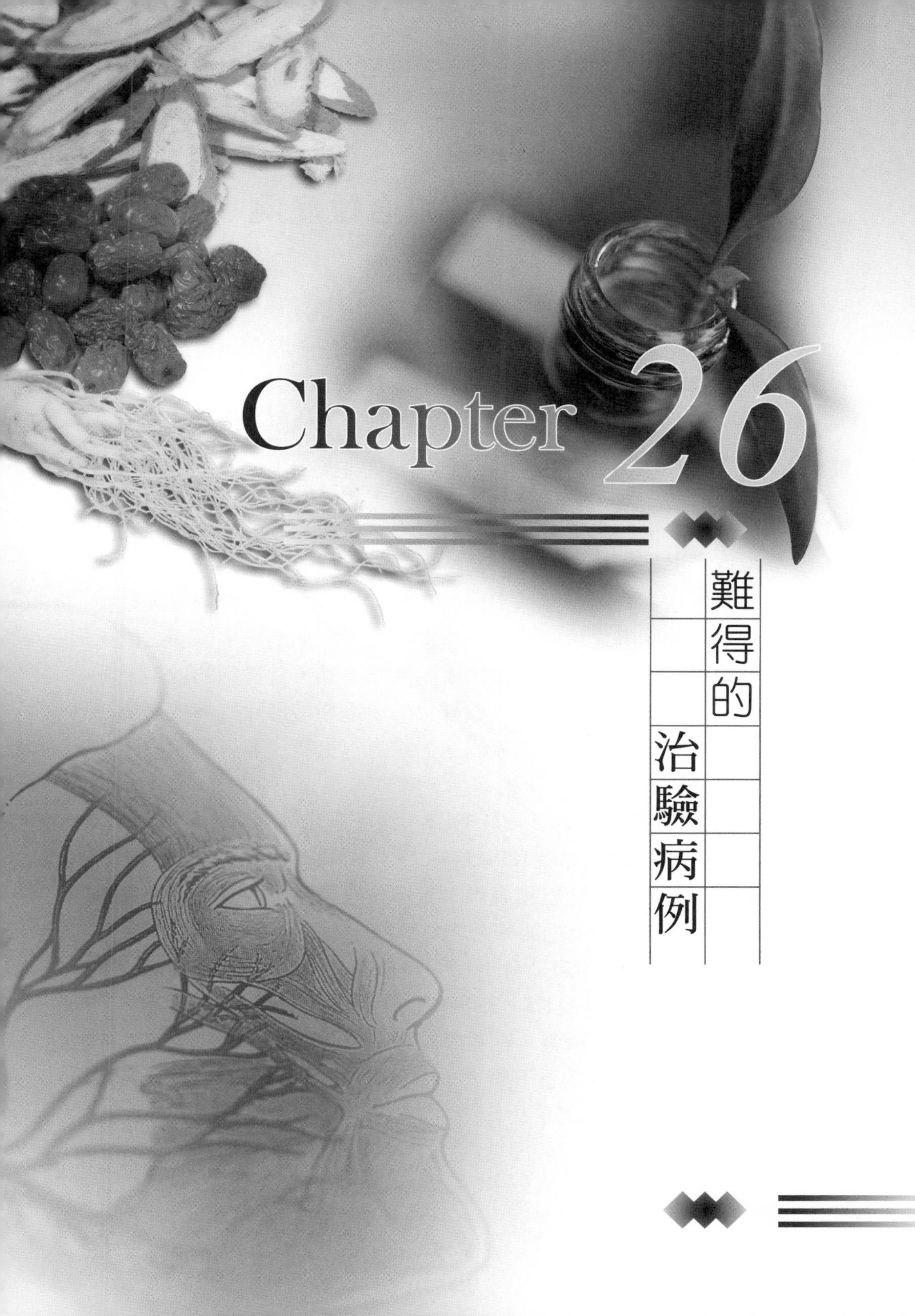

第二十六章 難得的治驗病例

一、咽痛咳嗽數日而安

姚○賜先生，25歲，住板橋市八德路二段。我在板橋市中山路聖佑堂中醫院任職時，他常因鼻塞、下鼻甲肥厚之疾來診，鼻病將癒之時，不幸感受風寒患上嚴重感冒、咳嗽，他原來以為感冒乃小事一件，不甚注意，後因越咳越厲害，方才開始緊張先求治西醫內科診所，心想西醫治咳應該較快才對，不想服藥多天仍不見起色，不得已於他日前來求治，看看中醫有沒有辦法治療，當時余除四診之望、聞、問、切辨證之外，還特別診視其咽喉黏膜之變化，果然，看其咽喉壁甚紅，有濾泡突出並有瘜肉樣增生，若咽喉發炎黏膜充血則必增加咽喉之敏感度，故咳嗽必然疼痛加劇，中醫謂之感風邪而發將成風寒夾熱型之感冒，所謂風寒夾熱，其實指的就是上呼吸道發炎的程度而已，俗稱「重感冒」，這種情形除應發散表邪之外，還要消炎清熱使局部炎症儘速消除方為上策，若只局限於止咳化痰是無濟於事的，綜合上述病情，處方如下：

黄連1.5、黄芩1.5、射干1.5、牛蒡子1.5、紫菀2.0、百部2.0、前胡1.5、桔梗1.5、荊芥1.5、浙貝1.5（克）

果然，三日複診病已癒泰半！表示藥有對症，因其鼻炎尚未痊癒，故在治咳的基礎上酌加鼻炎之藥：

黄連0.5、黄芩1.2.射干1.5、牛蒡子1.5、荊芥1.5、防風1.5、紫蘇1.5、桔梗1.5、蒼耳散5.0（克）

藥後複檢，鼻塞減輕，咽喉吸咳皆已恢復正常，中醫治病若能掌握病情主次及主要矛盾下藥，一樣能收效於傾刻之間，又何慢之有乎！

二、咳嗽服西藥胃不舒服

很多人有病不敢吃中藥，也有很多人有病吃西藥即胃不舒服，迫不得已只好改服中藥，有的人吃西藥吃到怕，為什麼呢？因為一吃西藥就胃糟糟（台語），後來才改服中藥的人越來越多。

鄧女士，48年次，自從美國回來之後，因水土不服加上氣溫的變化太大而患上重感冒，一天到晚鼻塞、流鼻涕、頭目昏沉，且頭脹痛，每咳必劇，一定要連咳好一陣子方才罷休，咳聲聽起來甚緊，因過去常有鼻疾及支氣管抵抗力脆弱病史，故知她的咽喉必有病，肉眼觀看其咽喉後壁濾泡增生變多，此濾泡亦稱淋巴小結，有鼻炎病史及咽喉淋巴小結的人病毒感染的機會較大，她為這次的咳嗽求治西醫，但服藥均未改善，而且自訴每次服西藥均有胃不舒服的感覺，不得已求診於吾，看看中藥能不能改善，我考慮後開給下方，三日後即具大效，服後並無胃不舒服的感覺。

荊芥1.5、防風1.5、羌活1.5、杏仁1.5、黃連0.8、前胡1.5、桔梗1.5、麻黃1.5、川芎1.5、黃芩1.5、射干2.0（克）

上方以疏風解表為先，再以苦寒之消炎藥以消喉頭黏膜之發炎，故能著手而癒。

感冒咳嗽雖非大疾，但影響身心工作甚巨，若不速治，恐將變生他症而成萬病之源，那就得不償失了，有鑑於它侵害人體的嚴重性，故彌來常抽空研究，苦心思索，此無他，僅為患者早日解除痛苦而已矣！

三、咽痛咳劇之症

蔡〇蘭女士，住板橋市觀光街，於來診時，強烈自訴其咽痛、咳劇、流鼻水之症，吾按自己習慣之辨證論治法先診視咽喉，診得黏膜紅腫，應為病毒型感冒兼上呼吸道發炎，此種病症風寒熱夾雜，取成方之合方恐不足為用，為免病重藥輕、緩不濟急，乃捨成方不用而取單方之長組合應用，效果反勝固定之成方，根據上症開方如下：

麻黃1.0、杏仁1.5、防風1.5、黃連1.5、黃芩1.5、射干1.5、前胡1.5、桔梗1.5、淅貝1.5、荊芥1.5（克）

複診時自言甚效，自訴服上藥三包即不咳，但為免浪費，仍捨不得把藥服完，她直稱我的藥好有效，簡直比西藥還快！

此中論及速效之因，乃藥證合拍之故，吾人應知，咽紅即為黏膜充血之故，故其咳必甚，咽喉紅過敏更甚，故咳必陣發，一咳便不能收拾，因此消除局部炎症乃為首要得效之法，若再酌予疏風解表，則感冒內外諸症當可應手而癒。

為感有責普渡眾生，乃野人勵曝將治咳心得公諸於世，以廣積陰德也。

四、每咳欲嘔之症

每咳欲嘔，乃咳嗽中樞反射至咽喉所產生的過敏狀態，中醫治法是降氣化痰止嘔，中藥中生薑、半夏乃止嘔之聖劑，可抑制欲嘔之中樞反應，且該兩味藥有溫胃燥濕、降氣化痰之功，用於欲嘔或嘔吐之症每有神效，若加之於疏風散寒解表藥中，其止嘔效果更是非常，回憶有陳〇女士者，以前曾來治療鼻病過，常因感冒咽喉癢甚，每咳則必兼嘔，且稍有鼻塞之症來診，給予下方收效甚快，故記之於下：

麻黃1.5、杏仁1.5、甘草1.0、半夏1.5、生薑1.5、白前1.5、桑葉1.5、牛蒡子1.5、桔梗1.5、紫菀1.5、百部1.5（克）

此間所謂收效甚快者，乃謂服藥僅數包之間即有效而言。

中藥藥性溫和，給人一般的印象皆是「中藥慢、西藥快」或者是「不痛不癢」，有吃跟沒吃一樣，事實上則不然，只要藥有對症，雖然是科學中藥，仍然能收效於頃刻之間，用藥如用兵，若能把每一種主藥都用到恰如其分，病症必能很快解決，有時候它的效果反而比西藥還快，不過，這其中的細微功夫就要看醫師對該病症研究的情況而定，總之，想要治好疾病，找一位對學術有素養的醫者會比較安心。

五、肺熱咳嗽宜清肺泄熱

洪〇藍女士，49年生，我在板橋聖佑堂中醫院時她曾因咳嗽來診，因症狀特殊所以記憶深刻。當時來診時有咽乾、聲啞、咳甚諸症，之前，曾到別處看過，因服藥甚久未癒，故來院試試，醫院對於初診患者都是採取分配制的，除非患者指定，否則一律公平分配，她剛巧分配到我這一診，在問明病史之後，知道她一直為咳嗽之疾所苦，之前服藥之所以未癒，應是辨證未明即下藥所造成，故不能再給予誤醫，因此我特別再診視其咽喉，仔細觀察其咽喉，視其咽紅有濾泡增生，且其中夾有黏痰附著於咽壁之上，知此為燥痰，必咳痰不爽，加之其人常頭目昏暈不清，故此症應疏風清熱、泄肺消炎、止咳化痰為要，處方如下甚快收效，因用藥特別值得參考，故記錄之：

麻杏甘石湯6.0克、黃芩1.5克、桑白皮1.5克、薄荷1.5克、浙貝1.5克、海蛤粉1.5克、青黛1.0克、射干1.0克、桔梗1.0克

六、咽紅充血、咳嗽咽痛之症

王〇森先生，住在台北市長泰街，有一次因咳嗽已數星期以上，服他藥未癒而來診，吾正思考此病為何不癒時，他正好咳嗽發作咳了兩聲，一聽即知此為肺熱火炎上焦之咳，於是把其脈，診視其咽喉，果然咽壁已呈紅絳之色，此肺熱已深也，此病之發與支氣管炎或百日咳之咳頗為類似，治法除降氣止咳之外，尚要消炎清熱、治咽喉炎症為先，否則效果必然不彰，擬方如下，果然三日後其症大減：

麻黃1.5克、杏仁1.5克、紫菀2.0克、百部2.0克、黃芩1.5克、黃連1.0克、前胡1.5克、桔梗1.5克、射干1.5克、青黛1.5克、桑白皮1.5克、冰片0.3克

擒賊先擒王，用藥如用兵，治療咳嗽也是一樣，精準猛快方能達到治療的目的。

七、風寒引起之陣咳

廖〇泉先生，81年2月某日因感冒、流鼻水及咳嗽來診，據言咳時咽痛、不咳時咽不太痛，每咳則必劇，之前曾服數天的西藥，但沒有效果，咳嗽還是相當厲害，自思此症非找宋大夫好像不行，乃從土城來到板橋聖佑堂中醫院來看我，當時我診視其咽喉雖有紅但不是很紅，只是些輕微炎症而已，故稍微消炎即可，有流鼻水故用麻黃、杏仁、荊芥，咳甚故用紫菀、前胡、桔梗、百部、牛蒡子、桑白皮，加冰片乃取其涼潤之意，組方如下：

麻黃1.5克、杏仁1.5克、荊芥1.5克、紫菀2.5克、前胡1.5克、桔梗1.5克、百部2.0克、黃連1.0克、牛蒡子1.5克、桑白皮1.5克、冰片0.3克

數日後來言甚效，自訴服兩包即不覺得咳，流鼻水也停止，自覺鼻水好像縮回去一樣，咳嗽咽痛的症狀大減，直稱這個藥真是厲害，好像吃「嗎啡」一樣。其實這只是藥證合拍而已，只要抓住症狀的主次，下藥精準，科學中藥一樣能使大病立起沉痾，有人說藥粉沒效要用大帖煎劑方效，這種觀念對重症是正確的，但對一般的小毛病則不一定，其實藥粉之效與不效，非藥粉本身之過，乃取決於醫師用藥的精準度，也就是辨證明與不明而已。

八、難纏之喘咳治驗經過

陳〇英女士，33年生，住板橋市文化路一段188巷，於元月5日來本院治療喘咳之病，先是由本院其他數位醫師應診，後因未效才轉到我處，當時的狀況是既喘且咳，且痰又多，聽診時胸部充滿濕囉音，平常就有經常瀉肚子之病史，也因此病纏身久久未癒，病久了故多少帶有一點歇斯底里的憂鬱及失眠症，我看了一下病歷，上面記載的無非是小青龍湯、定喘湯、或二陳湯加減之類，藥不是不

對而是太輕及太雜，至1月22日由我開始治療之後，我將方改變如下，因喘症來勢兇猛，不用精簡扼要之方直攻其病所是難有著效的，乃去蕪存菁用單方加減，喘症發作時胸悶不堪，喘息抬肩如將斷氣然不可不慎：

麻黄2.0克、杏仁2.0克、半夏2.0克、乾薑1.0克、細辛1.0克、紫菀2.0克、款冬2.0克、厚朴2.0克、五味1.0克、茯苓1.0克

數日後複診，言已自覺有些許進步，知藥已中病，原方酌加溫陽散寒化飲之品以增其功：

麻黄1.5克、杏仁1.5克、半夏1.5克、乾薑1.0克、五味子1.0克、細辛1.0克、橘紅2.0克、款冬2.0克、附子1.5克、浙貝1.5克、白果1.5克

3月14日來言，已完全聽不到痰聲矣，喘咳之症至此基本痊癒，胸自然顯見舒暢，囑其日後應常來醫院調理。

他日又來，因胃腸發炎先腹絞痛後瀉之症求診，給予藿香正氣散4.0克、白頭翁湯6.0克、腸胃散6.0克，合方治之，亦不數日而癒。

九、咳嗽聲啞驗案

賴〇女士，49年次，住土城市延和路。84年9月15日，是因乾咳聲啞已服藥數星期未癒前來，我因其咽乾聲啞、咳痰不爽且又一星期以上，故宜消咽喉黏膜之炎症之外，尚須滋陰潤燥，故給予清咽利膈湯6克合平咳散（編著自擬方）6克，服藥一日知，二日已，11月27日又因咳嗽病前來複診，此次之咳乃自覺從肺部咳，有痰，伴有流鼻涕之現象，頭目昏沉，入夜常咳至不能睡。按此次之症狀與初診時迥異，咳有流涕必有感風寒而發，有痰但自覺從肺部出，此乃支氣管輕微發炎，痰不甚黃且有清涕，此必初感未深，結合構思，處方如下：

麻黄1.5克、杏仁1.5克、生薑1.5克、半夏1.5克、紫菀

1.5克、款冬1.5克、黃芩1.0克、牛蒡子1.5克、白前1.5克、桔梗1.5克、貝母1.5克，三日份。

85年1月19日該患者來言，前藥三日未服完咳嗽即癒。而此次又患咳嗽不得不來，症狀是流黃濁涕（必已多天），夜咳甚，咽乾而癢（咽喉黏膜充血），痰多頭重（有風熱），此次應加重消炎劑：

麻黃1.5克、杏仁1.5克、白前1.5克、桔梗1.5克、款冬1.5克、貝母1.5克、生薑1.5克、紫蘇1.5克、黃芩1.5克、黃連0.5克、半夏1.5克，三日份。

2月24日複診，此日正好85年的年初六，是開張大吉之日，我剛從美西旅行回來之次日，一開門，患者即來拿咳嗽藥，她自訴過年前要來拿咳嗽藥，不想你已休息（因我們一家人15日下午即搭機赴美），昨天來你又還沒開張（初五早上方抵國門，因時差的關係，頭腦昏昏還沒適應過來），又說，每次感冒咳嗽就不得不來拿藥，吃別家診所的藥沒有一家有效，非得來此不可，聽了之後我就特別注意其中處方之變化，順便寫出為什麼有效的原因供日後參考之用。此次之感冒則以自擬之寒咳散處方。因該患者面色萎黃、面帶青色不華、看似氣血不足之色、抗力未充之體，故經常感冒咳嗽，建議她常服補血丸（女性以血為本），患者為了身體健康欣然接受。

按經常感冒的朋友，氣色皆不佳，如欲增強機體抗病能力，男性年輕者可常服補中益氣湯，女性則以十全大補湯類為主，兒童經常感冒流涕者、營衛不調、肺氣虛弱，宜粉光參、黃耆、人參、冬蟲、珠貝、桔梗、淮山、茯苓、桂枝、甘草等以固肺氣；兼喘者加些河車、蛤蚧、麻黃、三七，若為老人之咳喘，宜補腎溫命門火，用龜鹿益壽丸、桂附地黃丸、右歸丸之類方劑久服可收佳效。

十、感寒之咳嗽用寒咳散加減治癒

咳嗽是最常看到也最容易發生的疾病，但要真正治好它或控制住它則非有精確的辨證論治不可。中醫對於「咳嗽」病的看法、治法與西醫迥然不同，西醫說咳嗽沒有藥，多喝開水、多休息慢慢就會好，中醫則不完全贊同沒有藥的這種說法，譬如感受風寒而咳，則疏風散寒宣肺治咳，陰虛肺燥之咳，則滋陰潤燥、泄肺治咳，不管那種型之咳，只要辨證正確都能在短短的數天內控制病情，而漸漸的達到治癒的目的，嚴格來說中醫治咳嗽是像打太極拳一樣，怎麼來就怎麼去，求其陰陽虛實之平衡而已，而不是讓它只得到「控制」便罷，又如西醫說的，現在的感冒是屬於某某型某某波的感冒，但本人則不那麼認為，試想想看一年的三百六十五天內，那一天沒有人感冒，難道每一天都有流行感冒，如果說是感染，那麼專門看感冒咳嗽的醫師，面對著上百位得到流行性感冒的患者豈不每天都要染上感冒？

所以這個理論雖然獲得證實，但臨床上仍不敢苟同，我比較贊同中醫六氣六淫的說法，在一個人體能情況（抵抗力較差）低下時最容易感受外邪，也許在你的周遭，你會發現在同樣一個生活圈，或同一屋簷下生活的人，為什麼患感冒的老是那幾個，不感冒的還是不感冒，有的人好幾年都沒有感冒過一次呢？這就是體質的問題，有沒有保養注意你生活的起居是重要關鍵，例如：有的人易流汗，夜晚不吹冷氣無法入睡，結果三天兩頭就來診所報到，患者常常報怨吃很久的藥都不會好，這是什麼原因呢？這就是一面吃藥想治感冒，一面又吹冷氣或又穿單薄衣服製造感冒的緣故。

冷氣不是不可以吹，但要吹得適得其時，如體質虛寒，入睡後就要把冷氣關掉，換吹會轉動的微風電扇，否則翌日必是感冒的另一番新氣象，我家有兩部冷氣機，但入睡後均嚴守不吹的習慣，久了自然適應，所以很少有感冒發生，就算一年難得一次感冒，也不過服藥一、二天就好了。

吹冷氣跟吹電風扇的作用差別是相當的大，如果天氣炎熱，白天或晚上吹冷氣並無不可，但吹太久、吹太強或對著吹，都是不適當的吹法，對於容易感冒咳嗽或患氣喘、過敏性鼻炎（過敏性皮膚炎）的人，睡覺以後奉勸最好不要吹冷氣，這是我多年臨證及親自實驗的結果，跟有的西醫叫人不要吹電扇要吹冷氣的理論是大異其趣的。

以上就是目前台灣同胞比較容易患感冒咳嗽的病因，提出以供參考，至於跟那一波那一型的感冒並沒有絕對的關係。

筆者從臨證中發現感受風寒而咳的患者最多，症狀大抵都是流清涕、頭重、鼻塞、喉嚨癢，剛開始一、二天咳甚，時有清痰出，至第二、三日則痰易出，此皆為寒咳散證，假如體質偏燥者，或平常即有咽乾者，病常會轉變為喉嚨癢，咳則痛，不咳喉不痛，此時咽喉黏膜已然充血，以寒咳散加清咽利膈湯即癒，若至肺燥則必已咳久，症必無涕、痰黏量少、喉乾癢、咳甚，此非滋陰潤燥泄肺不可。此種咳嗽之型態已非寒咳散之證了。

茲舉一例如下：

林〇興先生，43年次，為計程車司機，住台北市國興1巷〇號。84年8月7日初診，症狀是咳嗽極厲害，鼻塞、頭痛、骨頭酸楚，咽乾胃不舒，脈象三部皆沉弱，知其本有咽乾之體復感風寒而咳嗽發作，曾服兩天之西藥無效，我按此症之因給予下方三日即效半，方如下：

清咽利膈湯6克、寒咳散10克

次診為8月10日，自訴服藥一、兩包之後，症狀即明顯緩和，現已進步甚多，再開給三日而癒。

此為藥有對症之例，中藥對於咳嗽一症，依然能在短期間內治癒，並非如坊間所流傳：「中藥慢、西藥快」之說法，會造成民眾對中藥觀念錯誤看法的原因，是在於國人基本教育學科裡甚少灌輸中醫的常識，還有許多政治的因素：中醫始終寄人於籬下，所以民眾對中醫的誤解自所難免，要改變錯誤的觀念只有靠中醫界同道的自己努力了。

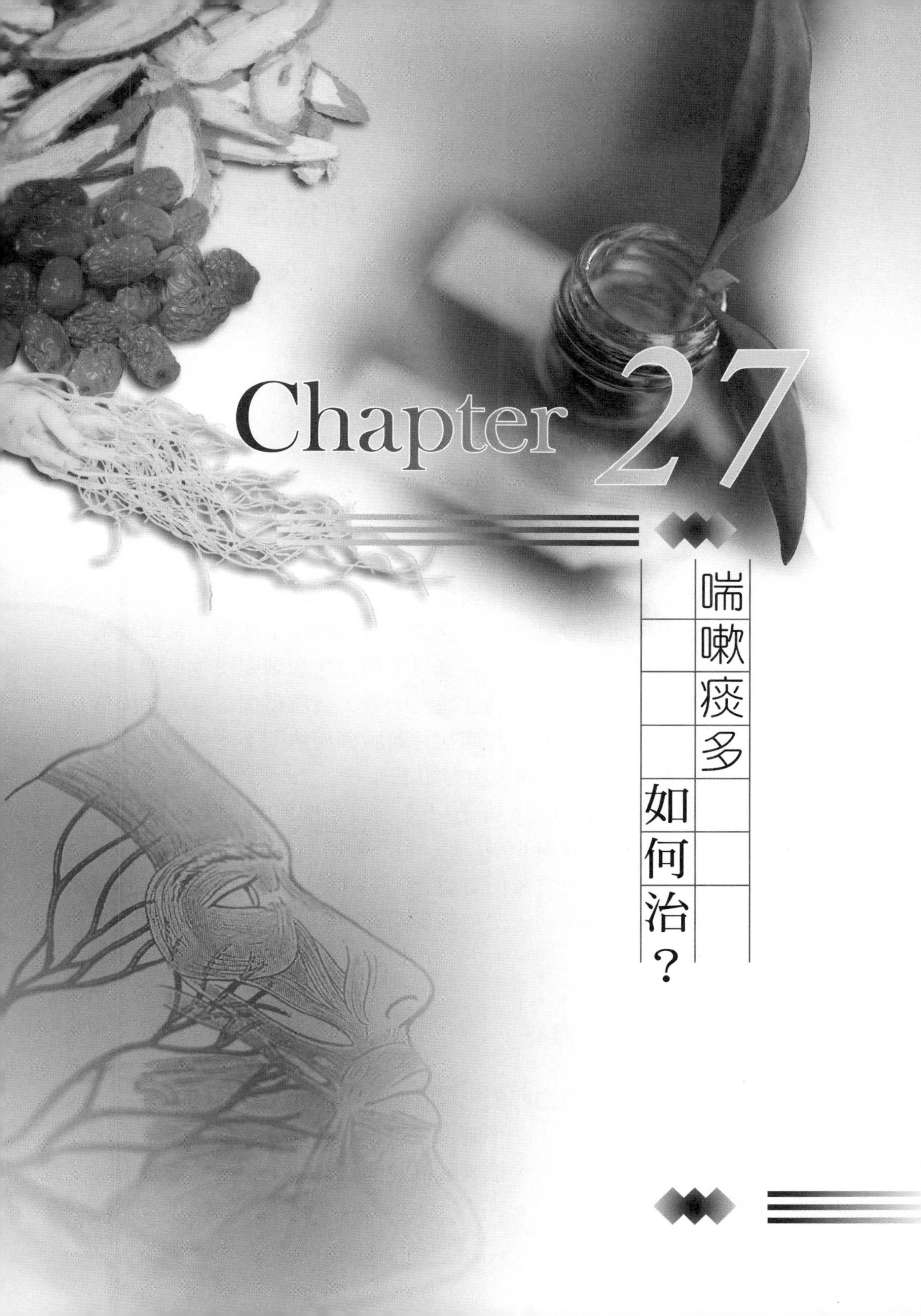

Chapter 27 喘嗽痰多如何治？

第二十七章　喘嗽痰多如何治？

有一中年人，姓古，其脈細弦數，每感冒必喘嗽、鼻塞痰多、流鼻水，本身就有慢性鼻炎病史，故除易感冒之外，每次感冒都是呈這種病型出現，這種型態的喘嗽大抵為肺氣虛寒所致，水飲寒痰喘嗽皆因感寒而發，給予小青龍湯合金沸草散，效果甚佳，每次服藥只不過數日，即喘平鼻水收，可見中藥若能對症，亦然可收浮鼓之效。

第一節　咽痛聲啞怎麼辦？

陳○英小姐，57年次，住板橋，素有咽乾之毛病，近一個月以前偶患感冒引起咽痛聲啞，與人交談語音啞然聽不清楚，當即就附近診所診治，但越服藥則越沒有聲音，最後才想到要找我，聽其病史即知應為咽喉炎症未退，乃診視其咽喉，發現整個咽喉壁黏膜皆呈現紅腫乾燥無淨之狀態，此病初時若服藥得法則不應演變至今，此病應消炎清熱、滋陰潤燥，給方如下：

清咽利膈湯7.0克、射干1.0克、山豆根1.0克、麥冬1.5克、元參1.5克、薄荷1.0克、石斛1.0克

次診即三日份服完之後便有聲音，咽亦較前不痛不乾，囑其續服以鞏固療效，之後不久，又患感冒來院複診，詢之，上藥服完咽痛聲啞隨即恢復如常。

第二節　咳如水雞聲

張○鉦小弟弟，年方四歲，因咳嗽不癒來診，每咳甚方有痰，一發作即連續咳個不停，一小時內就發作好幾次，咳聲連連有如水雞聲，伴有流鼻水的症狀，檢查咽喉並無紅腫之現象，他曾服過其

他的咳嗽藥，但咳仍甚，我一聽就知道是射干麻黃湯症，即給予下方，僅服藥三日，咳即減少泰半。

射干麻黃湯5克、幼科杏蘇散5克

射干麻黃湯是治咳如水雞聲者，組成為：射干、麻黃、細辛、紫菀、款冬、生薑、五味子、半夏、大棗，此方專為寒痰而設，但鎮咳宣肺之力不足，故取幼科杏蘇散以截長補短，小弟服之有效，果然複診時再給服三日，藥後即基本痊癒。

第三節　咳嗽聲啞

由風寒咳嗽轉入風熱咳嗽，寒歛熱入導致急性聲啞需急以辛涼之劑輕宣以解，85年5月9日，我碰到一個例子就是這種情形，經過說明如下：

吳〇惠女士，51年生，住土城市中央路二段，跟我住在同一社區，算是鄰居，本來咳嗽已有好些天了，雖然咳嗽有痰，但不是很容易咳出，要算是咳痰不爽之類，咳了幾天，有些神情疲憊，未得感冒咳嗽之前，胃腸功能即不太好，時有心下悶痛的感覺，視其舌苔微黃，知其胃有食積，一直得不到完全的消化，先是因：有咳時才有涕，故以溫肺散寒之藥予服，不想次日隨即失聲，速來求診，心知服藥一日即聲啞嚴重有兩種情形，一是風寒型感冒不巧轉為風邪夾熱，二是誤判風熱為風寒而誤醫，當即給予辛涼潤燥之劑解之，方是：

桔梗1.5克、杏仁1.5克、薄荷1.5克、桑葉1.5克、胖大海1.5克、元參1.5克、麥冬1.5克、牛蒡子1.5克、紫菀1.5克、黃芩1.0克

5月16日因白帶求診，詢問之下，言服上藥兩包之後即開始恢復聲音，直至服完，咳嗽及聲啞均完全恢復，至此，方放下心裡一塊重石，腦袋裡也多了一份寶貴的經驗。

第四節　乾咳無痰用補肺阿膠散加減

林○義先生，32年次，住土城來後，罹患咳嗽已近一星期，白天咳嗽不太嚴重還可忍受，夜間睡覺則咳嗽非常厲害，常咳至不能入眠，都沒有痰，自服西藥未見效果，於85年3月18日來時仍在患病當中，根據所述，此為肺虛有火、乾咳無痰之症，檢查其咽喉及鼻黏膜皆紅而乾，但不太痛，且咽癢甚，應予清肺潤燥止咳，故給予下方：

補肺阿膠湯10克，麥門冬湯6克，三日份

3月25日因腳背痛求診，詢問上次服藥結果，答言：藥未服完即癒，甚讚其效。

補肺阿膠散之組成為：

阿膠兩半、馬兜鈴五錢、鼠黏子五錢、甘草四錢、糯米一合、杏仁五錢

從它的歌證裡面就可以了解該方劑的主要功效，凡是咳嗽無痰又無涕，咽喉黏膜又乾又紅的都是此病的適應症，但同樣的症狀檢查咽喉卻如水樣的則非此症，須明辨之，順便錄出以為誌。

歌訣是：「補肺阿膠馬兜鈴，牛蒡甘草杏糯停，肺虛火盛人當服，順氣生津嗽哽寧。」馬兜鈴很好用，只要用得其法根本沒有問題，可是我們的衛生署卻只因它含馬兜鈴酸就一張公文下來全部禁用，實在是不智之舉。

第五節　咳痰不爽單方組合治癒

廖○昌先生，14年次，住雲林縣西螺鎮振興里，84年12月4日跟隨其家人前來看診，他的兒子住台北，數年前在板橋市聖佑堂中醫院曾給我看過咳嗽，這次又患嚴重的咳嗽已經七、八天了，其間看過兩間診所所服藥均未改善，所以又想到我了，他的咽紅而癢、鼻流清涕、鼻塞有痰，但甚難咳出，咳痰中時夾有血絲，咳甚則胸痛，

其他症狀則為頭暈，有高血壓史、口渴等，按我診治咳嗽的經驗，必須先看其咽喉及鼻黏膜的變化，咽喉紅但不乾燥者，必是先癢再咳，鼻流清涕者，必是由風寒傳來者居多，咳至胸痛者，乃是因咽喉黏膜紅而容易過敏，稍受刺激則咳，卻又咳痰不出，（咳久方有些微之痰）故胸腔受空氣壓力之衝撞刺激必然咳至胸痛，因此用藥必先消咽喉之炎症為急，方能緩和其咳，若再加上宣肺發散風寒的藥方能中的，據我治療鼻病的經驗發現，易患咳嗽的人必跟素有鼻病有莫大的關係，平常若有鼻塞倒流者，則每咳必先咽痛，因此平常就有鼻病的人一定要先看咽喉黏膜的變化，再綜合其他副症下藥方能了然於心，如果只憑脈瞎猜，以現在這個科技的時代來說那就真的落伍了。

綜合上述心得，我用寒熱並用之藥（有藥無方）如下：

麻黃1.5克、杏仁1.5克、前胡1.5克、桔梗1.5克、黃連1.0克、紫菀2.0克、百部2.0克、射干1.5克、生薑1.5克、海蛤粉2.0克、梅片0.3克

結果服藥後的第三日，咳嗽真的好了一大半以上，據患者告知，服藥兩包後即知其效，數包後咳即明顯緩和，第六日複診時，自訴鼻水仍多，其他都明顯進步，改方如下：（加強發散風寒之藥）

麻黃1.5克、杏仁1.5克、前胡1.5克、桔梗1.5克、黃連1.0克、射干1.5克、生薑1.5克、紫蘇1.5克、紫菀1.5克、百部1.5克、防風1.2克、梅片0.3克

9日來診言已近癒，因要返回雲林，怕下次發作時沒有藥吃，特別再拿六日份藥回去以備不時之需。

感冒咳嗽一症，跟鼻病非常有關係，鼻子不好的人特別容易咳嗽，因此有鼻病的人要治癒咳嗽，非得先治癒鼻病不可。

小孩子的咳嗽，大部分都是自身機體免疫力差，加上晚上踢被遭受風寒所致，偏食與喜食冷飲雖也是致病之因，但都不如踢被來得嚴重，現在很多小孩咳嗽為什麼服甚久之西藥未能治癒，原因是忽略了「踢被」的事實不改，所以容易引發鼻塞、流鼻水，這種情

況一年之中每天都有，尤其在天氣轉換變化之際，個人臨床觀察，一年四季那一天沒有人罹患感冒，這跟西醫所說的這一波、那一波的什麼病毒流行並無絕對的關係，否則，一年三百六十五天裡面那有天天都在流行感冒的，如果真是如此，那麼每天看感冒的小兒科醫師他們站在最前線豈不時時被傳染，天天患感冒了，因為小兒科醫師受感染的機率最大，看官，不妨多用腦袋思考這個問題吧！

第六節　與咳嗽有關的事項（轉載自報紙）

咳嗽為日常門診中常見的呼吸道症狀，所謂慢性咳嗽是指長時間咳嗽持續超過三個禮拜。慢性咳嗽通常是由肺部或支氣管疾病所引發，胸部X光攝影是最簡單的檢查方式，可以清楚的看出肺部是否有結核病、肺癌、肺炎、支氣管擴張……等肺部疾病，同時可看心臟是否肥大充血。若有懷疑則須做更進一步的檢查，加以診斷並治療。慢性咳嗽也有可能是醫生用藥錯誤，這種例子很多。

若心肺檢查正常，則須考慮其他支氣管方面的毛病，慢性支氣管患者因長期抽菸或暴露在污濁空氣中，而造成支氣管黏膜腺體肥大增生，產生多量黏稠痰液，其痰常為灰白色，當發炎時會呈現黃綠色，治療以戒菸及症狀治療為主。此外，部分病人罹患支氣管氣喘是以慢性咳嗽為主要症狀，這類病人並無哮鳴現象，此時可做支氣管激發試驗來證實病人的確有支氣管過度敏感現象，治療則與一般氣喘病相似。以上是西醫所用的治療方式，中醫的看法與治法則稍有差異。

其他慢性咳嗽原因如鼻涕倒流，病人會有過多分泌物由鼻腔後流下，造成喉頭發癢，咳嗽則以口咽分泌物為主，治療以改善鼻子症狀為目標。偶爾咳嗽可見於胃食道逆流患者，此乃由於食道黏膜受到刺激或胃液吸入氣管，造成厲害的咳嗽，特別是在患者躺下休息時常見，診斷方法可用二十四小時食道酸鹼度偵測。此外，已知有某些治療高血壓藥物亦可引起咳嗽的副作用，譬如血管收縮素、轉化酶抑制劑這類藥物便常有此症狀，治療的唯一有效方法是停止使用此藥，改以其他降血壓藥物來取代。（事實上很多西藥都是苦寒之劑，一吃進去不久便喉癢而咳，不過不會咳太久，中藥雖也有苦寒之劑，但不會引起咳嗽，不管怎麼樣，苦寒藥吃久都會傷胃的）

總之慢性咳嗽本身只是一個症狀，它代表一個警訊，在您的肺、支氣管或上呼吸道等地方可能出了某些問題，須立刻去找有經驗的胸腔科醫師檢查，診治則不一定是中醫還是西醫，須看情況而定，不可等閒視之。

治療咳嗽不是僅如上述所說而已，你可知道「五臟皆有咳」嗎？咳的形態確實複雜不一。

黃帝內經《咳論篇第三十八》言，咳雖出於肺，但五臟六腑皆能令人咳，其病源不單獨屬於肺臟，咳久不癒時可要考慮是否有其他變化，這個意思在示人於治療此病時，應根據症狀、病因分別施治，不能用藥千篇一律。

黃帝問曰：「肺之令人咳何也？」歧伯對曰：「五臟皆令人咳，非獨肺也。」肺的咳是怎樣呢？岐伯曰：「皮毛者肺之合也。皮毛先受邪氣，邪氣以從其合也。其寒飲食入胃，從肺脈上至於肺，則肺寒，肺寒則外內合，邪因而客之，則為肺咳。五臟各以其時受病，非其時各傳以與之。人與天地相參，故五臟各以治時，感於寒則受病，微則為咳，甚者為泄為痛。乘秋則肺先受邪，乘春則肝先受之，乘夏則心先受之，乘至陰則脾先受之，乘冬則腎先受之。」黃帝說：「那要怎樣才能區別五臟在病變上的不同呢？」

歧伯曰：「肺咳之狀，咳而喘息有音，甚者唾血。心咳之狀，咳則心痛，喉中介介（形容喉中如有物阻塞的現象）如梗狀，甚則咽腫、喉痺。肝咳之狀，咳則兩脇下痛，甚者不可以轉，轉則兩脇下滿。脾咳之狀，咳則右脇下痛，陰陰引肩背，甚則不可以動，動則咳劇。腎咳之狀，咳則腰背相引而痛，甚者咳喘。

除了五臟之咳外，還會因久咳不癒而移轉到腑的。

帝曰：六腑之咳奈何？安所受病？

歧伯曰：五臟之久咳，乃移於腑。

脾咳不已，則胃受之。胃咳之狀，咳而嘔，嘔甚則長蟲出。

肝咳不已，則膽受之，膽咳之狀，咳嘔膽汁。

肺咳不已，則大腸受之，大腸咳狀，咳而遺失。

心咳不已，則小腸受之，小腸咳狀，咳而失氣，氣與咳俱失。

腎咳不已，則膀胱受之，膀胱咳狀，咳而遺溺。

久咳不已，則三焦受之，三焦咳狀，咳而腹滿不欲食飲。

此皆緊於胃關於肺，使人多涕唾而面浮腫氣逆也。

帝曰：治之奈何？

歧伯曰：治臟者治其俞，治腑者治其合，浮腫者治其經。

帝曰：善。

所以治咳要注意以上五臟六腑之變化，凡是久咳不癒之人皆應詳細詢問，才能明辨，才不至於掛一漏萬。

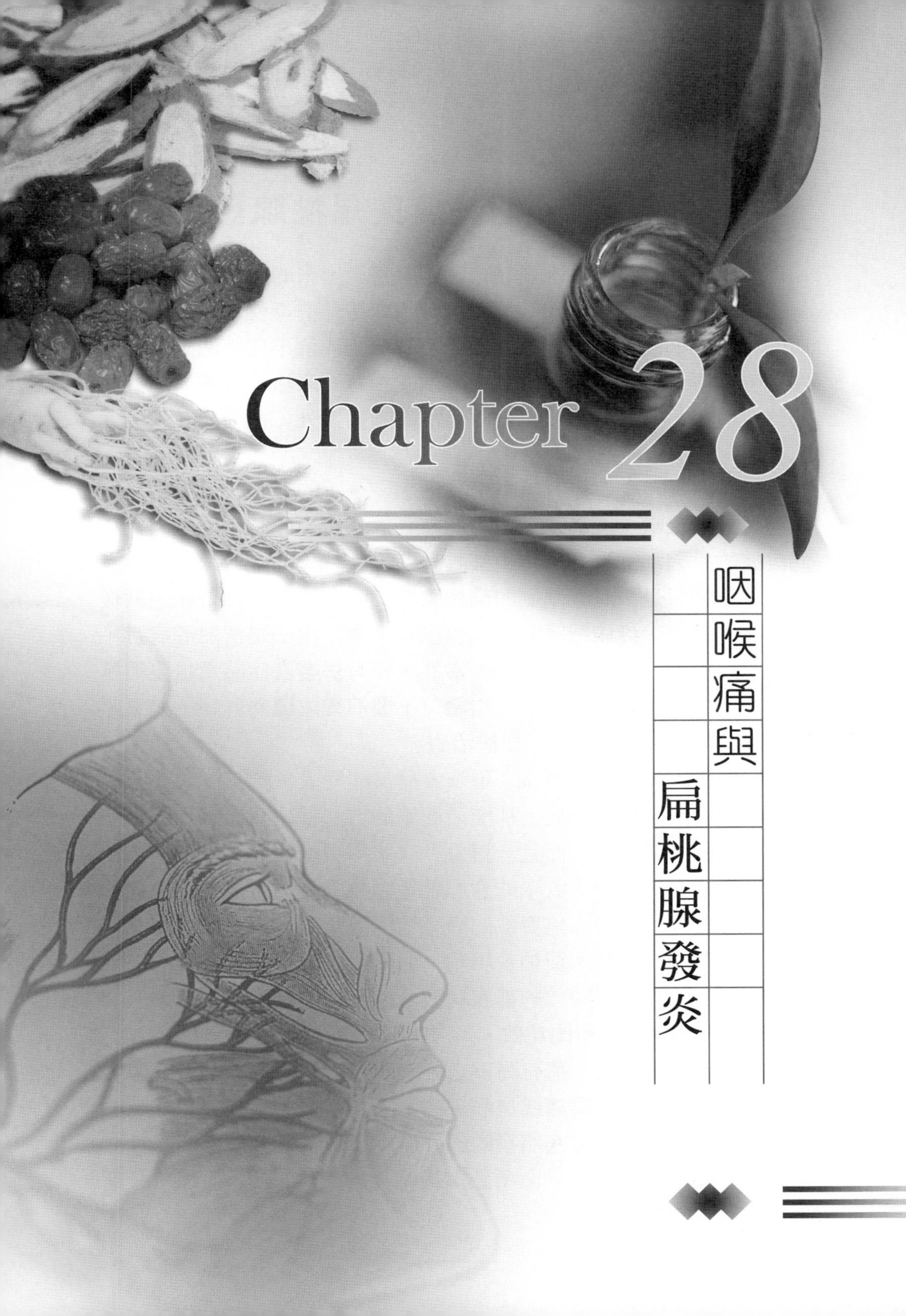

Chapter 28

咽喉痛與扁桃腺發炎

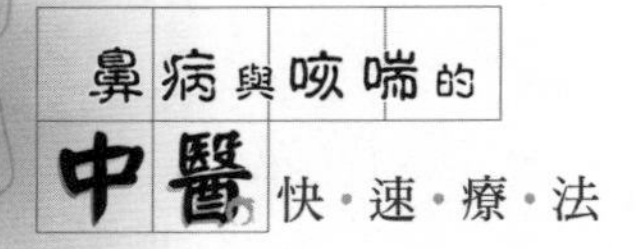

第二十八章 咽喉痛與扁桃腺發炎

感冒發生的時候，不是每一個人所表現出來的症狀都是一樣的，有的人一開始僅只是喉嚨痛而已，用藥清熱消炎就可以，中藥的清咽利膈湯即已非常有效，如果不及時醫治或治不得其法，最後導致吞嚥困難，不能吃東西，那就麻煩了。有的人除了喉嚨痛還不幸的伴有發燒、惡寒，那用藥就除了治喉嚨痛以外，還要把在表的風邪去掉，這樣才能把病治好。

同樣的，喉嚨痛伴有咳嗽、流鼻水……等的症狀時，除了治喉嚨痛之外，咳嗽、流鼻水……等的在表之邪也要同時治療，因為它們發病的原因常常一起來，也都具有病毒性感染的威脅。另外，有的感冒起初只是一側或兩側的扁桃腺發炎而已，也是會有如上同樣併發症的發生，疼痛腫脹的時候也很難進食。治法是清熱解病毒，一般常用的方劑是普濟消毒飲，當然，在有併發表症時還是要與解表藥並用，不能只單治一樣，也希望不要演變成蘊熱就好，如果照常規辨證使用，病情都可以很快治癒。

假設病人一下子喉嚨痛、不一會兒又演變成扁桃腺痛，甚至整個口腔內分不出是那裡痛，那麼最簡單的方法就是將清咽利膈湯與普濟消毒飲一起合用，而且一日分多次服用也是可以先把病情控制住，而後治好，所謂「飲」的意思就是頻頻服之的意思。治此病的方法還有許多，上中二焦實熱的尚有涼膈散可用，單方的大青葉、板藍根、黃連、黃芩、黃柏、馬勃、射干、山豆根、牛蒡子……等，只要具有清熱解毒功效的都有功效。外用冰硼散吹之，針刺少商放血可作為輔助及急救的功效。

咽與喉，在位置上稍有高下之分，咽為食管頭，喉為氣管頭，但一般習慣都說成咽喉痛或是喉嚨痛，因為咽痛的時候連帶喉嚨亦痛。「咽喉痛」乃口腔底咽喉的部分發炎所致，症分急性與慢性，其原因多為細菌感染或刺激所致，最常見的有：1.風熱喉痛——咽部乾燥作痛，如有物梗阻，多發生於春冬氣候轉變之際。其症是咽喉部紅腫作痛（或不腫只痛），吞嚥困難，此屬急性咽喉炎。2.喉蛾腫痛——咽部疼痛，當吞嚥時更痛，扁桃腺（俗稱喉蛾）充血腫脹或損爛，頸部淋巴腺脹大，有壓痛感，此為急性扁桃腺炎。除上述兩項之外，其他原因引起者當然還有很多，在此僅舉與本題目有關的兩項。

一、清咽利膈湯有兩種

1.《證治準繩》方為：玄參、升麻、桔梗、甘草、茯苓、黃連、黃芩、牛蒡子、防風、芍藥。功能為祛風清熱，利氣解毒。主治：咽喉腫痛，痰涎壅盛，胸膈不利，煩躁飲冷，大便祕結，尿黃。

2.《證治準繩》的另一方為清心利膈湯：防風、荊芥、薄荷、桔梗、黃芩、黃連、生梔子、連翹、玄參、大黃、牛蒡子、甘草、芒硝。功能為祛風清熱，利氣解毒。主治：肺熱積熱上壅，咽喉腮舌腫痛，痰涎塞結，胸膈不利，煩躁飲冷，大便祕結，小便難利。

兩方主治都差不多，不過，清心利膈湯有大黃、芒硝者，有積熱便祕時才可以用，經常大便都稀稀的要改用清咽利膈湯，故用藥時還是要謹慎小心。

普濟消毒飲出自《醫方集解》，組成為：黃芩、黃連、陳皮、甘草、玄參、連翹、板藍根、馬勃、鼠黏子、薄荷、殭蠶、升麻、柴胡、桔梗。主治大頭傷寒，濕蒸多汗。應用：消腫，頭面腫痛，感冒風寒，咽喉腫痛，喉痺等症。

至於臨床實際應用，已寫在發燒發熱之原因及種類及治驗裡，可多加參考。

口腔的構造

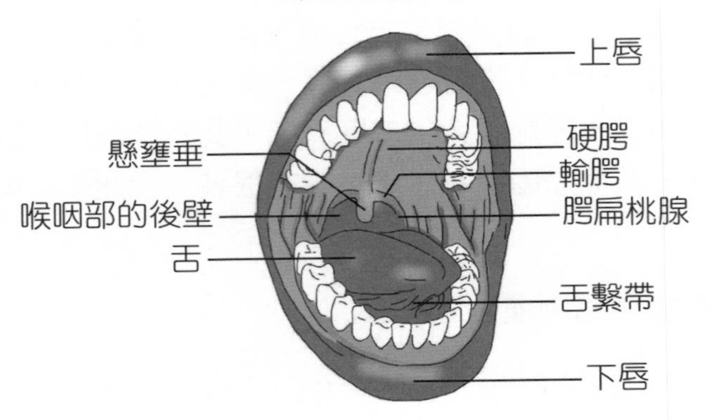

二、聲音沙啞

很多人來看感冒咳嗽的時候都夾雜著聲音沙啞，有的甚至還沒聲音，這種聲啞其實是風寒入侵的表現，刺激了咽喉把會厭弄腫了的結果，把感冒咳嗽的諸種症狀治好了，聲啞的症狀也會隨之改善。但對於喉嚨使用過度的，如：市場叫賣業者、演說家、歌唱家、老師等為職業者，要使聲帶恢復原來的聲音，讓聲帶休息還是最重要的。

西醫對於聲啞的看法認為因喉頭器質上的變化居多，因喉頭發炎起因者，最會發生的是感冒，因為感冒的炎症分泌物，會使聲帶膨脹，而聲帶膨脹的結果常使發聲困難。喉頭腫痛或腫瘍（如癌症）亦會導致發音困難，這就不同於感冒了，但感冒併發的喉嚨痛亦會使發聲困難，故治療時須辨別清楚。發生反回神經麻痺時也會聲啞。聲帶結節或長瘜肉也會使發聲困難，這種情況的聲啞以手術為佳。聲啞也有心因性的，這是因過份小心、膽怯、畏縮、內向的心理因素，有時導致聲音異常，此類患者必須由心理及情緒方面來治療，中藥有半夏厚朴湯、甘麥大棗湯、行氣舒膈散、逍遙散、柴胡疏肝湯……等可以治療。中醫對於聲啞，若由喉部疾患引起者，稱為「喉喑」，常見語出無聲或聲音嘶啞，「會厭者，音聲之戶也」，

「聲音出於肺系，而根於腎」，產生聲音的功能，全靠肺腎，中醫認為每為風寒外襲，客於肺系，肺氣失宣，會厭受損，音出不利；或因高聲叫喊日久，氣陰虧耗，會厭失養，而成本病，此外，鬱怒傷肝，肝鬱化火，煉液成痰，痰隨氣阻，瘀血凝滯，留於喉間，以致本病由生。

關於治法，由感冒引起者，把感冒治好聲音即可恢復，若因聲音使用過度則以響聲破笛丸治之，要清肺開音，泄熱化痰，可用清咽寧肺湯加減，其方為：桑白皮、黃芩、前胡、桔梗、甘草、蟬衣、杏仁、胖大海、鮮蘆根。至於其他病引起者則要依情況施藥了。

Chapter 29

何謂氣喘？（以現代醫學來說明）

第二十九章 何謂氣喘？（以現代醫學來說明）

氣喘是一種呼吸道的急慢性發炎性疾病，會引起呼吸道過度敏感及可恢復性的呼吸道阻塞現象。

一、臨床症狀表現：

1.呼吸時出現喘鳴聲（似吹笛子聲）、有胸悶、呼吸困難及長期咳嗽不癒等症狀，其易於夜晚及清晨加重症狀。

2.氣喘會反覆發作，在夏秋或春冬季節交替時，因溫度改變而導致呼吸道感染或過度敏感，特別容易引發氣喘發作。

3.氣喘與遺傳有關，故常發生於有過敏家族史的病人身上。其常和過敏性鼻炎及異位性皮膚炎合併發生。

二、導致氣喘發作的因子：

1.過敏原：如塵蟎、貓狗的皮毛、蟑螂、舊棉絮花粉、黴菌等。

2.刺激性氣體：如香菸、氣味強烈之煙霧噴霧劑、香水、痱子粉、污染的空氣等刺激物也可導致氣道之過敏反應。

3.氣候轉變如夏秋之際或冬季入春季時，也亦導致氣喘發作。

4.情緒激動或劇烈運動可誘發氣喘。

5.藥物，如阿斯匹林、乙型交感神經阻斷劑，可使氣喘病惡化。

6.感冒、支氣管炎也是誘發氣喘的常見因素。

三、氣喘治療藥物分為兩大類：

第一類：立即症狀緩解藥物——有症狀時立即使用

一、短效支氣管擴張劑，用來擴張支氣管平滑肌

1.短效乙二型交感神經興奮劑：

（1）常使用噴霧劑型，可迅速緩解支氣管痙攣，藥物有Ventolin泛得林；Berotec備勞喘；及Bricanyl撲咳喘。

（2）副作用：常見手顫抖、心悸。

2.抗乙醯膽鹼藥物：

（1）噴霧劑型，常與乙二型交感神經興奮劑併用，常見藥物有Atrovent定喘樂。

（2）副作用：口乾，痰液較黏難以排出。攝護腺肥大及青光眼患者禁用。

二、口服或注射型類固醇

氣喘嚴重發作時，快速減輕氣道管壁的發炎反應、降低氣道黏膜水腫及減少氣道黏液分泌。

第二類：氣喘長期控制藥物——長期規則使用

可以降低氣管壁發炎的藥物，長期每日規則使用於中、重度氣喘病患。症狀減輕後仍需持續使用一段時間，以求病情控制穩定。

一、噴霧或吸入型類固醇

噴霧或吸入型類固醇，是預防及控制氣喘最重要的藥物，長期使用很少有全身性副作用，偶有局部副作用，如口腔念珠菌感染、聲音沙啞。所以使用該藥物後，應立即漱口，即可避免或減少上述情形發生。常見藥物有Flixotide輔舒酮、Pulmicort可滅喘及Duasma定舒滿。

二、長效型支氣管擴張劑

每日1～2次，可加強噴霧或吸入型類固醇效果，藥物包括長效乙二型交感神經興奮劑（有口服劑型及噴霧劑型，如Serevent使立穩）。

三、茶鹼類藥物

如Aminophylline、phyllocontin，服用後二到四小時效果才會出現，常見副作用有噁心、失眠、心悸等症狀。若有上述症狀出現，應減低劑量。

四、噴霧或吸入型藥物的使用方法

噴霧或吸入型藥物直接且僅作用於肺部，藥效快且無全身性之副作用。正確的使用可以幫助藥物吸入肺部，立即減輕氣喘症狀。

1.小劑量噴霧劑：

（1）選擇舒適姿勢，以坐姿較佳。

（2）氧氣流速調到每分鐘6～8升。

（3）掌心緊握噴霧器以維持溫度，並維持瓶口朝上，促進霧化效果。密含口咬片或戴上面罩，平穩緩慢的由嘴吸氣，以鼻子慢慢吐氣。

（4）霧氣減少時輕拍噴霧器，盡量用盡藥液，直到霧氣沒有。

（5）治療結束後，以清水清洗噴霧器，並晾乾，以防止細菌孳生，以便下次使用。

2.定量噴霧劑及乾粉吸入劑。

四、氣喘病患居家環境及生活注意事項：

一、避免接觸過敏原——預防氣喘發作的主要方法

在台灣引發氣喘病發作的主要過敏原是塵蟎（佔90.2%），牠是一種肉眼看不到的微小生物，喜好在溫暖潮濕的環境繁衍，以人類脫落的皮屑為食，床墊是其最大來源。但也大量存在於枕頭、毛毯、地毯、填塞式傢俱、窗簾及類似織品內。

1.居家環境的安排：

（1）將床墊被子、枕頭套入防套內，拉緊拉鍊後使用。

（2）每週以55℃熱水清洗床單、枕巾、被單等。但使用防套則只需一年洗一到兩次即可。可清洗的棉製或合成

的毛毯較絨毛毛毯為佳。

（3）傢俱最好以木質、皮革製品或塑膠製品為主，避免使用地毯。

（4）定期清掃臥室、廚房與地下室，保持空氣流通。使用吸塵器或濕抹布擦拭家具，避免掃帚，且清掃時戴上口罩。

（5）移除厚重窗簾布，以百葉窗或塑膠遮板代替。

（6）每兩星期清潔或更換空氣濾網。

（7）使用冷氣機可避免高溫及潮濕，防止塵蟎大量繁殖，但不可使用電風扇。

（8）保持濕度指標在40%～50%，因塵蟎最佳生長濕度是75%～80%，在相對濕度50%以下無法生長。

（9）衣物應放置於衣櫃內，並關好櫃門。

（10）避免不必要的裝飾擺設及其他易堆積灰塵的東西。選購填充式玩具必須以洗衣機可清洗者為佳。

（11）室內不養寵物，若一定要飼養需放於室外，且每星期至少洗一次澡。室內不放盆栽，避免花草盛開時引發氣喘發作。

二、避免其他非過敏原因子。

除過敏原之外，一些非過敏原因子也會造成氣喘病人呼吸道緊縮及發炎反應，應盡量避免。

（1）感冒流行期間，應盡量減少出入公共場所如戲院、百貨公司等，且適時戴口罩，以避免感染。

（2）避免處於溫差變化過大之環境，早晚氣溫較低、進出冷氣房時都應注意身體的保暖，以減少溫差對呼吸道黏膜的刺激。

（3）注意空氣品質，避免進入空氣污染區，出門時戴上口罩把口鼻完全遮住。

（4）避免抽菸及吸二手菸。

（5）避免芳香劑、蚊香、油漆、香水、樟腦丸、殺蟲劑等空氣刺激物，廚房宜使用抽油煙機，減少油煙散漫避免刺激呼吸道。

（6）運動後及病情不穩定時避免吃冰冷飲料及食物，宜多喝溫開水。

（7）選擇適合自己的運動，例如游泳、騎自行車及體操、健行等；但在氣喘發作或有症狀時則避免游泳。運動前暖身及運動後做緩和運動可預防發作，萬一運動中發作，應立即停止運動，馬上吸入短效乙二型交感神經興奮劑2～4下，需要時，可15～20分鐘一次，共三次。

（8）避免劇烈的情緒變化，大笑或大叫可能因為吸入冷空氣而使氣喘發作。

上述種種因素，氣喘患者如能深切體認、好好避免，將可使氣喘發作降到最低程度。氣喘發作時的正確呼吸方法是閉嘴、以鼻吸氣，然後噘嘴、以口慢慢吐氣。

三、嚴重氣喘發作的緊急處置：

所為嚴重氣喘發作是指呼吸困難導致意識不清或全身發冷汗、四肢及嘴唇發青，此時應立即給與乙二型交感神經興奮劑一至三劑吸入及氧氣使用，並且儘快送醫就治，否則會有生命危險。

現代醫學治療氣喘自有其可取的地方，在疾病突然發作時來勢洶洶，此時西藥的噴霧器及吸入型藥物就能發揮急救的功效，但在症狀控制下來之後，中醫適時的介入以調其本是有必要的，如何拿捏，如何各取所長，則是醫學界共同努力的方向。

四、哮（氣）喘治療大要（傳統醫學的看法）

哮喘有新、久、虛、實之分。新喘、實喘則之於肺，有邪即為實；久喘、虛喘責之於腎，無邪為虛。起初多係感寒而發，急則當治其標。對脈數促而喘者，麻黃、生石膏、半夏、炙甘草、白朮、生薑、大棗、厚朴、細辛、五味子等可用，痰飲較甚，喉潤痰鳴如水雞聲者，射干麻黃湯甚佳；真寒假熱者，麻杏甘石湯加桑白皮，或定喘湯；兼煩燥者，大青龍湯主之；咳唾白色泡沫狀痰者，為小青龍湯證；上方中，乾薑或生薑，細辛，五味子配伍時，可等量用之。哮喘中期為本虛標實，此時三拗湯、大小青龍湯及射干麻黃湯均應慎用或不相宜，可用人參定喘湯、人參麻黃湯等標本同治之方，大概此時之脈為上部浮數，下部兩尺沉細，為上盛下虛，以下虛為主，大補肺氣、納氣歸腎。後期痰泉湧之哮喘，可用桂附地黃湯，以溫化痰飲，填補下元。久虛之體，每多中州運化失職，痰涎孳生不已，應及時採對應措施，否則腎水上泛，終至斃命。後期肺脾腎俱虛之哮喘，人參、熟地既治其本，亦為上好之化痰藥。久病暴喘，用蛤蚧尾0.2克研末頓沖，劫喘甚效。平素每日佐食密炙核桃3～5個，對治療虛喘頗有助益。病情得以控制後已屬靜止期時，先投腎氣丸加沉香、五味子以納氣歸根；繼用脾腎同治法，晨服六君丸，晚服腎氣丸，以扶正固本，鞏固療效，以達到台語說的「補到夠夠」，也就是說，就算氣喘已不發作，但喘有夙根，病雖癒還是要再服一段時間才算補夠。至於其他方劑如：參蛤散、左歸丸、右歸丸、河車大造丸等亦可參考，哮喘緩解期也可用紫河車、蛤蚧粉、地龍粉、五味子、蒼耳子、甘草等持之以恆服之。

五、感冒、咳嗽、氣喘的預防

疾病之所以發生一定有其原因，感冒、發燒、咳嗽、鼻塞、流涕……等病也是一樣，發病急的時候趕快找醫生用藥治療，如果是找西醫服用西藥，病後一定要用中藥或一般的養生方法調理預防，因為西藥對於感冒、鼻塞、流涕、咳嗽……等病只止於症狀的控制，並沒有真正的藥物可以治療，為防引邪入裡，及日後的後遺症及併發症產生之故，這樣才可把抵抗力調回來，以避免日後不久同樣的疾病再度發生。小孩之所以易得上述諸疾，十之八九都跟晚上睡覺踢被或不蓋被有關，還有很多小孩上安親班時，因為安親班要拉攏生意冷氣都開很強，是故很多小孩病不容易好，雖然到處看醫生如果這些外在的因素沒改，病還是會反覆發生，年輕人則自以為體壯，常衣著單薄，就算已經得了感冒、流涕……諸症也不以為意，一拖再拖，遲遲不看醫生，最後演變成鼻炎、氣喘、肺炎……等他症。

我有一些年輕病人，明明天氣還冷，大家都還在穿外套，他老兄就是不穿，只穿短袖的內衣來看咳嗽，問他咳嗽了為什麼衣服不穿多一點，他的回答是他怕熱，容易流汗，不喜穿衣，他只問咳嗽什麼時候會好，不檢討自己對疾病的預防，對於我勸他衣服要穿多保暖這一點，他全不在意，這怎麼可能會好的快呢？

現代的年輕人又都喜熬夜，晚上晚晚睡，白天晚晚起床，運動量又少，勸他們要多運動，都說沒有時間。另外，飲食不定食，或亂食，都是導致抵抗力差及免疫力差而引起外邪入侵的主因。中年人為了生活，工作忙碌不堪，有的人士還要上夜班等等，休閒減少，壓力增加，為了三餐無暇照顧身體，導致抗病力差也是引起感冒咳嗽的原因之一，身體壯碩的人士，夏天睡覺冷氣喜歡吹到天亮，都是外邪入侵的主因，老年人由於調節體溫中樞的機能遲緩，較易感受風寒，故當天氣變冷時，衣著要保暖，晚上睡覺時只要覺得背冷，就要墊熱毯以保溫，老年人頭髮稀少，外出要戴帽子，戴口罩，才可避免風寒發生，平時營養要著重，適當的運動要堅持，經常感冒容易受涼的人要找中醫調理身體，這才是上症最好的預防。

易患感冒咳喘的人，忌口不可疏忽，生醬油拌菜、豆腐乳、醃肉其寒尤烈，帶魚屬發物之品，食後咳嗽加重。易得氣喘的人，要不時的預防再度感冒，以免因得外感而引動內飲，要適其勞逸；過勞和久臥皆可傷氣，以勞逸適度為佳；久哮之人，應遠房事，以維護其本，要適其飲食，著重營養，但易不可太過膏粱厚味，均應謹慎為之。

後語

鼻過敏及其他鼻病由外感引發的居多，而感冒、咳嗽、氣喘……等時病亦然。氣喘雖有遺傳因素，但這些疾病都跟季節、氣候等的變化有關，也跟飲食、生活起居、環境因素有關，尤其對於過敏性鼻炎更是關係密切，所以它們的發病機制都是互相影響，互相牽動的，因此懂得與它們有關的一些醫學常識，然後在遇到問題時去選擇最適當的時機去做最妥善的治療是非常重要的，事後的調養與預防對我們身體健康的恢復肯定有相當幫助的。

風為百病之長，它可引發甚多疾病，如果能對鼻病與咳喘的關係有一番基本上的瞭解，以提供不幸得病時能做適當的應變處理是有極大幫助的。另外，值得大家注意的是，很多癌症的病人亦常有鼻塞的現象，此時的鼻塞跟一般所見的鼻塞不同，原因是癌症的病人他的許多經絡都阻塞不通，停留在某個部位上不動了，才會產生氣滯血瘀形成「積聚」，足太陽膀胱經起於睛明，終於至陰，輸穴最多，其「脈起目內眥，上額交巔上，其支者，從巔至耳上角，其直行者，從巔入絡腦，還出別下項…」，如果膀胱經不通，會有後項緊、鼻子不通的症狀出現。「膀胱者，州都之官，津液藏焉。氣化則能出矣。」膀胱經通，則鼻子便通，膀胱為水臟，膀胱經塞，則鼻子就會受影響而產生鼻塞、流鼻水。又因為肺開竅於鼻，又主治節，肺金不固，故鼻子受影響的機率最大，鼻在五行之中屬土，鼻端稱面王，故以鼻候脾，鼻孔者，方上也，是候胃之疾，脾胃本就是相連的。土是指脾胃，脾為後天之本，脾土旺才能生肺金，所以脾胃不好鼻子也跟著不好，足陽明胃經多氣多血，「胃經之脈起於鼻交頞中，旁約太陽之脈，下循鼻外……」，胃經與膀胱經在鼻旁八分處相纏繞，兩經都通過鼻子，一在前一在後，故胃經與膀胱經沒有顧好的話，自然得癌症及鼻塞的機率加大，這是不能不加預防的。

像歌后鳳飛飛這樣很照顧身體的人都莫名其妙的得到肺腺癌而去逝，何況經常有鼻塞的人是不是更應該注意。

生命很可貴，希望本書之作能提供給你一些基本的常識，以備不時之需，若能給需要的人助其一臂之力的作用，則筆者寫書的初衷就沒有白費，但願你我都能活得健康快樂，享受最美好的人生。

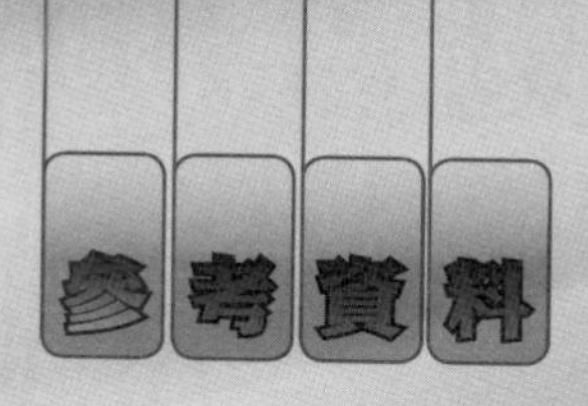

1. 參考資料 http://www.cgh-neihu.com.tw/contents/m_dr04_1_02.htm
2. 《實用中醫方劑學》，游士勳、張明清編著，樂群出版社
3. 《本草備要》，清・汪昂著
4. 《中醫耳鼻喉科》，主編 王德鑑，知音出版社
5. 《傷寒論》，漢・張仲景著
6. 《溫病條辨》，清・吳鞠通
7. 《輕鬆觀相健康過生活》，陳風城著，新苗文化
8. 〈四診心法〉《清・醫宗金鑑》，大中國書公司印行
9. 《中藥學》，主編 凌一揆、副主編 顏正華
10. 《鼻炎、鼻竇炎特效驗方》，杜文展 編著
11. 《人體的地圖》，暢文出版社
12. 《學會手面相》，林佩霓 著
13. 《蕭湘相法》，蕭湘居士 著
14. 《實用解剖學》，沈清良 著
15. 《漢方對疑難症之治療》，許鴻源 博士 著
16. 《常用方劑選輯》，科達製藥股份有限公司
17. 《當代名醫臨證精華咳喘專輯》，史宇廣、單書健 主編，志遠書局

國家圖書館出版品預行編目資料

鼻病與咳喘的中醫快速療法 / 宋文靖作 . -- 初版 . -- 新北市：華志文化, 2012.08
面；　公分 . --（健康養生小百科；10）

ISBN 978-986-5936-05-1（平裝）

1. 鼻科　2. 呼吸系統　3. 中醫治療學

413.52　　101012422

華志文化事業有限公司
系列／健康養生小百科010
書名／鼻病與咳喘的中醫快速療法

作　　者　宋文靖醫生
執行編輯　林雅婷
美術編輯　黃美惠
文字校對　陳麗鳳
企劃執行　康敏才
總 編 輯　黃志中
社　　長　楊凱翔
出 版 者　華志文化事業有限公司
電子信箱　huachihbook@yahoo.com.tw
地　　址　116台北市文山區興隆路四段九十六巷三弄六號四樓
電　　話　02-29105554

總經銷商　旭昇圖書有限公司
地　　址　235新北市中和區中山路二段三五二號二樓
電　　話　02-22451480
傳　　真　02-22451479
郵政劃撥　戶名：旭昇圖書有限公司（帳號：12935041）
電子信箱　s1686688@ms31.hinet.net

出版日期　西元二〇一二年八月初版第一刷
售　　價　三〇〇元

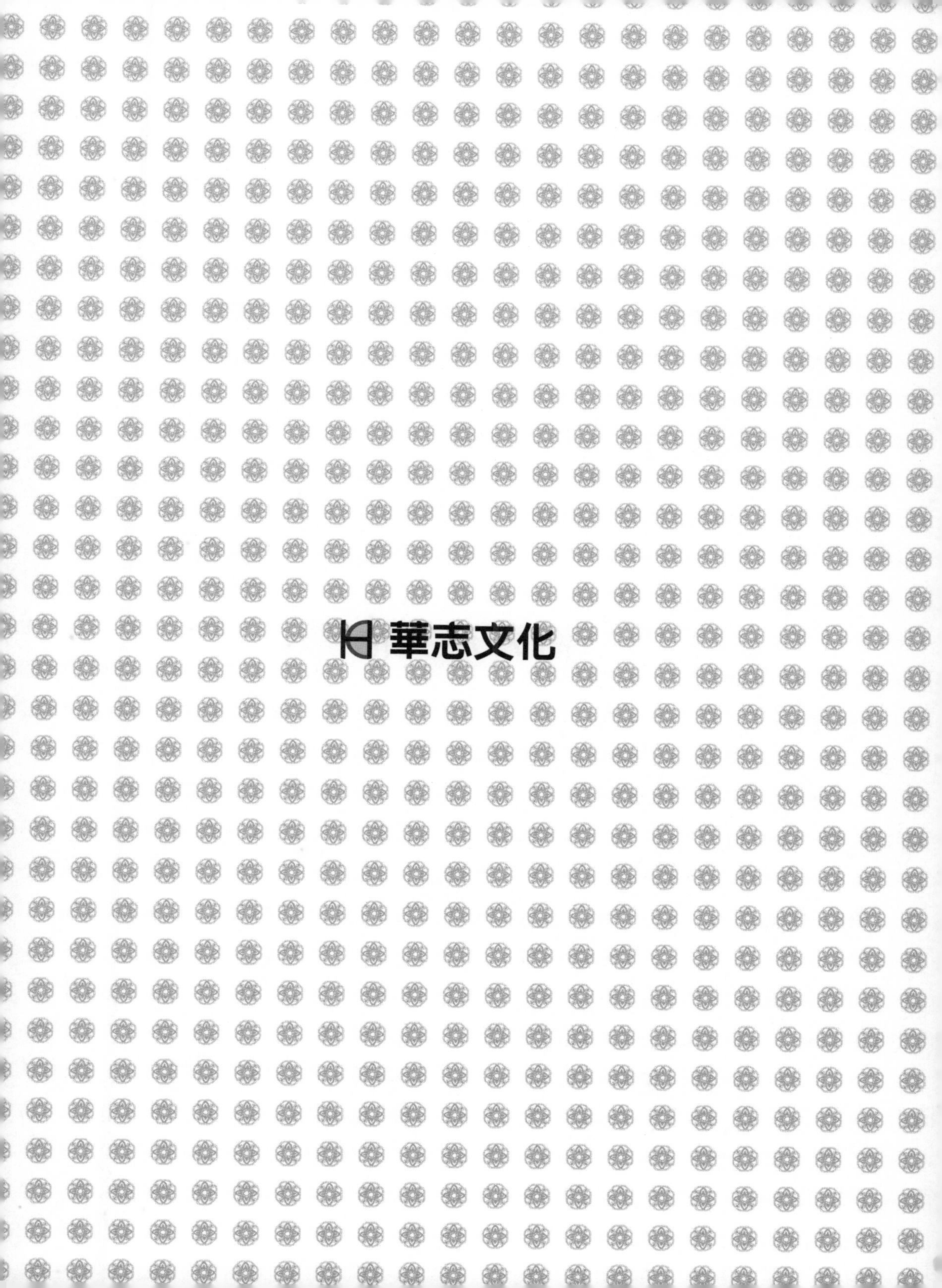
華志文化

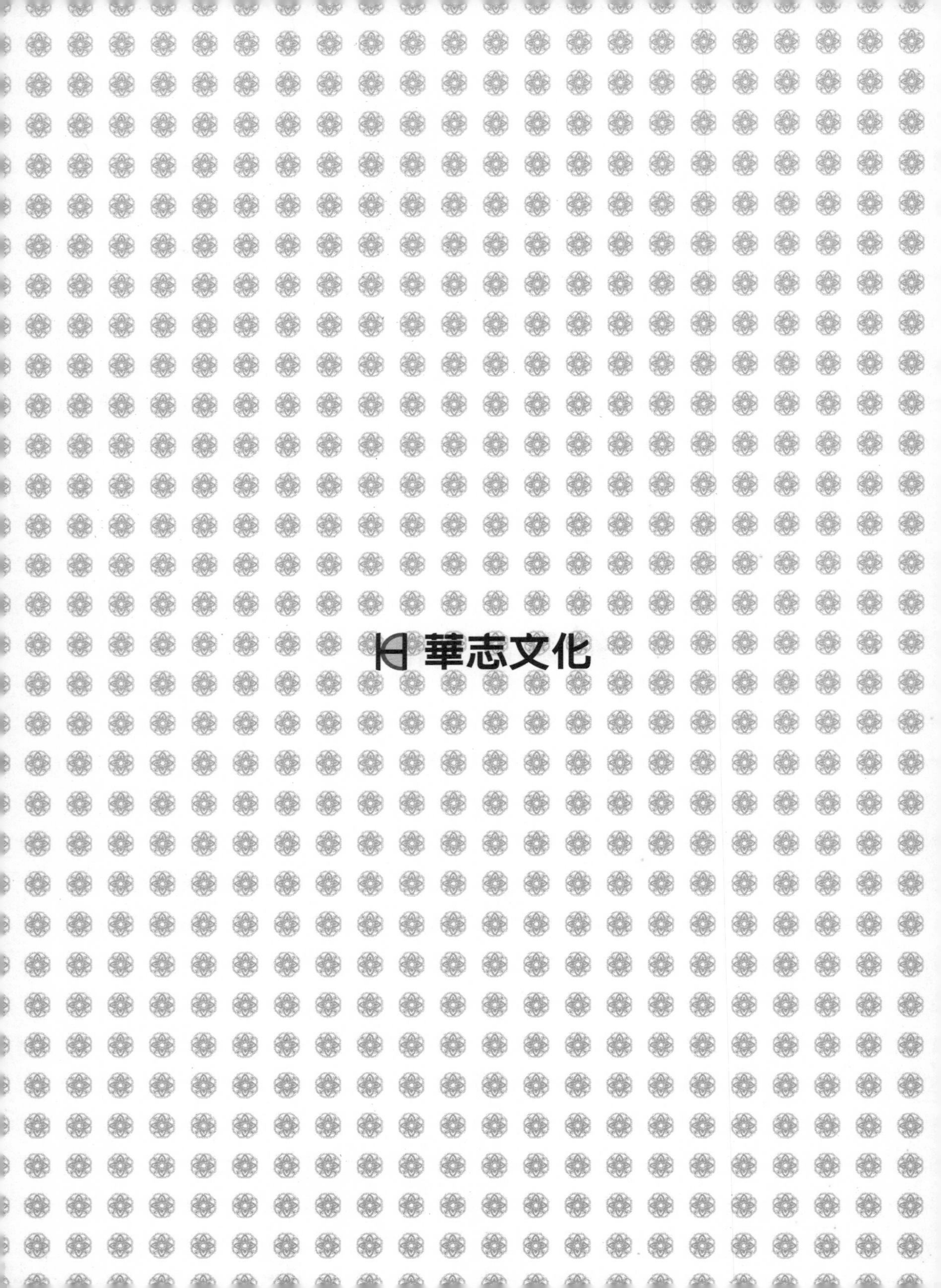
華志文化